La inflamación silenciosa

GUY ROULIER

La inflamación silenciosa

Origen del 80% de las enfermedades funcionales, crónicas y degenerativas

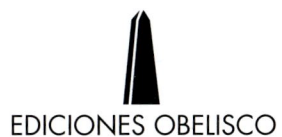

EDICIONES OBELISCO

Si este libro le ha interesado y desea que le mantengamos informado
de nuestras publicaciones, escríbanos indicándonos qué temas son de su interés
(Astrología, Autoayuda, Psicología, Artes Marciales, Naturismo,
Espiritualidad, Tradición…) y gustosamente le complaceremos.

Puede consultar nuestro catálogo en www.edicionesobelisco.com

*Los editores no han comprobado la eficacia ni el resultado de las recetas,
productos, fórmulas técnicas, ejercicios o similares contenidos en este libro.
Instan a los lectores a consultar al médico o especialista de la salud ante
cualquier duda que surja. No asumen, por lo tanto, responsabilidad alguna
en cuanto a su utilización ni realizan asesoramiento al respecto.*

Colección Salud y Vida natural
La inflamación silenciosa
Guy Roulier

1.ª edición: junio de 2020

Título original: *L'inflammation silencieuse*

Traducción: *Pilar Guerrero*
Maquetación: *Juan Bejarano*
Corrección: *TsEdi, Teleservicios Editoriales, S. L.*
Diseño de cubierta: *Enrique Iborra*

© 2018, Éditions Dangles
(Reservados todos los derechos)
© 2020, Ediciones Obelisco, S. L.
(Reservados los derechos para la presente edición)

Edita: Ediciones Obelisco, S. L.
Collita, 23-25. Pol. Ind. Molí de la Bastida
08191 Rubí - Barcelona - España
Tel. 93 309 85 25 - Fax 93 309 85 23
E-mail: info@edicionesobelisco.com

ISBN: 978-84-9111-578-6
Depósito Legal: B-4.066-2020

Printed in Slovenia

Reservados todos los derechos. Ninguna parte de esta publicación, incluido el diseño de la cubierta,
puede ser reproducida, almacenada, transmitida o utilizada en manera alguna por ningún medio,
ya sea electrónico, químico, mecánico, óptico, de grabación o electrográfico, sin el previo consentimiento
por escrito del editor. Diríjase a CEDRO (Centro Español de Derechos Reprográficos, www.cedro.org)
si necesita fotocopiar o escanear algún fragmento de esta obra.

Agradecimientos

Doy las gracias, por su ayuda, su paciencia y su aliento, a mi mujer Bernardette.

Gracias a mis maestros, médicos, profesionales de la sanidad y del medioambiente, cuyas enseñanzas espero no haber alterado en esta obra.

Gracias también, por su ayuda y sus lecturas reiteradas, a mis amigos Maria Ana Simonet, François Rousseau, Guy Nezan, Michel Frey, Gérard Bossu, Dominique Chardon, Philippe Fleuriau, Paul Zveguinzoff y mis pacientes, los cuales me han animado a escribir este libro.

Advertencia

Este libro tiene por objeto aportar información sobre las causas de la inflamación crónica y sobre los remedios naturales y alopáticos más eficaces y corrientemente empleados para detectarlas y eliminarlas en la medida de lo posible.

El autor ha sido particularmente cuidadoso en que la información aportada esté actualizada en función de los conocimientos más recientes.

Siempre es posible que aparezca algún error pero, en todos los casos, es responsabilidad del lector verificar los datos aportados comprobándolos en las obras especificadas en la bibliografía, así como solicitando la opinión de médicos especialistas.

Este libro informativo no sustituye, en modo alguno, el diagnóstico de un médico y el tratamiento que éste haya prescrito.

Incluso en el caso de una afección aparentemente benigna, una inflamación visible, un dolor o una molestia persistente, el diagnóstico de un médico especialista es imprescindible, en especial en el caso de mujeres embarazadas, madres lactantes y niños.

En todos los casos, ante cualquier duda, por pequeña que sea, la consulta al especialista es imperativa. Los remedios naturales son siempre complementarios y resultan de gran ayuda en casos de enfermedades graves, pero en ningún caso pueden reemplazar los tratamientos generales o especializados dispensados por los miembros de la profesión médica.

Introducción

«La casa se quema y nosotros la contemplamos desde fuera».[1]

Estás afectado(a), o lo estarás tarde o temprano, por ese mal responsable de gran parte de las enfermedades degenerativas que provocan enormes sufrimientos y discapacidades completamente evitables.

Si ya estás afectado(a) y quieres ponerte manos a la obra para escapar al envejecimiento precoz, físico y cerebral, a las enfermedades cardiovasculares, a la diabetes, a la artrosis, y disminuir el riesgo de cáncer, este libro te interesa. La inflamación crónica, insidiosa, de la que esta obra trata, es un mal tan discreto como destructor, que puede minar en profundidad tu salud y cuyas consecuencias son tremendas tanto a nivel emocional como económico.

Si en un siglo, los progresos en materia de higiene, diagnóstico precoz y medidas preventivas o curativas han conseguido controlar las enfermedades infecciosas, otrora mortales, permitiendo un aumento más que notable de la esperanza de vida, en la actualidad dicha curva positiva tiende a caer inexorablemente. Dicha regresión tiene su origen en la proliferación de nuevas enfermedades llamadas «enfermedades de la civilización», consecuencia de un progreso mal gestionado.

La Tierra es tu «casa» y el fuego que la consume se propaga a todos lo que la habitan. Ese fuego que arde secretamente, escondido en el centro de nuestros órganos, tiene un nombre: inflamación crónica, insidiosa en su evolución y perniciosa en sus devastadores efectos. Es un mal discreto, traicionero, ligado a factores diversos y con efectos acumulativos: degradación y contaminación ambiental, cambios en el modo de vida, imposiciones físicas y psicológicas a las que nuestro organismo no consigue adaptarse.

---

1. Este grito de alarma fue lanzado por Jacques Chirac durante la Cumbre para la Tierra, de Johannesburgo, en 1992, inspirado por Nicolas Hulot.

Así es como se desarrollan las dolencias «modernas», entre las que se encuentran las enfermedades degenerativas y el envejecimiento precoz.

Todos conocemos la inflamación aguda, fenómeno natural y salvador que suele acompañar a una infección, una herida, una picadura o un esguince, y que se manifiesta mediante dolor, enrojecimiento e hinchazón de la zona afectada. Dicha inflamación, beneficiosa, constituye una etapa indispensable en el proceso de autocuración del organismo, desencadenado por el sistema inmunitario para la reparación de los tejidos dañados.

Sin embargo, esta inflamación natural y benéfica puede, por numerosas y variadas razones, perdurar y evolucionar en silencio, ganando profundidad hasta llegar a alterar nuestro sistema nervioso, nuestros cartílagos, nuestras arterias, nuestros órganos, los cuales acaban esclerotizados o desestructurados, acelerando su envejecimiento o provocando su destrucción. Esa inflamación insidiosa, ignorada la mayor parte del tiempo, está en el origen del 80 % de los dolores crónicos llamados «funcionales», que envenenan nuestras vidas, así como en el origen de la mayor parte de enfermedades crónicas como la artritis, la artrosis, el asma, las alergias, la diabetes, el cáncer, la enfermedad de Alzheimer o el envejecimiento prematuro.

El presente libro no es fruto del azar, sino de una historia personal.

Cuando tenía veinticuatro años, recién obtenido el grado de kinesioterapia, asistí impotente a la evolución fatal del cáncer hepático de mi padre, diagnosticado ya en fase terminal, a pesar de la existencia de síntomas precursores más que evidentes. Ese seísmo familiar me hizo reconsiderar la cantidad de dogmas que me habían inculcado durante la carrera de Medicina. Esto hizo que orientara el resto de mi vida hacia la investigación y el estudio de métodos preventivos y de tratamientos más fiables y accesibles para todo el mundo. De este modo empecé a interesarme en las medicinas naturales y en la protección del medioambiente.

Una segunda prueba vital me condujo, de nuevo, a poner en tela de juicio mi visión sobre la vida y la salud. En 2010 me descubrieron y me trataron un cáncer orofaríngeo invasivo que pudo haber puesto punto final a mi carrera e incluso a mi vida. Estadísticamente, tenía una esperanza de supervivencia del 30 % para tres años. Podría haber renunciado a mis actividades, jubilarme anticipadamente y esperar el fin de mis días estoicamente, como era mi derecho.

No obstante, en lugar de cruzarme de brazos, tras nueve meses de tratamiento intensivo (cirugía, radioterapia y reeducación ortofónica), completados con tratamientos naturales específicos para revitalizar mis defensas inmunitarias y mi potencial físico, retomé con mayor energía mi actividad como profesional de la salud, docente y escritor.

Actualmente me considero curado y llevo una vida profesional y asociativa aún más activa que antes de la enfermedad. Tras semejante trance personal, mi carrera se orientó más que nunca hacia la promoción de la prevención de enfermedades degenerativas y la defensa del medioambiente, orientación que considero como una misión de interés general.

Mi experiencia demuestra que a pesar de llevar una vida sana y equilibrada, nadie está a salvo de esa plaga de origen multifactorial cuyas causas, como la contaminación y la herencia genética, son desgraciadamente ineludibles. Pero también revela que la sinergia de remedios naturales y una fuerte motivación permiten la curación allá donde la duda y la negligencia conducirían al fracaso.

Por esas razones decidí reunir toda la información disponible en un libro a fin de transmitir un mensaje de esperanza y de despertar la conciencia de que la salud es el bien más precioso que tenemos y que a nosotros nos corresponde conservarla con constancia y determinación.

Espero haber conseguido mi objetivo y te animo a encargarte de tu salud y a poner en práctica en ti mismo y en los que te rodean la información y los consejos que aquí aparecen.

¡Feliz lectura!

PRIMERA PARTE

La inflamación puede ser tu amiga o tu enemiga

Para comprender este fenómeno natural, normalmente benéfico pero cuya persistencia engendra efectos perversos y destructores, tienes que saber cómo funciona el organismo, para qué sirve el sistema inmunitario, cómo actúa y por qué no hay que obstaculizarlo sino ayudarlo y canalizarlo.

Para descubrir y curar las perturbaciones responsables de la inflamación, es necesario conocer esos maravillosos mecanismos naturales de regulación que son la microcirculación sanguínea, la flora intestinal y el sistema nervioso simpático, así como tomar conciencia del impacto de toda forma de estrés en el desencadenamiento, mantenimiento y agravación de enfermedades evitables.

En esta primera parte veremos cómo a partir de una inflamación banal, la situación puede degenerar y transformarse en inflamación crónica si las causas locales y/o generales de la inflamación inicial no se han descubierto ni eliminado.

A continuación hablaremos sobre algunas nociones esenciales de fisiología que te permitirán comprender el fundamento de las técnicas naturales expuestas en la segunda y tercera parte de esta obra.

¡Todo un programa!

¿QUÉ ES EXACTAMENTE LA INFLAMACIÓN?

El término inflamación evoca un fuego que arde, una llama que quema, un enrojecimiento doloroso, pero ¿qué se esconde tras ese término?

La inflamación, también denominada «reacción inflamatoria» es, sencillamente, la respuesta de los tejidos vivos vascularizados (es decir, por donde circula la sangre) a una agresión, que puede ser infecciosa, química o física, tanto de origen interno como externo. Se trata de un proceso natural de defensa que nos permite vivir y sobrevivir desde hace miles de años y que comprende diversos fenómenos locales y generales. Los fenómenos locales fueron descritos por Celso[1] en su tétrada, en la que asocia el enrojecimiento (*rubor*), la hinchazón (*tumor*), el ardor (*calor*) y la molestia (*dolor*). Dichos signos suelen relacionarse con una impotencia funcional (inmovilización) del sector lesionado (*functio laesa*).[2]

Estos síntomas marcan la puesta en marcha de una serie de reacciones en cadena que tienen lugar en el tejido conjuntivo vascularizado. Pueden acompañarse de fenómenos generales, como la fiebre y una alteración del estado general (cansancio, abatimiento).

Los tejidos no irrigados por los vasos sanguíneos (cartílagos, córnea, pelo, uñas) no son capaces de desarrollar una reacción inflamatoria completa, pero pueden ser dañados por la inflamación de los tejidos circundantes (el hueso situado bajo un cartílago lesionado, por ejemplo). Los tejidos epiteliales de recubrimiento no tienen un papel activo en el desarrollo de una reacción inflamatoria, pero pueden verse alterados por la agresión que desencadena una inflamación y repararse (más o menos bien) en el curso de la fase terminal de cicatrización (por ejemplo, la piel).

Cuando la inflamación se vuelve nefasta

La inflamación, que es un proceso normal de la vida de los tejidos por donde la sangre circula, es habitualmente beneficiosa porque tiene por objetivo eliminar agentes patógenos (en caso de infección) y células muertas (en caso de magulladuras, cortes, quemaduras...), así como reparar lesiones tisulares (en caso de microdesgarros musculares, por ejemplo).

---

1. Aulus Cornelius Celsus (25 a.C.-50 d.C.) fue un enciclopedista romano autor de la enciclopedia *De Arte Medica*, la cual recapitula los conocimientos médicos habidos desde Hipócrates de Cos y describe los cuatro síntomas de la inflamación, conocidos como la tétrada de Celso.
2. La noción de impotencia funcional fue añadida a la tétrada de Celso por el médico alemán Rudolf Ludwig Karl Virchow (1821-1902).

Pero esa misma inflamación puede volverse perniciosa:

- Ya sea por la violencia del agente agresor (un trauma craneal, politraumatismos, intoxicaciones agudas…), por su persistencia, por el lugar donde se localiza la inflamación, o por anomalías que perturban el proceso inflamatorio en sí mismo.
- Ya sea por anomalías de las células especializadas que intervienen en la producción o en el control de la inflamación.

El término inflamación evoca, por lo general, un dolor agudo acompañado de sensación de quemazón y con una hinchazón evidente, que sobreviene habitualmente tras la picadura de un insecto o tras una torcedura de tobillo, por ejemplo. En este caso se trata de un fenómeno salvador que anuncia la puesta en marcha del proceso defensivo del organismo, primera etapa de la reparación de los tejidos dañados.

La inflamación aguda está omnipresente en las numerosas enfermedades infecciosas, autoinmunes y alérgicas, acompañada de síntomas dolorosos inquietantes, de una alteración del estado general y a menudo de fiebre. Pero existe una forma de inflamación menos espectacular que evoluciona secretamente, a veces localizada y limitada a una articulación, un músculo o un órgano, y en otras ocasiones generalizada por todo el cuerpo, cuyas consecuencias a largo plazo pueden ser terribles. Este tipo de inflamación que evoluciona y perdura sin hacer ruido, a la que solemos habituarnos sin darle mayor importancia, la llamamos «inflamación crónica insidiosa», o «inflamación de bajo grado» por su discreción, que resulta perniciosa porque elabora de forma silenciosa una seria gravedad real a largo plazo.

Difícilmente detectada a través de analíticas, es por desgracia ignorada, unas veces por ser asintomática y otras por su apariencia benigna, cuyas causas son muy difíciles de discernir, en particular si son antiguas (en el tiempo y en el espacio). La búsqueda de dichas causas requiere de investigaciones insistentes, raramente practicadas (como el equilibrio holístico del terreno y cuestiones osteoposturales).

Esta inflamación crónica a la que el organismo se acostumbra y se adapta a la fuerza representa un peligro real para la salud porque sus consecuencias pueden traducirse en enfermedades crónicas muy serias, incluso mortales. La inflamación crónica general es el punto en común de la inmensa mayoría de «enfermedades de la civilización» porque sus causas suelen tener que ver con la degradación del medioambiente y de nuestra propia higiene de vida (efecto de la contaminación, alimentación tóxica, ritmo de vida estresante, maltrato de las articulaciones y de los órganos…).

Cómo la inflamación aguda evoluciona a su forma crónica

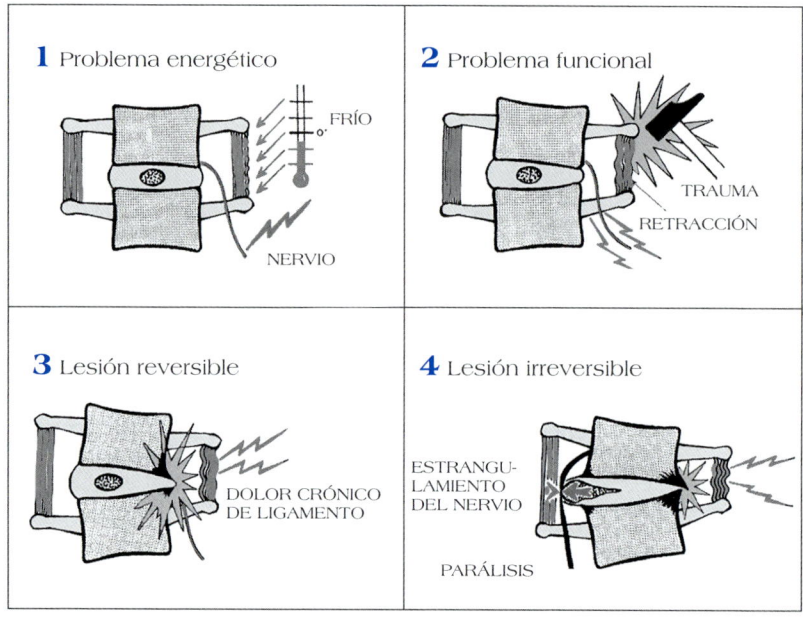

De la agresión a la inflamación crónica.
Artrosis: pinzamiento discal + pico de loro cervical (osteofitos).

Las inflamaciones agudas pueden evolucionar a inflamaciones prolongadas de baja intensidad y a crónicas cuando se juntan ciertas condiciones. Puede ser porque el enemigo no ha sido eliminado y persiste en los tejidos (microbios, productos tóxicos), por una subluxación o torcedura mal ajustada que crea inestabilidad articular permanente, o, al contrario, por un agarrotamiento irritante que bloquea la articulación y comprime los tejidos circundantes, causa principal de la artrosis.

También puede ser porque la inflamación aguda se reproduce reiteradamente en el mismo lugar, sobre las mismas estructuras articulares, musculares, orgánicas o nerviosas, desencadenando con cada crisis o recaída una destrucción tisular suplementaria, seguida de una reparación incompleta, incluso anárquica (fibrosis, esclerosis).

> **Conviene saber:** La inflamación crónica no tiene tendencia a la curación espontánea y evoluciona insidiosa e ineludiblemente hacia el agravamiento progresivo con el paso de los meses y los años si las causas no se descubren y eliminan.

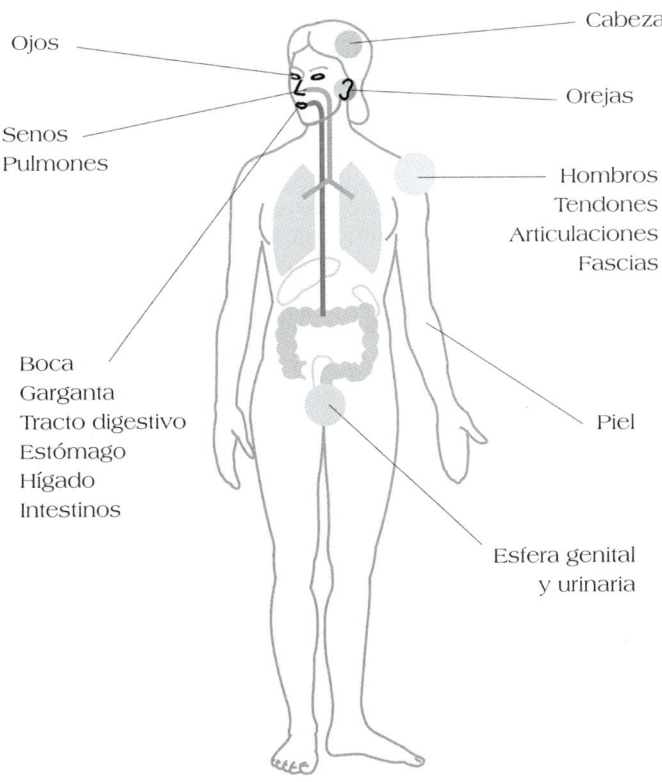

Zonas de inflamación crónica.

Cuando la inflamación crónica localizada es responsable de problemas degenerativos

Ese estado inflamatorio, cuando es localizado –como tras un movimiento en falso o un sobresfuerzo que provoca un microdesgarro, una torcedura o un bloqueo–, tanto si no ha sido tratado como si lo ha sido pero sólo sintomáticamente, a base de analgésicos para aliviar el dolor y antinflamatorios, corre el riesgo de perdurar.

La persistencia de un estado inflamatorio por la falta de un tratamiento adecuado para el desajuste articular alterará los tejidos (cápsula, ligamentos y músculos) creando, en pocas semanas, lesiones que al principio serán puramente funcionales y fácilmente tratables. Pero si el tratamiento no se inicia de inmediato, dichas lesiones evolucionarán en pocos meses hacia la destrucción progresiva de los cartílagos de la articulación «mal curada» (vértebra, tobillo, rodilla) o hacia una tendinitis incapacitante del hombro, del codo o de la mano en, por ejemplo, un usuario de ordenador que no respeta las reglas básicas de la ergonomía, que viva en un ambiente estresante, que haga vida sedentaria y que acabe con una úlcera de estómago por culpa del estrés prolongado.

La inflamación crónica localizada es una auténtica plaga responsable de un montón de problemas orgánicos y de la «epidemia» de T.M.S. (problemas musculoesqueléticos, por sus siglas en inglés), relacionados o no con el trabajo, que se traducen por la instalación de numerosas afecciones permanentes o recidivantes, más o menos bien conocidas. Dichas inflamaciones crónicas tienen todas el sufijo «-itis» que las identifica: aponeurositis, artritis, bursitis, capsulitis, colitis, cistitis, dermatitis, epicondilitis, epitrocleitis, gastritis, miositis, otitis, periatritis, prostatitis, rinitis, sinusitis, tendinitis, tenosinovitis, etc., todas ellas inflamaciones escondidas bajo otros síntomas asociados más visibles: artrosis, fatiga, depresión, desequilibrios neurovegetativos…

La inflamación crónica generalizada es la fuente de muchas enfermedades evitables

La nocividad de esta inflamación, auténtica *asesina silenciosa*, debe ser subrayada y sus causas puestas de manifiesto públicamente, porque en la mayoría de ocasiones son perfectamente evitables y toda inflamación es curable antes de que llegue a la fase de destrucción irreversible de los tejidos donde se asienta. En efecto, cuando es generalizada, la inflamación crónica favorece, desencadena, mantiene y/o acelera la mayoría de enfermedades degenerativas derivadas, en todos los casos, de un estilo de vida desequilibrado y de la contaminación sobre un terreno predispuesto.[3]

La inflamación crónica generalizada tiene numerosos efectos perversos:

- Acelera el envejecimiento.
- Favorece la obesidad e impide perderla.
- Favorece las enfermedades cardiovasculares (arteritis, miocarditis, vascularitis…).
- Favorece la aparición de la diabetes tipo 2.[4]
- Favorece la aparición y agravamiento de enfermedades neurodegenerativas (demencia precoz, alzhéimer) y neuropsiquiátricas (depresión).
- Favorece el cáncer: la inflamación crónica forma parte de los principales factores que participan en el génesis y la recidiva de numerosos tipos de cáncer.

Se ha demostrado que el 40 % de los cánceres podrían evitarse cambiando la higiene de vida (suprimiendo sustancias proinflamatorias y tóxicas, haciendo ejercicio…).

---

3. La Epigenética es una disciplina de la Biología que estudia los mecanismos moleculares que modulan la expresión del patrimonio genético en función del contexto. Explica nuestra predisposición hereditaria y la influencia de nuestro modo de vida en el desencadenamiento, o no, de enfermedades inscritas en nuestros genes. Véase *Le Génie dans vos Gènes: Médecine Épigénétique et Nouvelle Biologie de l'Intention*, Dawson Church.
4. La diabetes tipo 2 se declara principalmente en adultos con sobrepeso importante.

Las múltiples causas de la inflamación

La reacción inflamatoria siempre se desencadena por agresiones que provienen de «agentes patógenos», término que designa todo elemento interno o externo que pone en peligro la integridad de las células atacadas, provocando una lesión inicial que creará la chispa que encenderá este proceso fisiológico. Estos agresores responsables de lesiones o quemaduras de las células tisulares, despiertan instantáneamente a los «lanzadores de alertas», situados permanentemente en la reserva en el medio en el que flotan las células, llamado medio extracelular o MEC. Dichos centinelas desencadenarán la inflamación mediante unos «soldados especializados», que son los glóbulos blancos, cuya jerarquía y rol conoceremos un poco más tarde en detalle.

LAS CAUSAS

- Traumatismos graves, golpes, caídas, accidentes de circulación o deportivos...
- Microtraumatismos, movimientos repetitivos, microgolpes, problemas posturales
- Deformaciones articulares
- Sobrepeso, obesidad
- Piernas cortas
- Mala postura de trabajo

Artrosis vertebral

Causas de la artrosis vertebral.

Las causas de la inflamación aguda pueden ser:

- **Contaminación por microorganismos** (virus, bacterias, hongos, parásitos), como pasa en el resfriado, la gripe, la pulmonía o la meningitis.
- **Nota 1:** La inflamación puede también ser causa de una infección simplemente por el hecho de que un tejido inflamado constituye un medio que gusta a los microorganismos y bacterias oportunistas que pululan por la piel y las mucosas.
- **Nota 2:** Esto nos obliga a tratar con mucho cuidado toda inflamación en los órganos frágiles (ojos, boca, oídos, vías urinarias, uñas…) para que no se infecten, o a cortar de raíz todo inicio de inflamación (*véase* Tercera parte).
- **Una agresión física:** traumatismo directo (caída, golpe, corte, picadura, fractura, elongación, desgarro, equimosis, hematoma…) o indirecto (movimiento en falso, mala postura, movimientos repetitivos en el trabajo), sobrecarga por movimientos mecánicos (responsables de bursitis de rodilla, de codo, de hombro, de mano, tendinitis, etc.), tensión y fatiga muscular que crean contracturas permanentes, calor, frío, viento, sequedad, radiación electromagnética (rayos ultravioletas, infrarrojos, rayos X…).
- **Una agresión química:** productos cáusticos (de mantenimiento), tóxicos (alcohol, tabaco…), toxinas alimentarias, intoxicación accidental, veneno de abeja, de avispa, de insectos diversos, orugas urticantes, saliva de mosquito…
- **Presencia de cuerpos extraños irritantes:** exógenos (astillas, espinas, púas de erizos de mar…) o endógenos (cristales de ácido úrico, fragmentos de cartílago, calcificaciones, células cancerosas).
- **Reacción:** al polen, a los ácaros, a algunos alimentos en intolerantes o alérgicos.
- **Reducción aguda o crónica de la microcirculación sanguínea local:** reacción inflamatoria secundaria a una disminución en el aporte de oxígeno (hipoxia), necrosis (muerte tisular), por isquemia (asfixia), vasoconstricción debida al estrés.
- **Agresión por anomalía en la respuesta inmunitaria** (alergias, enfermedades autoinmunes).

> **Recuerda**
>
> - El agente agresor puede provenir del exterior (agente exógeno) o del interior (agente endógeno).
> - Diversas causas pueden colaborar para desencadenar una reacción inflamatoria, que es lo que veremos en detalle en las inflamaciones crónicas.
> - Inflamación no es forzosamente sinónimo de infección.
> - Un mismo agente patógeno puede provocar reacciones inflamatorias de diferente intensidad en función del estado de ansiedad y de las defensas inmunitarias de cada individuo.

Las causas escondidas de la inflamación crónica

En la inflamación crónica, las causas son más difíciles de poner de manifiesto porque pueden ser muy antiguas y el organismo ha podido habituarse o compensarla para sobrevivir más mal que bien. Aparentemente, puede existir una sola causa (dental o una cicatriz tóxica,[5] existencia de un campo perturbador vertebral o visceral), pero lo más corriente es que se combinen varias causas (origen multifactorial), en las que las más discretas no son precisamente las menos peligrosas (disbiosis intestinal, por ejemplo).

La inflamación crónica localizada constituye lo que llamamos «campo perturbador», cuyos efectos pueden estar generados por: fatiga, estrés, depresión, defensas bajas, dolor articular o muscular generalizado, espasmos orgánicos, dolores erráticos...

La inflamación crónica generalizada, por su parte, proviene de la acumulación de efectos de baja intensidad pero de larga duración, provenientes de causas diversas, cuyos efectos se van sumando:

---

5. **Cicatriz tóxica:** cicatriz anárquica que provoca la compresión de nervios o de pequeños vasos sanguíneos, una reacción local irritante permanente que produce un estado inflamatorio.

- Alimentación proinflamatoria, muy rica en azúcares, grasas saturadas, o porciones demasiado abundantes…
- Problemas dentales crónicos, infecciones bajo las coronas, cicatrices inflamatorias, irritaciones genitales y/o urinarias por mala posición de los órganos o por ptosis.
- Presencia de un quiste, granuloma, caries, raíz rota, raigón, placa dental residual en el seno maxilar.
- Herida en encías o lengua por un diente defectuoso o cortante…
- Obesidad: los tejidos adiposos sueltan permanentemente mediadores proinflamatorios (adipoquinas).
- Exceso de aportes de glucosa (que provocan hiperglucemia con sus efectos inflamatorios).
- Exceso de aportes de grasas proinflamatorias y déficit de omega-3.
- Desequilibrio de la flora intestinal (disbiosis).
- Intolerancia alimentaria a los lácteos y al gluten, que irritan la mucosa intestinal, aumentando así su porosidad y la migración de moléculas proinflamatorias a través de la fina pared intestinal.
- Desequilibrios mecánicos posturales, articulares y orgánicos.

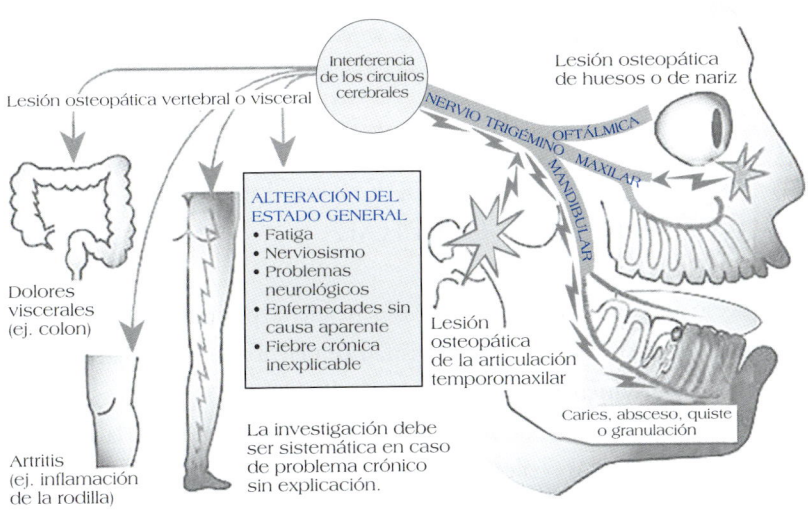

Los campos perturbadores dentales y sus efectos remotos: articulaciones, órganos, sistema nervioso, inmunidad.

Esta multiplicidad de causas posibles hace el diagnóstico y la cura difíciles sin un estudio profundo y global, preciso y pluridisciplinar (con la colaboración de diversos terapeutas con competencias complementarias, por ejemplo médico + osteópata + dentista + nutricionista).

Nota 1: Las inflamaciones que acompañan a las enfermedades autoinmunes pueden manifestarse, en principio, bajo una forma aparentemente crónica. Su fase aguda breve o sin síntomas característicos suele pasar desapercibida.

Nota 2: Ante problemas funcionales persistentes, una molestia o dolor recidivante, una fatiga crónica, una depresión sin causa evidente, siempre hay que pensar en la existencia probable de una inflamación crónica silenciosa.

Monique S. sufría un dolor agudo en el hombro o en el brazo, atribuido a una supuesta hernia discal. Los dolores desaparecieron tras una liberación osteopática suave de las vértebras cervicales y de la primera costilla, resolviendo las secuelas de un antiguo tirón (whiplash).

Michel M., empleado de banca, sufrió durante semanas de una artritis evolutiva severa, de rodilla, que desapareció como por arte de magia tras el descubrimiento, por parte de su osteópata, de la relación diente/rodilla y del tratamiento, por parte del dentista, de una infección indolora bajo una corona (descubrimiento realizado mediante una técnica de diagnóstico reflejo).

El proceso inflamatorio: de la alerta a la movilización general

El proceso inflamatorio siempre se desencadena por una alarma que se enciende con todo ataque a la integridad celular. La señal de alarma provoca, instantáneamente, la movilización y difusión de mediadores químicos sintetizados por los glóbulos blancos, llamados mastocitos, la histamina y la serotonina, los cuales activan la dilatación de los capilares. Dicho estrés localizado provoca, seguidamente, la activación de proteínas plasmáticas hasta entonces inactivas: la bradiquinina, hormona que desencadena la sensación de dolor, la calicreína, proteínas del complemento y otras...

Este proceso es de notable complejidad y queda mucho por descubrir al respecto.

Vamos a poner un ejemplo: pisamos un trozo de vidrio que hay en el suelo y nos herimos la planta del pie. Las células rasgadas echan al medio extracelular su contenido, cuyas sustancias químicas estimularán a los receptores del dolor situados en las proximidades (llamados nociceptores). Dichas sustancias responsables del dolor (algógenos) pueden ser enzimas como la bradiquinina, neurotransmisores como la histamina o la serotonina, o incluso hormonas llamadas prostaglandinas... El dolor también puede provenir de la lesión directa de fibras nerviosas.

Las cuatro etapas de la reacción inflamatoria

La reacción inflamatoria es un proceso dinámico que comporta cuatro etapas sucesivas:

1. Todo empieza con una reacción inmediata de dilatación de los capilares (enrojecimiento y quemazón) y una hinchazón (edema acompañado de dolor).
2. Luego le sucede una reacción celular consistente en activar mediadores químicos proinflamatorios y antiinflamatorios.
3. La tercera fase es la de detersión (limpieza de la herida, destrucción de las células dañadas y de los agentes agresores).
4. Finalmente, para acabar el trabajo de reconstitución de los tejidos, interviene la fase terminal de reparación y cicatrización (reconstrucción de tejidos y fabricación de una cicatriz funcional).

Etapa 1: Reacción circulatoria localizada

Inmediatamente tras una herida, aparece una reacción circulatoria provocada al instante por la acción de la histamina y la serotonina, mediadores biológicos que arrojan glóbulos blancos especializados, llamados mastocitos.

La inflamación se manifiesta mediante la aparición de los cuatro signos cardinales de Celso (enrojecimiento, quemazón, tumefacción y dolor) y comporta tres fenómenos simultáneos: a) congestión sanguínea (vasodilatación de los capilares), b) hinchazón de los tejidos (edema), c) migración de glóbulos bancos a través de las paredes de los capilares dilatados para llegar al lugar de la lesión.

a) La congestión activa se desencadena rápidamente por los nervios del sistema vegetativo (parasimpáticos vasomotores) y la entrada en acción de los mediadores químicos liberados por las células vulneradas. Dicha congestión corresponde a una dilatación de las arteriolas y los capilares de la zona lesionada, provocando una acumulación de líquido localizado, resultante del aumento del aporte sanguíneo, así como de la ralentización de la corriente sanguínea.

b) El edema *inflamatorio* (hinchazón) se debe al paso de un líquido llamado exudado (compuesto de una mezcla de agua y proteínas plasmáticas) hacia el tejido conjuntivo intersticial (piel) o las cavidades serosas (provocando la hinchazón articular característica de los esguinces y torceduras, llamado corrientemente «derrame sinovial»).

De tal edema resulta el aumento de la presión hidrostática y de la permeabilidad de las paredes de los capilares, bajo el efecto de los mediadores químicos.

La hinchazón de los tejidos, comprimiendo las terminaciones nerviosas, desencadena la sensación de dolor, que se ve exacerbada por los mediadores químicos como la bradiquinina.

La utilidad del edema es múltiple:

- Ralentiza el flujo circulatorio favoreciendo así la diapédesis leucocitaria (llegada de los glóbulos blancos defensores).
- Aporta, localmente, mediadores químicos y armas defensivas que lucharán contra el agresor: inmunoglobulinas, factores de coagulación, factores de complemento.
- Diluye las toxinas acumuladas en la lesión.
- Circunscribe el área inflamada mediante una barrera de fibrina (proveniente del fibrinógeno plasmático), evitando la dispersión de los agentes agresores por el resto del organismo.

c) La llegada masiva de glóbulos blancos, o diapédesis leucocitaria, marca el paso de los glóbulos blancos (leucocitos) contenidos en la corriente sanguínea, a través de las paredes de los capilares dilatados, y su llegada en tropel al área lesionada.

Este paso ordenado del ejército de leucocitos defensores tiene lugar en secuencias organizadas bien distintas:

- De la 6.ª a la 24.ª hora: paso del ejército de los polinucleares.
- De la 24.ª a la 48.ª hora: paso del ejército de los monocitos y linfocitos.

Nota: Recordemos la necesidad de controlar el edema para limitar sus efectos perversos (por ejemplo, aplicación rápida de hielo y cierta compresión tras una torcedura para limitar el hematoma y el bloqueo circulatorio, acelerando así el proceso de cicatrización).

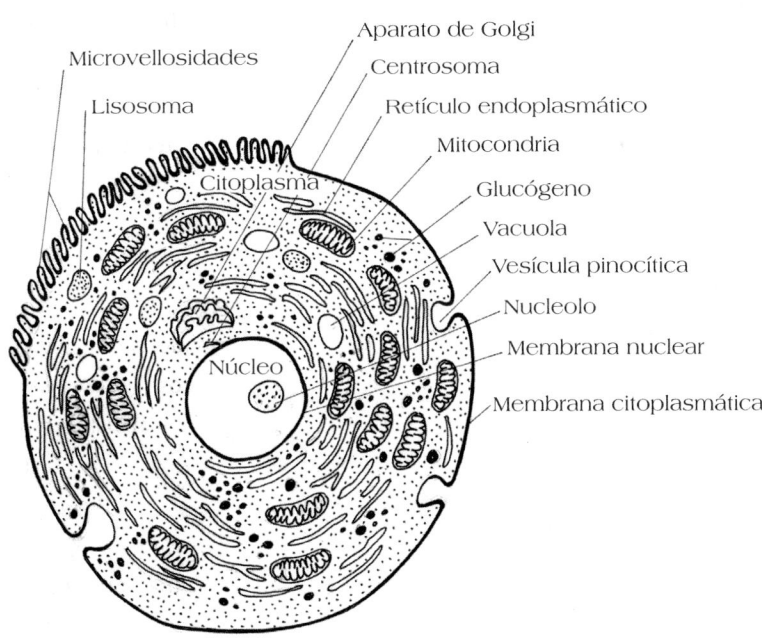

Corte de una célula: membrana citoplasmática, núcleo, mitocondrias.

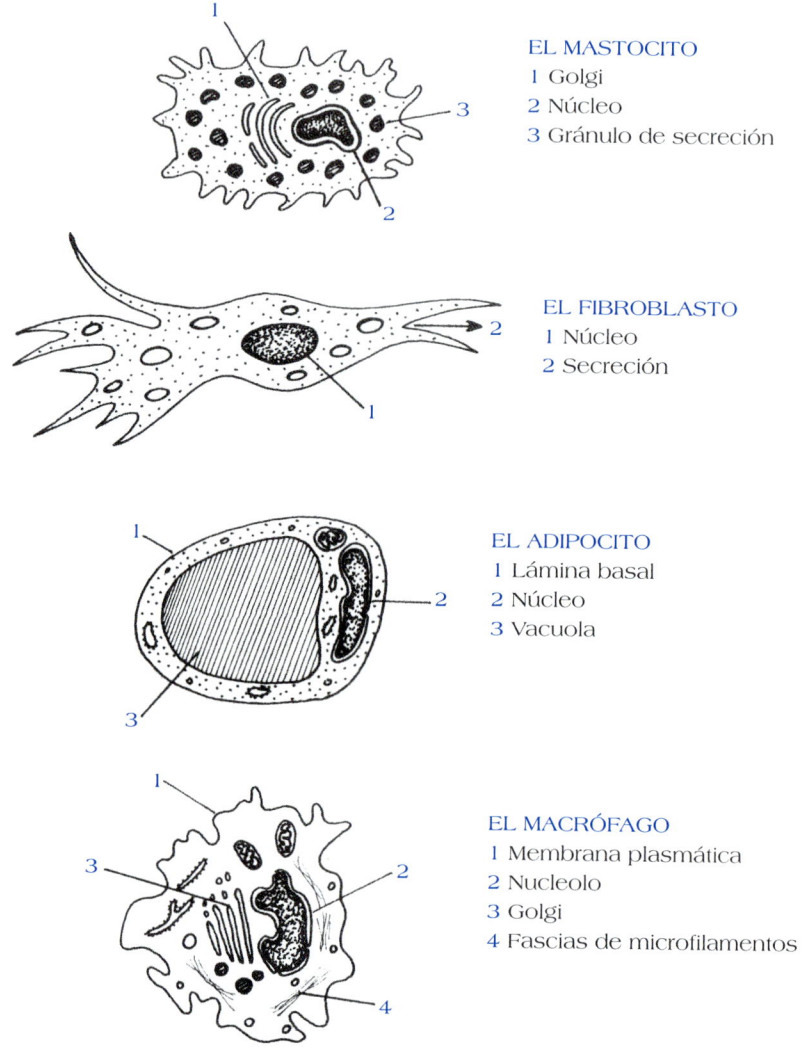

Tipos de células activas en el proceso inflamatorio.

Etapa 2: La reacción a nivel celular

Se caracteriza por la formación, alrededor de la zona afectada, de una barrera natural en forma de granuloma inflamatorio (tejido de granulación) de protección encargado de circunscribir la zona de agresión e impedir su extensión.

La sede inflamatoria es rápidamente invadida por células defensivas proveniente de la sangre y de los tejidos vecinos.

1. *Provenientes de la sangre*: glóbulos blancos polinucleares macrófagos, monocitos y linfocitos. Éstos se ven atraídos hacia la sede de la lesión por «quimiotactismo».[6] Las sustancias quimiotácticas producidas por los tejidos alterados se fijan a los receptores de los leucocitos para estimularlos y movilizarlos.
2. *Provenientes del tejido conjuntivo[7] vecino:* las células defensivas ya presentes en el sitio de la agresión (fibroblastos, linfocitos, células endoteliales, macrófagos) se multiplican y se transforman o se diferencian, cuando es necesario y en función de las necesidades.

Los polinucleares, cuya esperanza de vida es de tres a cuatro días, se concentran y liberan sus enzimas en la sede de la inflamación para empezar a poner orden en el caos.

Los monocitos (glóbulos blancos con una vida más larga) se transforman en macrófagos capaces de fagocitar, secretando numerosos mediadores y actuando concertadamente con los linfocitos.

Los linfocitos B se transforman en plasmocitos, que secretan inmunoglobulinas.

Los linfocitos T («natural killers») entran en acción: secretan numerosos mediadores con propiedades citotóxicas (capaces de matar células extrañas) actuando en cooperación con los linfocitos B.

Bajo la influencia de factores de crecimiento, el tejido de granulación (granuloma) se enriquece con fibroblastos y células endoteliales, formando nuevos vasos a fin de nutrir los nuevos tejidos de reemplazo.

---

6. El quimiotactismo es el efecto de atracción o repulsión que ejerce una sustancia química sobre una célula viva.
7. Los tejidos conjuntivos (o sistema conjuntivo) son los que tienen, como función principal, mantener y proteger los demás tejidos corporales.

Los diversos roles del granuloma inflamatorio

a) Asegura la limpieza de los restos celulares (detersión) gracias a los fagocitos (polinucleares y macrófagos).
b) Desarrolla una reacción inmunitaria linfocitaria B y/o T.
c) Secreta numerosos mediadores químicos cuyo objetivo es asegurar la defensa inmunitaria y la modificación de los tejidos conjuntivos que lo rodean.

Etapa 3: Fase de limpieza en profundidad de la lesión (detersión)

La detersión es la fase de limpieza en profundidad de la zona de la lesión mediante la eliminación de los tejidos dañados (restos celulares), de los agentes patógenos cuando se trata de microorganismos y del exudado (derrame). Esta fase sucede a la fase vascular y exudativa, e interviene simultáneamente con la fase celular.

La detersión es una fase indispensable para que la fase terminal de reparación-cicatrización pueda tener lugar correctamente. Si la detersión es incompleta, la inflamación aguda evolucionará a inflamación crónica, lo que explica por qué es tan perjudicial bloquear el proceso inflamatorio natural en curso.

Para comprender mejor el carácter esencial de este proceso de limpieza curativa, vamos a ver lo que sucede exactamente. La detersión tiene lugar con dos mecanismos: uno interno y otro externo.

La limpieza interna: se trata de que el organismo elimine los tejidos muertos (necrosados) y ciertos agentes patógenos que han causado la lesión (microorganismos infecciosos, cuerpos extraños) utilizando células basureras (fagocitos) al tiempo que el líquido del edema será drenado a la circulación linfática y reabsorbido por los macrófagos por pinocitosis.[8]

Durante la fagocitosis, el glóbulo blanco fagocita las partículas extrañas vivas o inertes y las deposita en su citoplasma para digerirlas gracias a

---

8. La pinocitosis es el fenómeno en el cual la célula absorbe gotitas de líquido extracelular y las redirige en forma de minúsculas vesículas hacia los lisosomas, encargados éstos de la digestión intracelular, con el fin de asimilarlas.

enzimas lisosomales: lipasas (que digieren grasas), proteasas (que digieren proteínas) y osidasas (que digieren azúcares).

Los polinucleares macrófagos, por su parte, son capaces de digerir las partículas más grandes.

La limpieza externa comprende:

- La detersión espontánea, que se efectúa por licuefacción de las células, microorganismos o partículas necrosadas (transformadas en pus y cáseum), eliminándolos después a través de la piel o a través de alguna vía natural como bronquios, intestinos u orina.
- La limpieza quirúrgica, que tiene lugar durante una intervención porque las lesiones están demasiado extendidas o están repletas de partículas (tierra, trozos de vidrio, de metal, espinas, astillas de madera, etc.).

Etapa 4: La reparación y la cicatrización

La reparación tisular es la fase que sigue, normalmente, a una detersión completa. Puede conducir a una reconstrucción integral del tejido: entonces no queda ni rastro de la lesión inicial ni de la inflamación subsiguiente. En ese caso se habla de «*restitutio ad integrum*».

Pero esta evolución ideal no sucede salvo en lesiones muy leves, limitadas a la superficie, breves, poco destructivas de los tejidos o sobre tejidos capaces de una perfecta regeneración celular o tras una cuidadosa sutura por los bordes de la herida o gracias a una reconstrucción ortopédica en caso de lesión osteoarticular u orgánica.

La cicatriz se forma si el tejido lesionado no es capaz de regenerarse íntegramente (como pasa con las neuronas y las células del miocardio) o cuando la destrucción tisular ha sido muy importante y/o prolongada.

¿Cómo se constituye una cicatriz? La reparación de lesiones debidas a una infección o quemadura empieza por la constitución de nuevo tejido conjuntivo,[9] llamado yema carnosa, que reemplaza progresivamente el

---

9. Los tejidos conjuntivos tienen la función de unir, sostener y proteger otros tejidos corporales. Ubicados entre los órganos y alrededor de los mismos, constituyen gran parte del tejido celular orgánico. Están fundamentalmente compuestos por células

granuloma inflamatorio. La cicatriz constituye la marca indeleble dejada por un foco inflamatorio. Está formada por tejido conjuntivo fibroso que ocupa el lugar de los tejidos destruidos durante la agresión. Su estructura se modifica paulatinamente durante meses y al final se estabiliza.

Las cicatrices en la piel resultan visibles porque bajo la epidermis, la dermis es más densa en fibras de colágeno y porque las glándulas sebáceas y pilosebáceas destruidas no pueden ser reemplazadas, además de que la microcirculación se ha visto modificada. El tratamiento precoz de las cicatrices mediante masajes y el uso de aceites aromáticos favorece su flexibilidad y su funcionalidad.

El problema de la fibrosis o esclerosis, anarquía tisular

Las inflamaciones de larga duración de cualquier origen (físico, químico o autoinmune) son sede permanente de destrucciones tisulares y de tentativas de reparación y cicatrización, acompañadas de color crónico y de una impotencia funcional crónica. Este proceso descoordinado favorece, a largo plazo y en ausencia de un tratamiento rápido y eficaz, la instalación de la fibrosis o esclerosis.

¿Qué es exactamente la fibrosis?

La fibrosis o esclerosis es la secuela de una lesión del tejido conjuntivo que ha provocado el aumento de las fibras de la matriz extracelular (MEC) en un tejido u órgano. La zona afectada se compacta, se endurece y pierde elasticidad.

La esclerosis es el endurecimiento de los tejidos relacionado con la fibrosis. La vemos, por ejemplo, en la piel «acartonada» y endurecida que queda tras una úlcera varicosa o una radioterapia.

---

tales como fibroblastos –que fabrican fibras de colágeno para asegurarle una gran resistencia–, adipocitos, mastocitos, macrófagos y otros leucocitos.

> **Más información:** La matriz extracelular (MEC) es una estructura compleja que constituye la zona situada entre las células y en las cuales «nadan». Está compuesta de fibras de colágeno, fibras elásticas, glucoproteínas (fibronectina, laminina) y de mucopolisacáridos.[10] Se trata de un medio vivo, activo, que mantiene el equilibrio entre los procesos de síntesis y degradación de las moléculas cuando la circulación sanguínea es normal. La fibrosis aparece cuando se produce un desequilibrio en el seno de la MEC, debido al aumento de las descargas de sus constituyentes, asociado a una disminución de su degradación, lo que aboca inexorablemente a la densificación progresiva de los tejidos.

Una vez constituida, la esclerosis puede estabilizarse o retroceder mediante un tratamiento osteopático o con kinesioterapia que devuelva la microcirculación capilar y la movilidad de los tejidos; pero también puede agravarse bajo la acción reiterada de agresiones tisulares y la ausencia de movimiento y de un tratamiento coherente.

¿Por qué se instala la fibrosis?

La fibrosis o esclerosis puede instalarse tras:

- la disminución en el aporte de oxígeno a las células (hipoxia crónica) generada por problemas circulatorios (vasoconstricción en el síndrome y enfermedad de Raynaud), estrés crónico que crea una simpaticotonía (*véase* más adelante);
- la existencia de un campo perturbador osteopático (bloqueo, agarrotamiento, malposición articular, orgánica o visceral) o cicatricial;
- problemas posturales que conllevan la hiperpresión localizada y permanente o un estiramiento de los elementos articulares o periarticulares (ligamentos, cápsulas, tendones, bolsas serosas…), roce irritativo a nivel de tendones o fascias;
- contractura muscular permanente (piramidal o de pelvis).

---

10. Mucopolisacárido: molécula constituida por la unión de una proteína y un azúcar (ósido).

Otras causas son:

- la fibrosis atrófica secundaria por déficit hormonal;
- la fibrosis de origen metabólico y genético;
- la fibrosis debida al envejecimiento: pérdida de elasticidad de la dermis, de las arterias (arteriosclerosis), de los órganos internos, de las vísceras, de las articulaciones (artrosis)…
- la fibrosis retráctil de las fascias tras la exposición a rayos X (radioterapia)…

Las principales consecuencias de una esclerosis son la pérdida de movilidad y el envejecimiento acelerado de tejidos y articulaciones vecinos, problemas circulatorios localizados, instalación de molestias y dolores crónicos más o menos incapacitantes.

Ésta es la razón por la que a lo largo de este libro, preconizaremos la puesta en marcha de cuidados precoces que, aplicados con constancia y seriedad, lograrán evitar o minimizar las discapacidades previsibles relacionadas con la esclerosis de los tejidos nerviosos, arteriales, musculares u orgánicos.

Inflamación crónica y enfermedades degenerativas

La inflamación crónica constituye el primer estadio de las enfermedades graves degenerativas. Evoluciona a largo plazo según el esquema siguiente:

Inflamación ⇒ problema funcional ⇒ problema lesivo ⇒ tumoración o degeneración

La inflamación en las enfermedades autoinmunes

El tratamiento médico de las enfermedades autoinmunes se sale del ámbito de estudio de este libro,[11] pero citaremos, cada vez que sea necesario,

---

11. Para saber más, véase *Mieux Vivre Avec une Maladie Auto-Immune*, Dr. J.L. Dervaux.

los tratamientos naturales complementarios que resulten de utilidad en estos casos.

Recuerda: las enfermedades autoinmunes resultan de la actividad de los mediadores de la inflamación del sistema inmunitario contra los propios tejidos del individuo.

Las enfermedades autoinmunes se suelen clasificar en dos grupos: las enfermedades específicas de órganos y las enfermedades sistémicas (que no se limitan a un sólo órgano sino a un sistema completo). La prevención activa de estas enfermedades pasa por la adopción de un régimen alimentario antinflamatorio y los cuidados tanto convencionales como complementarios desarrollados en la segunda y tercera parte de este libro. La cooperación entre las diversas disciplinas de la medicina, en este terreno más que en ningún otro, es capital para la máxima eficacia de los cuidados.

Marcadores biológicos de inflamación crónica

Los marcadores biológicos de la inflamación silenciosa pueden medirse mediante análisis de sangre. Los más corrientemente solicitados por los facultativos son:

- la CPR (Proteína C Reactiva);
- la RS: rapidez de sedimentación.

Complementariamente, el médico puede pedir:

- el TNF alfa (Factor de Necrosis Tumoral), secretado por los glóbulos blancos;
- la interleucina 6 e interleucina 1 beta.

Nota 1: Las inflamaciones locales de origen mecánico (articulares y viscerales) son muy discretas y las pruebas biológicas suelen ser poco evocadoras. Por eso las pruebas clínicas tienen tanto valor en este caso.

Nota 2: Los núcleos inflamatorios son detectables mediante diversas técnicas: palpatorias, térmicas, eléctricas (*véase* Segunda parte). Estas prácticas son cada vez más utilizadas por los osteópatas y acupuntores.

ZOOM sobre el n.º 1 de los marcadores de inflamación: la CPR

El principal marcador de la inflamación es la Proteína C Reactiva (CPR), proteína que sintetiza el hígado. En caso de infección aguda, su nivel puede sobrepasar los 100 mg/l. Una tasa elevada de CPR puede revelar una crisis de artritis, una infección, una inflamación banal de bronquios o un cáncer en curso de evolución. Un valor inferior a 5 mg/l es considerado normal.

En caso de sospecha de inflamación crónica silenciosa, este examen puede ser revelador. Una dosis de CPR entre 3 y 5 mg/l, entre dos analíticas distantes en el tiempo, confirma la existencia de una inflamación larvada («de bajo grado»), ya sea local o generalizada.

Una tasa débil de CPR, considerada casi normal, no lleva al médico a aconsejar exámenes complementarios buscando una inflamación secreta y silenciosa, sobre todo si no hay otros síntomas alarmantes. Sin embargo, es el momento justo para que intervenga la auténtica medicina preventiva con toda su importancia. Si no se trata, un núcleo inflamatorio es un estrés biológico parecido a un fuego bajo las cenizas, que se instala en profundidad, crea lesiones tisulares mudas pero reales.

Los niveles de la Proteína C Reactiva también sirven para evaluar los riesgos de enfermedades cardiovasculares. Una CPR importante y permanente aumenta el riesgo de infarto de miocardio o AVC (Accidente Vascular Cerebral). Tras años de evolución silenciosa, después de haber agotado el sistema inmunitario, de haber vaciado las reservas nerviosas (sistema simpático, glándulas suprarrenales), ese núcleo de inflamación crónica es el caldo de cultivo ideal para enfermedades degenerativas que afecten a los sistemas más débiles y para el desarrollo de cánceres.

El análisis de la CPR es un examen útil y económicamente asequible que puede solicitarse en las revisiones periódicas preventivas o en caso de predisposición hereditaria.

Pruebas complementarias para descubrir inflamaciones insidiosas

La rapidez de sedimentación mide la velocidad a la que los glóbulos rojos se depositan en el fondo del tubo de ensayo. Se expresa en el volumen de células sedimentadas al cabo de una y dos horas, expresados en milímetros.

- La rapidez de sedimentación en la primera hora debe ser inferior a 8 mm.
- La rapidez de sedimentación en la segunda hora debe ser inferior a 20 mm.
- Aumenta en caso de inflamación, de infección y de ciertas enfermedades de los órganos.

La dosificación de las citoquinas inflamatorias permite confirmar el diagnóstico de inflamación crónica.

Cómo distinguir la infección de la inflamación

Inflamación e infección son dos términos que a menudo se confunden, pero hay que saber distinguir una infección de una inflamación. Aunque pueden ir asociadas, sus causas pueden ser muy diferentes y, en consecuencia, lo serán sus tratamientos.

Una infección es siempre consecuencia de una invasión, localizada o generalizada, de microorganismos extraños (virus, bacterias, hongos, parásitos…) o de algún huésped habitual de los intestinos o de la piel.

- La intrusión puede producirse por vía aérea (inhalación), por contacto cutáneo en la zona de la cara (manos sucias en la boca, nariz u ojos), durante las relaciones sexuales sin protección, tras una herida (corte, picadura, excoriación, desgarro, fractura abierta, quemadura…), por la ingestión de alimentos contaminados o en mal estado… El sistema inmunitario está programado para reaccionar y expulsar al molesto intruso. La infección suele estar ligada a una inflamación local (enrojecimiento, hinchazón, dolor, tos, goteo nasal, lagrimeo ocular, goteo uretral o vaginal…) o general (fiebre…).
- Pero también puede tener lugar por el paso de gérmenes a través de la pared intestinal debido al exceso de permeabilidad (*véase* el capítulo sobre la microflora).

Infección e inflamación

Hace ya tiempo que ciertas infecciones están reconocidas como causa principal de algunos cánceres, según el esquema: infección> inflamación> tumoración o ulceración> cancerización.

Es el caso de las infecciones por el virus del papiloma (cuello del útero, ano, orofaringe…) o por *Helicobacter Pilori*. Prevenir, descubrir y curar una infección reforzando el terreno inmunitario es la mejor garantía para una salud duradera.

Los síntomas de una infección dependen del agente agresor, de los órganos afectados (boca, nariz, senos, bronquios, pulmones, intestinos, piel, sangre…), de la importancia de la infección y, sobre todo, de la amplitud de la reacción del sistema inmunitario.

La infección puede manifestarse mediante:

- una erupción cutánea, local o generalizada, con enrojecimientos y/o hinchazón, con quemazón y dolor más o menos fuerte, asociados o no a una pérdida de funcionalidad según la localización (en los dedos, en los pies, en los miembros, en la columna y en la cabeza…), síntomas de inflamación aguda;
- fiebre que varía de la febrícula (hasta 37,5 °C) a una fiebre importante que llegue a los 40 °C;
- náuseas y vómitos;
- fatiga y/o malestar general.

¿Cómo tratar una infección?

El tratamiento de las infecciones es cosa del médico y bajo su responsabilidad. Sólo lo evocaremos brevemente en este libro (*véase* Tercera parte).

Según la causa y la importancia de la agresión, una infección puede tratarse alopáticamente:

- Si se trata de bacterias, tomando antibióticos con una duración mínima de 8 a 10 días, plazo que debe ser escrupulosamente respetado para obtener una eficacia óptima.
- Si se trata de hongos o parásitos, con medicación específica, a menudo a largo plazo.

- Si se trata de un virus no hay tratamientos específicos y el sistema inmune debería ser capaz de eliminarlos sin ayuda externa en casos simples (catarro, gripe, gastroenteritis…).

- Algunos virus pueden producir lesiones orgánicas irreversibles (hepatitis A y B, poliomielitis). El virus del papiloma puede degenerar en cáncer epidermoide.
- Ciertas infecciones, como la del VIH, se tratan con inhibidores virales. Puede complementarse con una aromaterapia de campo.

Nota 1: La lactancia materna constituye durante los primeros meses de vida el mejor seguro antiinfeccioso para el bebé, que se beneficia de la inmunidad de la madre.

Nota 2: La vacunación se justifica para prevenir o atenuar los efectos de ciertas infecciones virales y bacterianas graves, incluso mortales, favoreciendo la fabricación de anticuerpos específicos: gripe (en personas mayores, enfermedades cardíacas o respiratorias), paperas, tosferina, poliomielitis, virus del papiloma (para prevenir ciertos carcinomas), tuberculosis, hepatitis A y B, fiebre amarilla (si se viaja a países tropicales en riesgo)…

Nota 3: La aromaterapia y la oligoterapia, el magnesio, el propóleo… son tratamientos complementarios que no deben menospreciarse y que tendrían que asociarse a los tratamientos tradicionales para optimizar sus efectos (sobre todo en caso de resistencia de los gérmenes a los antibióticos).

El dolor, un signo de alerta del organismo

El dolor, incluso de poca intensidad, es un excelente revelador de inflamación. Puede aparecer en caso de fractura, por ejemplo, o acompañarla. Los dolores agudos o los crónicos son el principal motivo de consulta médica.

Los dolores crónicos suaves, y también los dolores mudos (que sólo aparecen con la presión o el esfuerzo), expresan un problema latente profundo que debe tratarse a fin de prevenir la instalación de lesiones degenerativas irreversibles.

El **dolor agudo** es la alarma desencadenada por los tejidos para advertirnos que están siendo víctimas de un ataque que puede vulnerar su integridad. Desagradable pero útil, el dolor nos obliga a actuar de inmediato y reaccionar sobre la causa que ha desencadenado tan molesta sensación.

El dolor puede aparecer instantáneamente tras una agresión pero, en caso de lesión ligera o moderada, no aparece hasta horas después, incluso días y semanas después de la agresión. ¿Y esto por qué? Por el tiempo que necesita una inflamación en desencadenarse, por la importancia de las lesiones tisulares y por la capacidad de adaptación y resistencia de cada individuo (en caso de lesiones articulares vertebrales, por ejemplo).

El dolor agudo puede durar hasta tres meses, que es el tiempo de adaptación o de curación.

El dolor se califica como **crónico** cuando persiste más allá de tres meses. Deja de acompañar el proceso natural de inflamación y cicatrización y se convierte en parásito, tan inútil como destructivo, señalando un sufrimiento permanente de los tejidos y acompañado de un problema emocional y de malestar general. El dolor crónico debe obligar a una búsqueda profunda de sus causas y a un tratamiento sinérgico que actúe conjuntamente en los planos físico, bioquímico, psíquico y ambiental.

El dolor por exceso de estimulación de los nervios del dolor (nociceptores): el exceso de estimulación de los microcaptadores del dolor es el mecanismo que explica la mayor parte de dolores agudos y crónicos (secuelas de infecciones, tras traumatismos y, sobre todo, microtraumatismos, artrosis, artritis, enfermedades degenerativas y cánceres).

El horario del dolor variará en función de su origen y puede orientar el tratamiento:

1) Cuando el dolor es mecánico, se acentúa con la aparición del movimiento y en el curso de toda actividad física que requiera la región debilitada.
2) Cuando el dolor es inflamatorio, provoca despertares nocturnos, necesita de calentamiento matinal para que reactive la circulación local y restablezca el ácido básico local.

El **dolor de los nervios grandes** se debe a la irritación o a la compresión de un tronco nervioso, de una raíz nerviosas o de un plexo.

Puede tratarse de:

- una neuralgia provocada por una protrusión (desbordamiento) o una hernia discal que toque un nervio (ciático, crural, femorocutáneo, cervical…);
- una compresión por uno o más músculos contracturados (piramidal de la pelvis, síndrome de apertura torácica…);
- un estrechamiento de un canal (por ejemplo del túnel carpiano, cubital…).
- de un tumor benigno o maligno que comprime un nervio en su trayecto.

El **dolor proyectado** es un dolor que se ubica a distancia de la zona de sufrimiento. No hay que confundirlo con un dolor de origen vertebral. El diagnóstico diferencial requiere de un examen clínico profundo y, en caso de duda, completado con diagnósticos por imagen, porque puede esconder una dolencia grave de los órganos internos (tumor, cáncer…).

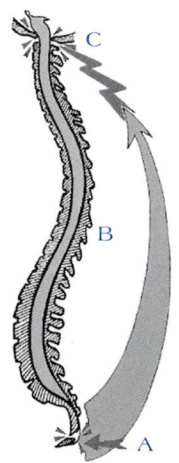

Efecto a distancia de lesiones osteopáticas:
A – Luxación del coxis
B – Columna vertebral
C – Tensión sobre la duramadre craneal y las articulaciones cervicales altas
(dolores musculares, neuralgias, simpatalgias, problemas de equilibrio…)

Diferenciar el dolor mecánico del dolor inflamatorio

No siempre es fácil diferenciar con certeza la naturaleza de un dolor, porque su apariencia es a menudo engañosa. Saber diferenciar el dolor mecánico del dolor inflamatorio es la clave de un tratamiento duradero y eficaz. A menudo nos contentamos con remedios sintomáticos sin corregir las causas, lo cual comporta la aparición y mantenimiento de una cohorte de problemas.

Esto concierne particularmente a los PME (problemas musculoesqueléticos), relacionados o no con el trabajo y que a tantas personas afecta en el mundo, minándoles la moral y la carrera, además de vaciándoles el bolsillo.

Comprender el dolor mecánico

Provocado por problemas que afectan tanto el sistema musculoesquelético como orgánico y visceral, el dolor mecánico se manifiesta en posición vertical y, sobre todo, con los movimientos que agravan la presión o el estiramiento de una zona debilitada (músculo contracturado, ligamento estirado o irritado, articulación comprimida o desalineada, disco vertebral fisurado o pinzado, órgano espasmódico, comprimido o descendente, plexo comprimido o estirado…) obstaculizando en mayor o menor medida la actividad física durante el trabajo, la vida cotidiana o el ocio. El dolor mecánico resulta de un «problema funcional» (simple disfuncionamiento o desajuste) o de una «lesión orgánica» (destrucción de tejidos acompañada de fibrosis, retracción), con o sin inflamación crónica de origen microcirculatorio (*véase* el capítulo sobre microcirculación). Pero también puede manifestarse por la noche en caso de mala posición que intercepta la circulación o que comprime los nociceptores situados en las proximidades de las articulaciones lesionadas, como las vertebrales posteriores o la parte externa de los discos vertebrales, provocando despertares dolorosos.

Cuidado con las posturas cómodas en apariencia, tales como la posición de ovillo porque en caso de pinzamiento discal, aumenta la presión sobre la parte anterior del disco, acentuando una eventual protrusión o hernia posterolateral. Hay que vigilar colocarse cómodamente en el momento del adormecimiento.

Comprender el dolor inflamatorio

El dolor inflamatorio es, por lo general, un dolor que se manifiesta por la noche, aunque este tipo de dolor también podría ser mecánico y ser secundariamente inflamatorio tras un bloqueo circulatorio localizado que modifique el pH, o la presencia de un edema crónico. Suele instalarse en la segunda parte de la noche y requiere de un rodaje matinal que se confunde con el desbloqueo mecánico de la artrosis. Esta puesta a punto tiene por objeto relanzar la circulación y liberar las opresiones mecánicas debidas a la rigidez nocturna. Por regla general, los dolores artríticos desaparecen en las primeras horas del día.

El dolor visto de cerca

El mensaje doloroso que sentimos tiene su origen en minúsculas células nerviosas (los nociceptores) que tienen terminaciones extraordinariamente sensibles a las variaciones de su entorno cercano. Dichos nociceptores forman una verdadera tela de araña cuya fina malla pasa al lado de cada una de los 60 000 millones de células vascularizadas de la piel, los músculos, aponeurosis, ligamentos, articulaciones, huesos, así como en las fascias (tejido conjuntivo) que envuelven o rodean órganos y vísceras.

El mensaje doloroso emitido por los nociceptores es transmitido a la médula espinal mediante finas fibras nerviosas que a la menor señal desencadenan inmediatamente la liberación de moléculas para difuminar el dolor. Los mensajes dolorosos son filtrados para no envenenar la vida de un individuo de forma permanente. Serán modulados por un sistema de control a nivel de la médula espinal y por impulsos nerviosos antidolorosos enviados por el tronco cerebral a fin de hacerlo más soportable.

Es así como nos habituamos al dolor hasta el punto de olvidarlo, dejando la inflamación seguir discretamente con su trabajo de erosión de la zona lesionada, y dejando que se instalen campos perturbadores al nivel de los tejidos conjuntivos (fascias), articulares o musculares, en forma de tensiones, nódulos o cuerdas sensibles de manera espontánea (puntos activos) o bajo presión (puntos latentes).

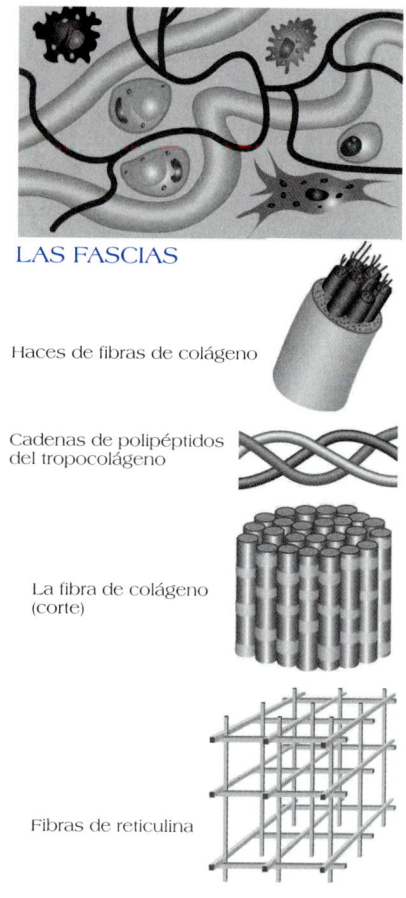

LAS FASCIAS

Haces de fibras de colágeno

Cadenas de polipéptidos del tropocolágeno

La fibra de colágeno (corte)

Fibras de reticulina

Las fascias: al mismo tiempo fibras de refuerzo, agentes de unión y envolturas de las estructuras orgánicas.

Cómo evaluar el dolor

El porcentaje de subjetividad es muy grande en la percepción del dolor, en función del temperamento, la educación y las vivencias de cada individuo. Para evaluar un dolor agudo o crónico y seguir su evolución, se utiliza una escala de 0 a 10.

En el caso del dolor crónico, un cuestionario detallado puede orientar hacia una aproximación y un diagnóstico, con cuidados multidisciplinarios sinérgicos: médico, osteópata, posturólogo, quiropráctico, kinesioterapeuta, maestro de AFA (Actividad Física Adaptada), psicólogo clínico, nutricionista, podólogo, ortometrista, dentista…

El dolor 0 existe. Puede expresarse en forma de molestia, de insensibilidad o de hipersensibilidad a la presión. Este dolor silencioso es el más insidioso de todos porque la gente tiende a ignorarlo dada su apariencia benigna.

Aprendamos a descubrir esos pequeños signos y a tratarlos sin demora a fin de permitir al organismo funcionar de manera óptima el mayor tiempo posible, evitando la instalación de enfermedades degenerativas.

> **Recuerda**
>
> **Atención:** la detención del dolor no implica curación, sino una etapa decisiva.
> - Si has leído con atención estas líneas, ahora ya sabrás que el dolor puede enmascararse y ser imperceptible porque no llega a la dosis necesaria para desencadenar una alerta clara a nivel de médula espinal (estación de control).[12]
> - Cuando se sigue un tratamiento osteopático o quiropráctico tras un accidente osteoarticular o por alguna otra razón, no se debe cortar el tratamiento una vez que desaparezca el dolor o que resulte soportable, sino que debe continuarse hasta la cicatrización completa, que puede requerir de largos meses e incluso años dependiendo de las lesiones iniciales.

Es más fácil prevenir que curar

La prevención de la inflamación crónica debe ser una prioridad. Contrariamente a lo que se suele pensar, la prevención no es una rama secundaria de la medicina. Por el contrario es *la primera medicina*, la de Hipócrates, y la que se lleva practicando hace más de cinco mil años en Oriente Medio y en China, cuna de la primera medicina ecológica y sinérgica.

---

12. Mecanismo que actúa en la parte dorsal de la médula espinal, zona de penetración de los impulsos nerviosos que transitan por las fibras nerviosas del dolor y el tacto. Cuando los impulsos dolorosos van más allá de los del tacto, las compuertas del dolor (estación central) se abren y los impulsos dolorosos se transmiten hasta ser percibidos por el cerebro.

La gran lección de la medicina hipocrática y de la medicina tradicional china –que no tenía acceso a los medios técnicos actuales– era basar la medicina en el refuerzo de la vitalidad de los pacientes por todos los medios de la época (alimentación, plantas, masajes, ejercicios físicos, manipulaciones, acupuntura, gestión de las emociones…), entendiendo por vitalidad lo que actualmente llamamos buen estado del sistema inmunitario y neurohormonal.

En el concepto de salud sostenible y en el de medicina integradora, la prevención ocupa un lugar central, como en la medicina antigua, pero con el plus de poder acceder a recursos tecnológicos y quirúrgicos modernos para remediar enfermedades orgánicas que no pueden evitarse.

Por qué es preferible la prevención

Evidentemente, es más fácil tratar un problema desde el principio, antes de que aparezcan lesiones profundas e irreversible, y, sobre todo, si se puede evitar que aparezca.

La información circula, las ideas evolucionan, los bloqueos ceden, el espacio de libertad en materia de salud se amplía, gracias a la Organización Mundial de la Salud, a Europa y a la influencia positiva de Gobiernos para los que las nociones de promoción de la salud sostenible y de prevención empiezan a convertirse en prioridades nacionales. Esto por razones a la vez económicas y políticas, relacionadas con el imperativo de proteger el medioambiente y luchar contra el calentamiento global.

Cómo practicar una verdadera prevención sanitaria

Se impone un nuevo recordatorio para que podamos comprender el camino preconizado por un sistema de salud sostenible. Rápidamente vas a familiarizarte con estas nociones esenciales para el futuro de tu salud y la de tus hijos, integrándolas en tu rutina cotidiana.

> **El principio es simple:** cuanta más prevención e información, menos riesgo de sufrir enfermedades degenerativas, un mejor estado de salud y una esperanza de vida optimizada sin enfermedades, evitando discapacidades y conservando una autonomía mucho más larga.

1. Cómo evitar las enfermedades: el ámbito de la prevención primaria

La higiene es la base de la salud. El descubrimiento de la asepsia por el obstetra Semmelweis, a mediados del siglo XIX, tuvo un impacto considerable en la bajada de las fiebres puerperales y de la mortalidad infantil. Gracias a la higiene, las enfermedades infecciosas han retrocedido incluso en los países en vías de desarrollo donde se aplica en hospitales, como en los países desarrollados.

Por ejemplo, el lavado sistemático de las manos antes de cada comida, tras haber tocado objetos o partes del cuerpo susceptibles de estar sucias, y la desinfección del agua para beber mediante filtrado o calentamiento han hecho caer la mortalidad infantil por infección microbiana a niveles realmente muy bajos. Las enfermedades nosocomiales (infecciones que se contraen en los hospitales) han disminuido drásticamente gracias a la higiene del personal sanitario (lavado sistemático y desinfección de manos entre cada enfermo), vestuario estéril y uso sistemático de material desechable.

Esta higiene vital se ve reforzada por una alimentación sana y equilibrada, el uso de plantas medicinales, el mantenimiento físico del cuerpo, el control de la respiración, la práctica de técnicas de relajación, la cultura del optimismo para contrarrestar los efectos del estrés ambiental, el respeto del equilibrio trabajo/reposo, el saneamiento del hábitat laboral y la protección del medioambiente contribuyen a mantenernos perdurablemente en la zona de salud óptima.

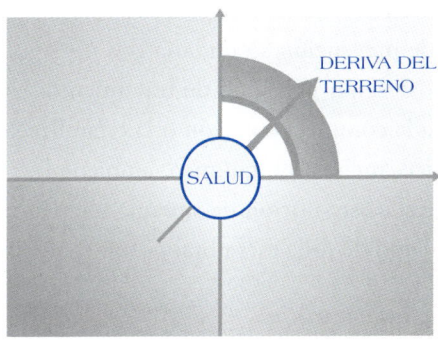

El eje vital de salud y los riesgos de deriva del terreno hacia las enfermedades crónicas.

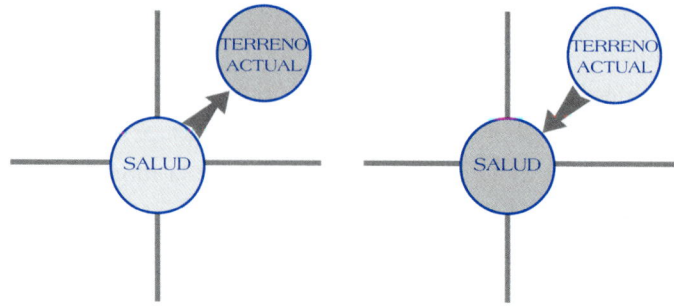

Siempre es posible rectificar el terreno y recuperar un estado normal.

Las fuentes de estrés que en cada momento atacan y ponen en peligro el equilibrio interno (homeostasis)[13] son numerosas. Sus efectos se acumulan, constituyen la chispa que prende fuego a la leña y desencadenan el 80 % de las enfermedades del mundo moderno.

2. Curar para un resultado duradero: la prevención secundaria

La prevención secundaria consiste en utilizar la sinergia de las curas más eficientes[14] para tratar enfermedades y secuelas de traumatismos, cuidados de seguimiento y consejos destinados a impedir la reaparición (recidiva o rebrote) de los problemas.

En efecto, una enfermedad o traumatismo mal curados pueden producir una inflamación crónica, causa desencadenante de numerosas enfermedades, inflamación sobre la que podemos actuar a condición de descubrirla y suprimirla antes del estado de irreversibilidad de las lesiones.

Los cuidados de prevención secundaria tras un traumatismo, una infección o una intoxicación necesitan de tratamientos sinérgicos completos, seguidos hasta la completa curación o la estabilización, sin descuidar ningún sector (físico, mental, bioquímico, ambiental).

Veremos en detalle esta noción de sinergia terapéutica y de eficiencia de cuidados a los largo de toda esta obra, porque constituye la clave de la salud sostenible.

---

13. Homeostasis: estado de equilibrio del medio interno de un organismo.

14. Eficiencia: eficacia = facilidad de consecución a un coste razonable.

3. Evitar el agravamiento y ralentizar el envejecimiento: la prevención terciaria

La prevención terciaria concierne a todas las franjas de edad en caso de enfermedad grave, pero reviste especial importancia en las personas mayores y muy ancianas. Tiene por objetivo poner en marcha el conjunto de medios destinados a luchar contra el agravamiento de los problemas y patologías crónicas (enfermedades degenerativas, secuelas de traumatismos y de estrés diverso).

También pretende minimizar o evitar la aparición de discapacidades y dependencias al final de la vida, conservando la autonomía física el máximo de tiempo posible. La prevención terciaria requiere de la puesta en marcha de un programa de mantenimiento general, osteopático y postural, que debe iniciarse lo antes posible.

Por qué es importante hacerse revisiones completas periódicamente

Curar preventiva y eficazmente una dolencia o enfermedad requiere, como hemos visto, buscar, encontrar y eliminar las múltiples causas que agreden la salud, y eso en todas las etapas de la vida. Para llevar a cabo esta puesta a punto pueden hacerse pruebas caseras[15] (comprobar la altura, el peso, la línea de gravedad con una plomada, comprobar la flexibilidad y la fuerza), además de consultar a uno o más terapeutas que trabajen complementariamente y estén especializados en exámenes completos:

- Examen biológico de parámetros sanguíneos (médico) en busca de indicadores de inflamación crónica.
- Examen nutricional (estudio del equilibrio alimentario, descubrimiento de alergias o intolerancias, calidad nutricional).
- Examen físico (kinesioterapia, osteopatía, actividad física adaptada, gimnasia, yoga, artes marciales, deportes en general…).
- Examen psicológico (gestión del estrés, equilibrio trabajo/reposo…).

---

15. Para detallar más estas pruebas, véase *Le Livre du Dos* y los vídeos de nuestro canal de YouTube.

- Examen medioambiental (detección de fuentes de contaminación orgánica, química, física, electromagnética, sonora, en el medio laboral o en el lugar de residencia).

Algunas cifras indispensables

Esa maravilla de la naturaleza que es el cuerpo humano es de una increíble complejidad y nuestra intención no es ofrecer un curso de medicina sino aportar los elementos esenciales para conocerse mejor a uno mismo y cuidarnos mejor.

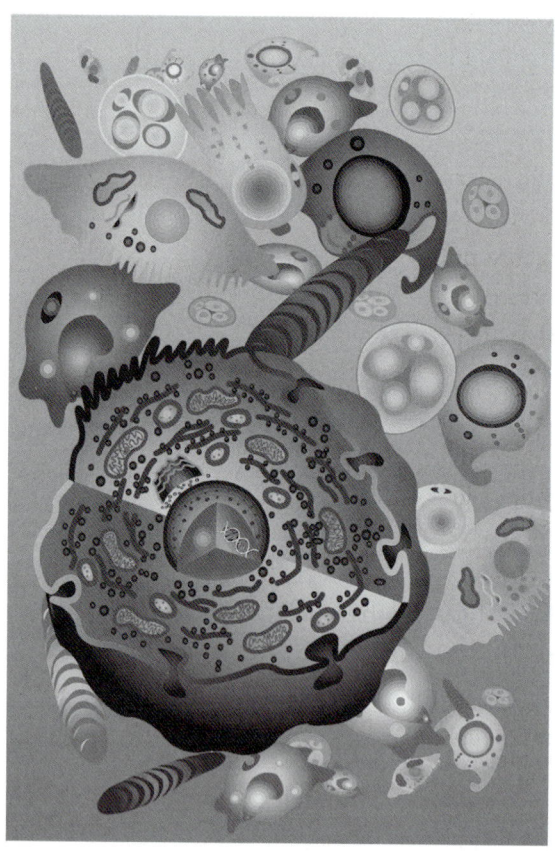

Los diversos tipos de células que participan en la inmunidad.

El cuerpo tiene:

- de 60 000 a 100 000 millones de células (según la talla y peso corporal), un auténtico universo en miniatura que contiene los órganos necesarios para su funcionamiento, tales como las mitocondrias (de 0 a 2000 por célula), cuya función es la de aportar energía a la célula y proceder a su destrucción al final de su vida (apoptosis);
- 800 tipos de tejidos que constituyen 100 órganos (tejido muscular, tejido óseo, tejido cartilaginoso, tejido nervioso, tejidos blandos);
- 40 litros de agua o más (alrededor del 65 % del peso corporal);
- 206 huesos de los cuales 32 son vértebras y 22 los huesos craneales;
- 700 músculos (esqueléticos, lisos, corazón);
- 64 000 km de capilares (a veces tan finos que los glóbulos tienen que deformarse para pasar por ellos), que es lo mismo que 1,5 vueltas al planeta Tierra;
- 100 000 km de nervios (motores, sensitivos y vegetativos, una auténtica red de Internet del cuerpo humano) que es lo mismo que dos veces y media la vuelta a la Tierra;
- una flora intestinal constituida por 100 000 millones de microorganismos, de los cuales el 95 % son indispensables y el 5 % restante son potencialmente peligrosos, a los que se añaden trillones de virus útiles o potencialmente patógenos.

El cuerpo requiere de condiciones de vida óptimas para mantener la buena salud dentro de los límites de su eje vital llamado **homeostasis.**

El equilibrio óptimo del organismo: la homeostasis

La vida y la salud reposan sobre el mantenimiento de límites muy precisos de ciertas constantes que constituyen la homeostasis que rige el equilibrio interno.

Las constantes biológicas son testigos del estado de salud.

- Temperatura corporal: 37 °C. Más allá aparece la hipertermia (fiebre, insolación, canícula) y la salud se ve amenazada. Por debajo está la hipotermia.
- Contenido en agua: entre el 62 y el 70% de la masa corporal. El exceso de agua localizada constituye un edema de feas consecuencias para los órganos. La deshidratación es peligrosa y puede provocar inflamaciones, hipertensión, problemas vasculares y cerebrales.
- Tensión arterial: máxima (o presión sistólica) entre 12 y 14, mínima (o presión diastólica) entre 6 y 8. Su equilibrio es fundamental: la mínima debe ser igual a la máxima dividida por 2 (± 1): la hipertensión es peligrosa para la salud, pues eleva el riesgo de AVC (accidente vascular cerebral). En cuanto a las pulsaciones cardíacas, la media debe rondar las 70 por minuto.
- Parámetros sanguíneos: glóbulos blancos, rojos, plaquetas, tasa de colesterol y glucosa deben situarse dentro de una horquilla precisa. Toda modificación de la fórmula de la sangre es fuente o consecuencia de numerosas enfermedades.
- Contenido de oxígeno y gas carbónico: sus desequilibrios provocan hipoxia (baja tasa de oxígeno en los tejidos), asfixia tisular, acidosis o alcalosis, inflamación, espasmofilia (hiperventilación crónica)...
- Contenido en minerales y oligoelementos: carencias y excesos pueden provocar problemas crónicos y tener consecuencias indeseables.
- Contenido en vitaminas: determinante para la forma, el tono, la capacidad para combatir el estrés, el envejecimiento, las infecciones...
- Tasas hormonales: determinan el estado general, la resistencia física y mental, el peso corporal, la fertilidad, el envejecimiento natural o acelerado...

Y podemos añadir:

- Equilibrio postural: a menudo descuidado, es muy importante porque condiciona el buen funcionamiento de las articulaciones y de los órganos, así como su resistencia a inflamaciones y envejecimiento.
- Equilibrio nervioso: concierne al cerebro, al sistema nervioso central, los sistemas simpático y parasimpático. Dicho equilibrio es esencial para la regulación del flujo sanguíneo en la red circulatoria y la nutrición de los tejidos corporales.
- Equilibrio de la flora intestinal: está constituida por más de 100000 millones de gérmenes benéficos y no debe contener más del 5% de gérmenes potencialmente peligrosos (estafilococos, estreptococos, cándidas...). Su buena salud condiciona tu resistencia inmunitaria y tu equilibrio psicológico.

> - Equilibrio enzimático: el intestino arbitra 15 000 enzimas diferentes.
> - Equilibrio ácido/básico: el pH mide la acidez o alcalinidad de los líquidos orgánicos. Debe mantenerse en una horquilla precisa. La acidosis favorece la inflamación y las enfermedades degenerativas.
>
> Y esta maquinaria biológica tan compleja funciona en silencio y sin errores mientras estemos en el mejor estado de salud posible.

El cuerpo tiene memoria para recordar las heridas físicas y psicológicas

El cuerpo tiene una memoria capaz de registrar todo el estrés y los acontecimientos biológicos, químicos, físicos y emocionales que han desencadenado señales de alarma importantes, dejando cicatrices en ocasiones invisibles pero perfectamente reales.

Vamos a ver unos cuantos ejemplos.

Los anticuerpos conservan la marca de los microbios invasores que el organismo ha sabido combatir con éxito, procurando una «inmunidad biológica» contra esos enemigos concretos. Los anticuerpos forman la memoria inmunitaria y dicho mecanismo explica la resistencia a infecciones combatidas con anterioridad, pero también la fragilidad en caso de deficiencia inmunitaria innata o adquirida.

Lo mismo pasa con los sentimientos y emociones, los traumas afectivos y psicológicos grabados en lo más profundo del cerebro, que influyen inconsciente y permanentemente en nuestro comportamiento, perturbando el equilibrio nervioso, hormonal e inmunitario.

En cuanto al plano físico (coto de caza de la osteopatía) los tejidos conjuntivos (fascias)[16] guardan una memoria, en forma de deformaciones residuales, como huella de golpes, esfuerzos, contusiones, inflamaciones, infecciones y demás traumatismos o crisis agudas sufridas desde el naci-

---

16. Las fascias son envolturas constituidas por tejido conjuntivo con el que envuelven, protegen y unen los órganos entre ellos.

miento hasta el fin de los días. Esos tejidos, que envuelven y unen todas las partes del cuerpo, llevan cicatrices, en ocasiones invisibles, que los hacen sensibles y frágiles. Eso explica las recaídas y estados de malestar (*véase* el capítulo sobre campos perturbadores).

Suprimir artificialmente los síntomas sin buscar la causa sólo tiene un efecto transitorio y nos expone necesariamente a recaídas, al agravamiento o al paso a la cronicidad de los problemas. La dolencia se instala, se incrusta y se eterniza. Es más sensato enseñarle al cuerpo a defenderse y adaptarse o readaptarse que calmarlo con medicamentos para aliviar, corriendo el riesgo de volverlo más vulnerable aún.

Por esa razón es preferible implementar cuidados sinérgicos que ataquen todos a la vez al enemigo:

- A los síntomas: mediante un régimen adaptado, hipotóxico, ayunos cortos, plantas medicinales, aceites esenciales, oligoelementos o incluso agentes físicos (frío, calor, masajes, imanes…)
- Y también a las causas: esforzándose en desprogramar la memoria tisular patológica, restableciendo la movilidad mecánica, la microcirculación de la sangre y de la energía nerviosa, reprogramándolas sobre bases saneadas (desbloqueo osteopático, desparasitado de los campos magnéticos perturbadores inflamatorios o cicatriciales, correcciones nutricionales, correcciones posturales, masajes en zonas musculares contracturadas…)

Potencia la maravillosa capacidad de autocuración de tu cuerpo

El fenómeno natural llamado «*natura medicatrix*» permite a los seres vivos adaptarse y sobrevivir en un mundo donde las agresiones son constantes y desequilibran e incluso hieren sus mecanismos fisiológicos, amenazando de poner en peligro su homeostasis. Este poder de los organismos, vegetales y animales, fabrica sus propias armas de curación pero se limita a los problemas que no van más allá del terreno adaptativo, es decir, los que alteran la función sin lesión importante del órgano.

Más allá de las enfermedades orgánicas graves en las que el organismo es incapaz de sobrevivir sin una ayuda médica externa, química (insulina, fluidificantes sanguíneos, hipotensores, oxígeno…) o mecánica (diálisis, pulmón artificial, prótesis…), la mayor parte de las enfermedades benignas o accidentes leves se curan espontáneamente a través de mecanismos naturales inmunitarios de autorrecuperación y cicatrización.

En resumen: la inflamación constituye la reacción de defensa orgánica fundamental que nos permite resistir a las agresiones externas e internas, pero debe ser de corta duración. De lo contrario, pasa de ser una reacción saludable a patógena, evolucionando insidiosamente hacia inflamación crónica, «asesina silenciosa» de nuestros tejidos más preciados.

Las medicinas naturales nos ofrecen soluciones para estimular al sistema inmunitario y luchar eficazmente contra numerosos problemas inflamatorios agudos o crónicos (*véase* Tercera parte).

La epigenética nos anima a actuar

La genética es el estudio de los genes, mientras que la epigenética, nueva rama de la biología, se interesa por los cambios en su actividad (o «expresión de los genes»). Las investigaciones en epigenética han demostrado que el entorno influye en la expresión de nuestros genes, tanto en forma negativa (entorno y modo de vida desfavorable) como positiva (higiene de vida sana, dieta equilibrada, entorno favorable…).

De este modo, las investigaciones demuestran que las enfermedades inflamatorias constituyen un problema importante de salud pública, como las enfermedades cardiovasculares, la diabetes, las patologías autoinmunes, que podrían evolucionar en un sentido u otro en función de factores internos y ambientales sobre los cuales podemos actuar.

Actuemos, porque aunque tengamos una predisposición genética presente toda la vida, muchas enfermedades pueden evitarse si no las dejamos desarrollarse, luchando particularmente contra los factores de inflamación crónica.

La microcirculación capilar, clave de la salud celular

Conocer la circulación capilar permite comprender por qué la enfermedad se instala en ciertas partes del cuerpo donde se ve obstaculizada. La sangre, como la savia del árbol, aporta vida a las células. Si las hojas no están nutridas e hidratadas, se marchitan y mueren. Lo mismo pasa con nuestras células, que son enteramente dependientes del estado de nuestra circulación.

«Allá donde la sangre y la energía circulan normalmente, la enfermedad no puede desarrollarse». Esta afirmación, salida de los antiguos libros de medicina tradicional china, está confirmada por los datos científicos modernos aplicados a la medicina natural. El papel de la microcirculación es capital para la salud de las células y determinante en la regulación de los fenómenos inflamatorios, sean cuales sean sus causas.

Es, en efecto, la sangre la que aporta a los tejidos los elementos necesarios para su crecimiento, mantenimiento y defensa. Es también quien transporta los desechos del metabolismo, de las células, y los cuerpos extraños tras una agresión seguida de un saludable proceso inflamatorio.

La sangre no sólo constituye un fluido corporal, sino que es un auténtico tejido dinámico que circula por los canales del sistema cardiovascular. Los vasos sanguíneos son más o menos elásticos y contráctiles, lo que les permite dilatarse o estrecharse a fin de ajustar el flujo circulatorio en función de las necesidades de cada tejido. El flujo circulatorio depende del sistema nervioso vegetativo, que ordena la constricción o dilatación de los vasos y, por lo tanto, el estado de estrés. Un estado de tensión psicológica o física (general o local) producirá una estimulación exagerada del sistema simpático (hipersimpaticotonía) que provocará la disminución del flujo en los capilares, con todas las consecuencias generales y locales que ello supone (*véase* el capítulo sobre el sistema nervioso).

Del corazón a las células

Nuestros 60 000 millones de células están irrigadas por una gigantesca red sanguínea ramificada, cuya extensión total llega a los 64 000 km. Propulsada por cada latido del corazón, la sangre pasa primero por arterias grandes que se subdividen en arteriolas de medio y pequeño calibre para acabar llegando a los microcapilares que aportan directamente los nutrientes indispensables para la vida de nuestras células.

Las arteriolas

Las arteriolas tienen un diámetro que varía de los 0,3 mm a los 10 micrones. Las más grandes tienen tres envoltorios o túnicas (la túnica media está constituida por músculos lisos y contráctiles). Las más pequeñas están compuestas de un endotelio envuelto de células musculares lisas, enrolladas en espiral e igualmente contráctiles. Éstas son las arteriolas que controlan el derrame de sangre en la red de capilares gracias a su capacidad para dilatarse o encogerse bajo el efecto de estímulos nerviosos (estrés) o químicos (mediadores).

Cabe destacar que una vasoconstricción de las arteriolas bloquea la circulación, obligando a la sangre a rodear los tejidos de los órganos a los que deberían suministrar. Por el contrario, la vasodilatación de las arteriolas aumenta el flujo sanguíneo en los capilares locales.

Los capilares sanguíneos

La sangre, que va por las arteriolas medianas y pequeñas, llega de manera progresiva a las ramificaciones microscópicas constituidas por los capilares, aportando directamente los nutrientes necesarios a nuestros 60 000 millones de células. Los desechos celulares son transportados luego por la circulación de retorno compuesta de capilares venosos, después a las vénulas y finalmente a las venas.

Los microvasos capilares tienen una longitud que varía de 0,5 mm a 1 mm con un diámetro[17] de 5 a 10 micrones, permitiendo el paso de una fila india de glóbulos rojos que a veces se ven obligados a deformarse para poder pasar (los glóbulos rojos miden 7 micrones de diámetro).

La red de capilares se sitúa entre las arteriolas, que aportan la sangre roja a las células, y las vénulas, que transportan la sangre azul con los desechos del metabolismo. Es la zona donde tienen lugar los intercambios entre la sangre y todos los tejidos vascularizados del organismo.

La pared de los capilares está compuesta sólo por el espesor de una capa de células endoteliales. Tal delgadez permite intercambios de sustancias entre la sangre y el líquido intersticial, y entre éste y las células: el

---

17. Los capilares son diez veces más finos que un cabello, cuyo diámetro varía de 40 a 100 micrones.

agua, los gases (O$_2$ y CO$_2$), los electrolitos, los micronutrientes esenciales para la vida de las células (aminoácidos, glucosa, lípidos, vitaminas…), las hormonas, intercambios esenciales para mantener la vida de las células y la evacuación de desechos celulares.

Nota: Todos los tejidos del organismo son ricos en capilares a excepción de:

- cartílagos articulares nutridos por imbibición a partir del líquido sinovial intraarticular y por el tejido óseo de sostén (hueso subcondral);
- fibrocartílago de los discos intervertebrales, nutridos por imbibición vía orificios de intercambio sobre el cuerpo de las vértebras;
- epitelios tales como la epidermis, que recibe por imbibición los nutrientes de los vasos de los tejidos conjuntivos que lo rodean;
- la córnea y el cristalino, no vascularizados, que reciben alimento del humor acuoso;
- tendones y ligamentos que están poco vascularizados, lo cual explica la longitud de la fase inflamatoria y la lentitud de cicatrización tras una herida que comporte microdesgarros o una torcedura.

Localmente, las células musculares de la pared de los capilares (células endoteliales) pueden relajarse tras diversos estímulos tales como la liberación de **histamina** o después de una agresión física puntual. Dicha vasodilatación amplía los intersticios entre las células de la pared de capilares y engendra, como ya hemos visto precedentemente, una fuga plasmática, que es la causa del enrojecimiento y del edema inflamatorio al mismo tiempo.

El papel esencial de drenaje del sistema linfático

Mal conocido, este sistema circulatorio de retorno que ayuda al sistema venoso merece un capítulo aparte, ya que su papel es complementario del de la microcirculación capilar. En efecto, además de su función como eliminador de desechos orgánicos, el sistema linfático tiene un importante papel en el sistema defensivo del organismo.

El sistema linfático está constituido por una red de vasos de sentido único que permite el retorno del líquido intersticial hacia la sangre. Los capilares linfáticos, de un tamaño que llega a los 60 micrones, siguen el trayecto de la red venosa para converger con ella y formar canales colectores que, por confluencias sucesivas, desembocan en los canales linfáticos principales, después a la cisterna de Pecquet, situada en contacto con el músculo diafragma, y finalmente en el canal torácico que se conecta en la base del cuello a la vena subclavia.

Las paredes de los capilares linfáticos están formadas por células endoteliales que se encabalgan ligeramente formando válvulas. Éstas se abren por la presión del líquido intersticial que penetra así en los capilares linfáticos. Una vez entra en ellos, el líquido intersticial toma el nombre de linfa. La entrada de líquido intersticial provoca un aumento de la presión en los vasos linfáticos que produce el cierre de las válvulas, lo que impide que la linfa se escape.

El orificio de las válvulas linfáticas es mucho más grande que los poros de los capilares sanguíneos, lo cual permite el paso de moléculas grandes, como las proteínas plasmáticas que escapan de los capilares sanguíneos. Los canales linfáticos están dotados de válvulas antirreflujo (cierres antirretorno) que obligan a la linfa a progresar hacia las venas. La alteración de dichas válvulas provoca un edema linfático que requiere de masajes de drenaje linfático aplicados por un profesional o de la ayuda mediante aparatos neumáticos.

La progresión de la linfa por los vasos linfáticos se debe, por una parte, a las células musculares lisas (ubicadas alrededor de los vasos linfáticos) que se contraen cuando el vaso está distendido por la linfa, y, por otra parte, a la contracción de los músculos esqueléticos durante el movimiento, provocando la compresión de los vasos linfáticos que favorece su circulación.

Las múltiples funciones del sistema linfático

El sistema linfático desempeña un papel esencial en la regulación de la presión del líquido intersticial. Las proteínas que circulan y los desechos metabólicos que se escapan de los vasos sanguíneos son captados por los vasos linfáticos para poderlos eliminar.

Además, el sistema linfático tiene una importantísima función en el sistema inmunitario del organismo. La linfa atraviesa los ganglios linfáticos, que son la zona de multiplicación y diferenciación de las células inmunitarias que se presentan ante los antígenos. La linfa transporta los antígenos hasta las células inmunitarias del ganglio linfático y participa en la respuesta inmunitaria.

En conclusión, el mantenimiento de una circulación eficiente constituye uno de los pilares de la salud orgánica. En la segunda y la tercera parte, encontraremos las mejores soluciones naturales para conservar una microcirculación eficaz.

El sistema nervioso: supervisor de las funciones internas

Es imposible comprender la salud y la enfermedad sin conocer la función absolutamente fundamental del sistema nervioso, y particularmente del sistema simpático, que regula hasta en los menores detalles el funcionamiento de nuestros órganos, vísceras, glándulas y mucosas, íntimamente ligado a las emociones, así como a numerosos factores de estrés que nos agreden permanentemente.

El sistema nervioso constituye uno de nuestros tres sistemas de defensa, junto con el hormonal y el inmunitario. Comprende un sistema central, que podemos controlar mediante el pensamiento, y un sistema periférico autónomo, sobre el que es posible actuar en caso de problemas de salud que impliquen bloqueos de la microcirculación sanguínea.

El sistema nervioso central (SNC) engloba el cerebro, que es como el ordenador central, y el sistema nervioso de relación, que ejecuta sus órdenes y responde a nuestra voluntad. Dirige las fibras de los músculos esqueléticos sobre los que podemos ejercer un control voluntario. Reacciona a las vías de la sensibilidad.

El sistema nervioso simpático o sistema neurovegetativo (SNV), llamado también sistema nervioso autónomo, constituye el verdadero piloto automático de nuestras funciones internas. Éstas, bajo su dirección, funcionan sin que tengamos consciencia de ellas y reaccionan instantáneamente a las agresiones de cualquier naturaleza. También es posible mejorar su funcionamiento en caso de desequilibrio[18] (simpaticotonía, parasimpaticotonía, distonía).

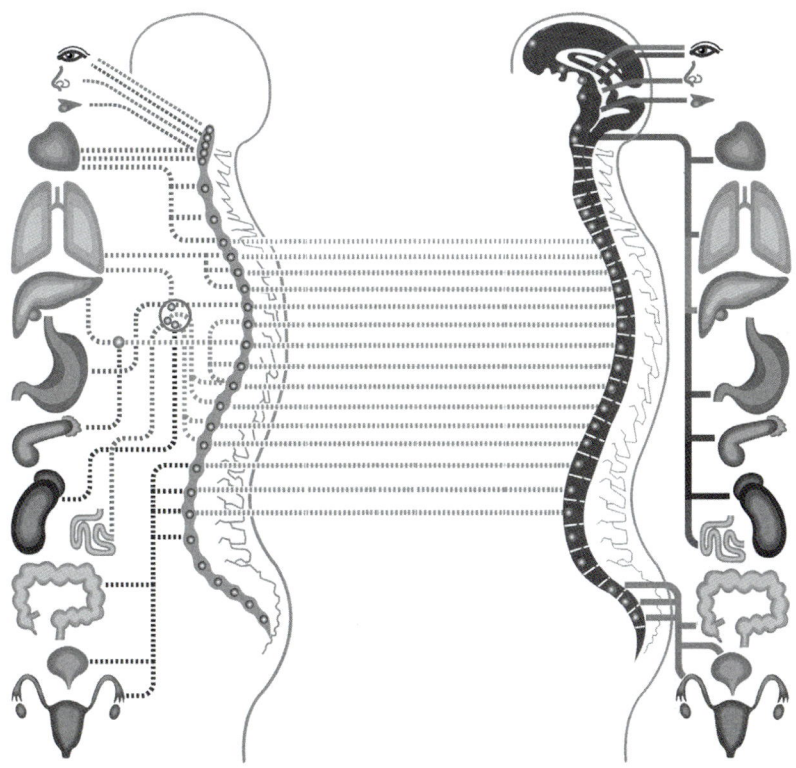

El sistema nervioso simpático y parasimpático: relaciones vertebro-orgánicas.
Modo de empleo del esquema: cada zona vertebral (metámero) corresponde a una zona corporal (huesos, articulaciones, músculos, nervios, vasos, órganos, vísceras, glándulas...). Todo bloqueo en ese nivel impide la circulación de los impulsos nerviosos o sanguíneos creando patologías funcionales que, en ausencia de tratamiento de las causas, evolucionan a largo plazo en enfermedad orgánica.

---

18. Véase, del mismo autor: *La Méthode Naturelle Anti-Stress.*

El cerebro: su función en la inflamación y el dolor

El cerebro almacena en una «caja fuerte» que se llama inconsciente, sentimientos indeseables o peligrosos para el equilibrio físico y mental. A veces puede pasar que el cerebro provoque síntomas y dolores de todo tipo con tal de que nuestros conflictos interiores no se exterioricen. A la inversa, algunas personas son capaces de resistir un dolor considerable –físico o moral– por predisposición personal o por educación.

Toda presión psicológica crea una excitación del sistema simpático que desencadena, agrava y mantiene predisposiciones biológicas o patológicas que se manifiestan de manera multiforme: dolor de espalda, tendinitis, fibromialgia, tensiones, opresiones y dolores en el plexo solar debidos al reflujo gastroesofágico, espasmos en el vientre, espasmos de la vesícula biliar (mal llamados «ataques de hígado»), síndrome del colon irritable, cistitis, jaquecas, alergias como el asma o el eczema. Cuando la presión es tan fuerte como prolongada, provoca la sobrecarga (*burn out*), en gran parte debida al agotamiento de las «baterías» nerviosas (glándulas suprarrenales).

La función del campo neurovegetativo en la inflamación crónica

La gran mayoría de problemas corrientes que nos amargan la vida no son enfermedades serias sino dolencias y molestias diversas llamadas «problemas funcionales», cuya causa es, precisamente, el mal funcionamiento causado por disfunciones en el sistema simpático o a su hiperoscilación por ansiedad de cualquier naturaleza.

Las causas biológicas: En la mayoría de los casos, existen causas biológicas que predisponen y a las que se agarran las causas que pasan desapercibidas, como microlesiones articulares y orgánicas, tensiones musculares permanentes que constituyen las bases físicas de una inflamación insidiosa localizada, implicando al sistema nervioso.

Todo estado de estrés agrava las tensiones del origen que sea y favorece, desencadena y mantiene dolores musculares, tendinosos y articulares, reagrupados bajo el nombre de «problemas musculoesqueléticos» (PME), ligados al trabajo, al deporte o a pequeños gestos repetitivos de la vida doméstica (planchar, fregar, etc.).

Veamos dos ejemplos fáciles de entender:

Primer ejemplo: Un estrés, una contrariedad cualquiera, bloquea tu diafragma (situado entre el tórax y el abdomen).

Las consecuencias inmediatas se manifiestan por una sensación de opresión en el plexo solar y ardores de estómago (gastralgia).

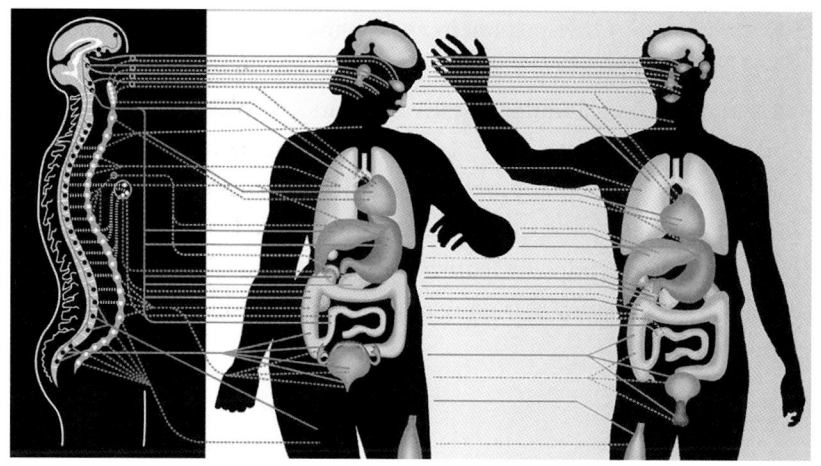

Las correspondencias nerviosas entre las vértebras y los órganos.
De arriba abajo: el sistema parasimpático.
En medio: el sistema ortosimpático.

En un segundo momento, si no se descontractura ese músculo mediante una respiración consciente, relajada y adaptada, un masaje con aceites esenciales (lavanda, petitgrain bigarade, albahaca, estragón…), puede instalarse una gastritis crónica, una úlcera o una hernia de hiato con sus problemas asociados (náuseas, tos, disfagia…) y tensiones musculares en la zona dorsolumbar responsables de los dolores crónicos de espalda.

Segundo ejemplo: Un movimiento en falso te bloquea una zona vertebral que corresponde a los nervios vegetativos que controlan el estómago. La irritación de las fibras simpáticas a este nivel provocará una perturbación en la irrigación sanguínea del área que depende de esa zona vertebral.

Como un jardín mal regado, la zona se marchitará y la inflamación se instalará a más o menos largo plazo.

Los problemas funcionales tipo gastritis, ardor, sensación de una pelota en el estómago, aparecen de la nada y pueden perdurar si no se levanta el bloqueo mediante cuidados osteopáticos y ejercicios respiratorios adaptados.

De cada zona vertebral sale un nervio raquídeo que controla un área del cuerpo humano. Este territorio de intervención motora o sensitiva se llama metámero. Cada metámero corresponde a una serie de músculos, articulaciones, órganos y vísceras, glándulas exocrinas (con secreciones externas como las glándulas digestivas) y endocrinas (con secreciones internas).

Un bloqueo vertebral provocará la irritación de los nervios simpáticos de la zona en que aparezca, generando problemas diversos según la fragilidad de los tejidos (reaparición de problemas irritativos antiguos, secuelas de traumatismos), poniendo en juego la «memoria tisular del cuerpo».

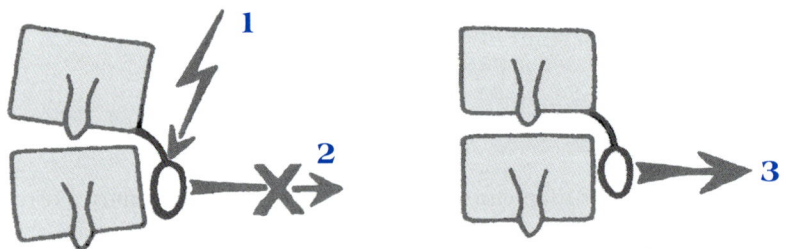

El bloqueo osteopático:
1 – Agresión mecánica (esfuerzo, golpe, microtraumatismo, movimiento en falso, golpe de frío…).
2 – Perturbación del impulso nervioso: inflamación + contractura = dolor.
3 – Desbloqueo osteopático: desaparición de los problemas funcionales.

Todo lo que hay que saber sobre el sistema nervioso vegetativo

El sistema nervioso vegetativo, o sistema simpático, controla todos los tejidos y órganos del cuerpo formando una red microscópica, densa y compleja, de más de 60 000 km de largo. Está compuesto de **dos sistemas antagonistas y complementarios** al mismo tiempo, el simpático (u ortosimpático) y el parasimpático, que funcionan como un acelerador/freno, que varía según los niveles y que se parece mucho al yin/yang de los chinos.

El sistema simpático (u ortosimpático) **es el acelerador**, le va la acción. De cada zona vertebral sale una raíz que inerva el conjunto de metámero, la periferia del disco vertebral y la articulación vertebral posterior.

El sistema parasimpático es el freno, centrado en la recuperación y reposo de los órganos, además de en la eliminación. Se compone de un sistema parasimpático craneal (X nervio craneal) y de un sistema sacro (parasimpático sacro).

Los múltiples roles del sistema parasimpático (orto- y parasimpático)

Dirige los ritmos corporales cardíaco y respiratorio. Supervisa el funcionamiento óptimo de todos los órganos según las necesidades del cuerpo (apertura y cierre de esfínteres, peristaltismo de los intestinos, estado de las arterias y arteriolas y flujo de la red de capilares).

Las disfunciones de SNV se caracterizan por un estado de excitación exagerado o por un agotamiento anormal. Las agresiones físicas, emocionales, químicas y electromagnéticas actúan sobre las condiciones biológicas provocando reacciones simpáticas o parasimpáticas, en función de la predisposición de cada cual, que nosotros llamamos «campo neurovegetativo» y los chinos llaman yin/yang.

La importancia del equilibro del sistema neurovegetativo para la salud es tal que nos parece absolutamente necesario conocer su funcionamiento con más detalle.

El sistema simpático (u ortosimpático)[19]

Cuando el sistema simpático se excita mediante un estímulo externo importante (peligro) o interno (pensamiento angustioso), se entra en un estado de «simpaticotonía» correspondiente a la fase de alarma de un estado de estrés. Dicho estado puede ser creado artificialmente por el abuso de excitantes (por ejemplo la cafeína, que es simpaticomimética). Si el estado de excitación perdura en el tiempo, lo que se observa es primero un bajón de energía y después un agotamiento (simpaticólisis) que puede conducir al «burn out».

Los campos perturbadores irritan el sistema simpático. Cuando la excitación proviene de lesiones osteopáticas vertebrales permanentes o son de origen dental o cicatricial (*véase* Segunda parte), provoca problemas circulatorios locales que generan, por disminución del aporte de micronutrientes, glucosa y oxígeno, así como por la modificación del pH, inflamaciones crónicas insidiosas que alertan a través de brotes dolorosos recidivantes.

El sistema parasimpático

La estimulación normal del sistema parasimpático nos permite reaccionar a todas las demandas de la vida. Una estimulación anormal, excesiva por ejemplo, o permanente, produce un desequilibrio que da lugar a la parasimpaticotonía. Es el terreno ideal para afecciones como el asma, las alergias crónicas, hipersecreciones mucosas y goteos de fluidos diversos.

Síntomas de parasimpaticotonía:

- Hipersecreciones (nasales, salivares, vaginales) y ralentización de ciertas funciones (corazón).
- Apatía (falta de tono), angustia, depresión nerviosa, hipersomnia (ganas de dormir), calma excesiva, timidez, intraversión, fatiga con tendencia depresiva, desánimo emocional.
- Piel pálida, grasa, alergias, poliposis, dermatosis.
- Transpiración de manos y pies.

---

19. Véase la descripción detallada en *Le Livre dus Dos, op. cit.*

- Frilosidad.
- Hipotensión, síncopes, lipotimias, varices, acrocianosis, migrañas, vértigos.
- Aerofagia, gastritis, úlceras, diarreas, náuseas, vómitos, espasmos intestinales, colitis espasmódica, alternancia de diarrea y estreñimiento.
- Sinusitis, rinitis, asma, bronquitis crónica, disneas.
- Dolor en el plexo.
- Tendencia a la enuresis, a la impotencia o al vaginismo.

Los desarreglos del sistema simpático son la base de numerosos problemas funcionales y de inflamaciones que pueden mejorar con sinergias naturales (*véase* Tercera parte).

> No esperes a la depresión o al «burn out» para ocuparte de tu salud. Actúa desde los primeros signos de alarma.

Cómo evaluar el nivel neurovegetativo

Además de los síntomas descritos en los párrafos anteriores, tres exámenes complementarios permiten evaluar y comparar fácilmente el equilibrio del sistema nervioso vegetativo: la presión arterial, el pulso (ritmo cardíaco) y la observación de signos reveladores en el iris.

La tensión arterial: un revelador esencial

Su conocimiento es fundamental para conocer el equilibrio nervioso y el estado de los vasos sanguíneos. La tensión arterial revela el estado del sistema simpático y del corazón, así como el grado de elasticidad de las arterias.

La horquilla entre la máxima y la mínima debe ser la siguiente:

> Mínima = Máxima dividida entre 2 (± 1)
> Ejemplo:
> Máxima = 14. Mínima debe ser 7 ± 1 (es decir, 6 o 9).

Si la máxima es de 12, la mínima debe ser de 12 : 2 = 6 ± 1. Es decir, 7 o 5.

La tensión ideal: según la Organización Mundial de la Salud, la tensión no debe pasar de 14/9,5 mm Hg antes de los cuarenta años, ni de 16/9,5 después de los cuarenta. Si tienes antecedentes familiares con patologías cardíacas o vasculares, no dudes en comprarte un tensiómetro de calidad y tomarte la presión regularmente. Cuando la tensión arterial máxima y mínima están demasiado cerca, indica un endurecimiento arterial. La comprobación diaria de la presión de la sangre y del ritmo cardíaco es la mejor manera de controlar el estado de salud para evitar accidentes cardiovasculares, asociada, evidentemente, a una correcta higiene de vida.

Para evaluar el ritmo cardíaco, tómate el pulso

La medida del ritmo cardíaco completa la toma de la tensión. El ritmo medio debe ser de 70 pulsaciones por minuto. El aumento permanente u ocasional (por una emoción intensa o un esfuerzo físico, por ejemplo) se llama **taquicardia**. Si se vuelve muy frecuente o permanente, hay que tomar medidas urgentes para controlar el sistema nervioso (plantas medicinales, técnicas mentales…). La disminución del ritmo se llama **bradicardia**. Consulta al cardiólogo para diagnosticar sus causas. La toma del pulso permite medir el estado nervioso y sus desequilibrios (*véase* el capítulo sobre el sistema nervioso).

Observación: El pulso se toma en la muñeca o en cualquier sitio del cuerpo donde las arterias sean palpables: cuello (carótida), tobillo (pulso tibial), pie (pulso podal).

El examen del pulso que se practica en acupuntura comprende los pulsos de la muñeca y los periféricos, más fáciles de encontrar.

- Pulso carótido.
- Pulso tibial posterior (da una buena idea de la energía del sujeto).
- Pulso podal (arroja luz sobre el estado de las arterias), etc.

Consejo: Compra un tensiómetro de calidad para hacerte controles preventivos. ¡La toma regular de la presión arterial y del ritmo cardíaco puede salvarnos la vida!

El iris, pantalla visible del equilibrio nervioso

La iridología es una técnica de observación del iris (parte coloreada de los ojos) que debe practicarse en toda revisión de salud general. Esta observación, llevada a cabo con una lupa iluminada, permite visualizar, fotografiar o filmar los signos del iris para tener una mejor comprensión del terreno y descubrir las predisposiciones mórbidas de un individuo, particularmente del sistema neurovegetativo.

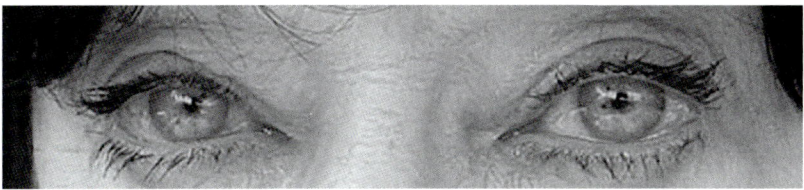

La iridología no proporciona un diagnóstico médico pero sí una aproximación global del terreno, complementaria a otras aproximaciones tradicionales o alternativas. El examen del iris se inscribe en el ámbito de la prevención. El descubrimiento de desequilibrios neurovegetativos es inmediato, complementario de síntomas clínicos (simpaticotonía, parasimpaticotonía) y evita errores corrientes de apreciación, sobre todo los que confunden un estado de excitación con un estado de agotamiento del sistema nervioso.

La observación del iris es un complemento para el reconocimiento general osteopostural y clínico, y no reemplaza en ningún caso los exámenes tradicionales de la medicina. Debe estar correlacionado con lo vivido en el pasado y el presente: traumatismos, enfermedades, tratamientos, modo de vida, equilibrio alimentario, fuentes de estrés.

Ecología del intestino: la preciosa flora intestinal

El intestino cuenta con un sistema nervioso llamado «entérico», compuesto por 200 millones de neuronas estrechamente conectadas con el

sistema nervioso central. La interacción entre cerebro e intestino es permanente, en ambos sentidos, gracias a las vías nerviosas simpáticas (nervios esplácnicos) y parasimpáticas (nervios vagos) del sistema nervioso autónomo (*véase* el capítulo precedente).

La serotonina, neurotransmisor a veces llamado «hormona de la serenidad», regula numerosas funciones, como el humor o el comportamiento. Sin embargo, **el 80 % de la serotonina** se produce en el intestino por las células enterocromafines.

El microbioma intestinal

En la relación cerebro/intestinos, interviene un tercero: el microbioma intestinal. La función esencial del intestino delgado es permitir la transformación de los alimentos en nutrientes, el paso de éstos a la sangre y su distribución hacia nuestros 60 000 millones de células, a través de los capilares. El intestino es un medio rebosante de vida y constituye un verdadero ecosistema donde coexisten del orden de 15 000 especies de microorganismos y una gran cantidad de enzimas capaces de transformar los alimentos brutos en micronutrientes asimilables.

Esta flora microbiana, diez veces más numerosa que las células del cuerpo, contiene una débil proporción de gérmenes potencialmente patógenos (5 %) que están esperando una bajada de las defensas para proliferar y ponerse en modo ataque. El equilibrio ecológico de la flora es esencial para comprender el origen de ciertas enfermedades y para explicar las infecciones recidivantes y el alarmante aumento de las enfermedades víricas (herpes, hepatitis viral, SIDA…).

Los microbios «buenos»

Las bacterias saprofitas, llamadas también microbios «buenos», son huéspedes normales del organismo. Pululan por los intestinos y por la piel –tenemos 100 000 millones de estos seres unicelulares por el cuerpo sin contar con los virus, de número incalculable, algunos de los cuales nos resultan indispensables–. Lejos de ser enemigos, estos microbios participan en el proceso digestivo de los glúcidos, las proteínas, los lípidos y en la síntesis de ciertas vitaminas, transformando los alimentos en nutrientes asimilables por nuestras células. Por otra parte, tienen un papel activo en la lucha contra los microbios «malos» (patógenos), constituyendo en sí mismos un sistema de defensa antimicrobiano.

Los microbios «malos»

Los errores alimentarios, las agresiones de índole diversa, los medicamentos (en especial los antibióticos que destruyen toda vida, buena o mala, indiscriminadamente), el cloro del agua para beber, trastornan gravemente el equilibrio natural de la flora intestinal. Los microorganismos patógenos (capaces de crear enfermedades, como el estafilococo, sobre todo el dorado, el estreptococo, la *Candida albicans*...), más resistentes que los microbios saprofitos, se aprovechan del menor debilitamiento de nuestras defensas para multiplicarse y proliferar en la flora saprofita. Atraviesan la pared intestinal y atacan a los tejidos vecinos al asalto, primero a los más vulnerables (vías urinarias), donde crean inflamaciones e infecciones, y luego migran para colonizar tejidos más lejanos (nariz, garganta, oídos, pulmones, piel).

Ahora es más fácil comprender por qué el buen funcionamiento intestinal es vital para mantener la buena salud.

> **Más información**
>
> Entre los microorganismos patógenos susceptibles de proliferar en una flora desequilibrada, figuran numerosos gérmenes que secretan toxinas (por ejemplo, las estreptolisinas) que se diseminan para anclarse en tejidos concretos: articulaciones (artritis inflamatoria), cerebro (ciertas patologías psiquiátricas), mucosas genitales, vejiga, corazón (endocarditis), riñones (glomerulonefritis)...

Inflamación del tubo digestivo y cocción de la comida

Desde el descubrimiento del fuego, nuestros ancestros empezaron a cocinar ligeramente los productos de recolección, la caza y la pesca. Los modernos modos de cocción a altas temperaturas (hornos, ollas a presión, barbacoas) crean un gran número de productos derivados que son tóxicos, proinflamatorios y potencialmente cancerígenos (comida requemada a la brasa, carnes muy hechas y resecas…).

En general, el calor cambia la estructura de los alimentos.

Las temperaturas de cocción superiores a 100-120 °C crean moléculas químicas tóxicas y cancerígenas que actualmente tenemos perfectamente identificadas. Las grasas oxidadas por calentamiento son una de las mayores causas de envejecimiento prematuro y de enfermedades degenerativas, sobre todo cardiovasculares. Las proteínas se vuelven tóxicas más allá de los 120 °C, transformadas según el «proceso de Maillard», que polimeriza una mezcla de azúcar y aminoácidos. Por lo tanto, mucho cuidado con abusar de las comidas muy hechas, tostadas y caramelizadas. La mayoría de los derivados tóxicos aparecen entre los 110 y 140 °C. El límite de los 110 °C para la cocción de la comida no debería franquearse jamás.

Consejo: Siempre que sea posible, hay que comer alimentos crudos o muy poco cocidos. Evitemos la fruta cocida o al horno y optemos siempre por la fruta cruda; la cocción de la fruta destruye la vitamina C y la caramelización es muy mala para la salud. En el caso de alimentos que requieren cocción forzosamente, evitemos que se quemen y carbonicen (ojo con las barbacoas). Siempre es preferible la parrilla vertical (como en el pollo asado o el kebab). En casa, siempre será preferible la cocción a fuego lento que a fuego vivo, y desde luego nada de fritos. Los estofados a fuego suave y la cocción al vapor son las mejores opciones.

Hay que saber aliar la creatividad con la cocina sana. El arte de la buena cocina consiste en combinar productos de primera calidad, frescor, uso eficaz de aromas y una cocción suave. Aunque no seamos grandes chefs, la comida casera puede ser sana y creativa.

Agresores externos proinflamatorios

La contaminación suele ser invisible, inodora, insípida, y sin embargo nos envenena a fuego lento. Esa asesina taimada se compone de finas partículas, químicas (insecticidas de tipo neonicotinoide, COV o compuestos orgánicos volátiles, disolventes…) o microorganismos (moho flotando en el aire, esporas) que agreden, inflaman y destruyen nuestras células.

«Según las estimaciones de la OMS, doce millones seiscientas mil personas murieron en 2012 por haber vivido o trabajado en un entorno insalubre, lo que representa el 25 % de las muertes en el mundo.

»Los factores de riesgo medioambientales, tales como la contaminación del aire, del agua o del suelo, la exposición a sustancias químicas o biológicas, la radiactividad, el cambio climático, la radiación ultravioleta, contribuyen a la aparición de más de cien enfermedades o traumatismos.

»Los accidentes cerebro-vasculares, las cardiopatías, los cánceres y las afecciones respiratorias crónicas representan, en la actualidad, cerca de dos tercios de las muertes relacionadas con causas medioambientales.

»Paralelamente, se constata que bajan de forma notable las muertes por enfermedades infecciosas.

»Esto se explica, sobre todo, por la mejora en el acceso al agua potable y a medios de saneamiento, así como por el mejor acceso a las vacunas, a las mosquiteras impregnadas de repelente y a medicamentos esenciales.

»La salud de la población pasa por la salubridad del entorno».[20]

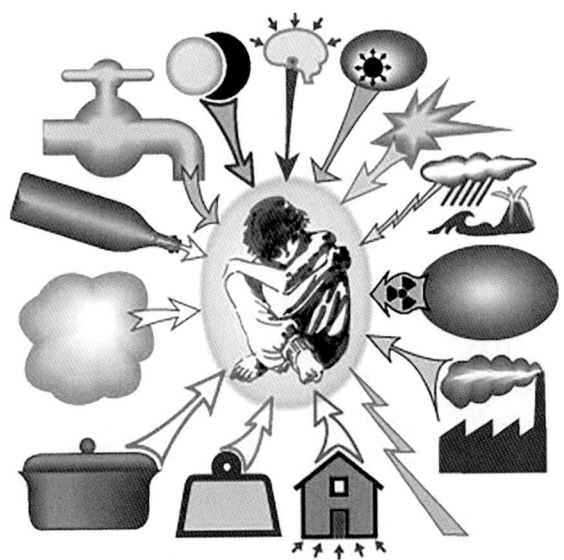

Las múltiples fuentes de inflamación.

---

20. Fuente: www.who.int/publicacions/list/9241594209/fr/

Los elementos invisibles de la contaminación atmosférica

La polución atmosférica es debida a causas naturales (emisiones de la vegetación, erosión de los suelos, volcanes, océanos…) a las que se añaden las emisiones debidas a la actividad humana, que produce aerosoles mortíferos. Dichas emisiones están compuestas por una mezcla de gases nocivos y de partículas emitidas directamente por los coches (primera gran fuente de polución, especialmente el diésel), la industria (fábricas incineradoras que lanzan dioxinas a la atmósfera) y por industrias tales como las de la calefacción y refrigeración caseras, la agricultura intensiva…

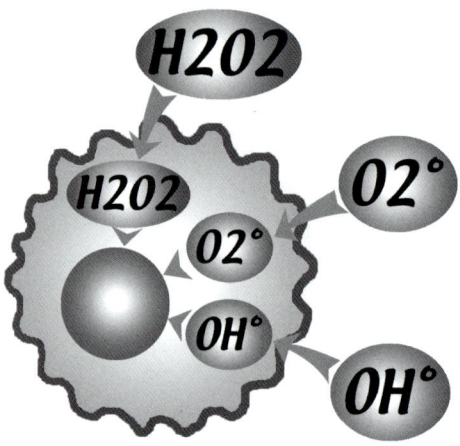

Estrés oxidativo y radicales libres atacando la membrana y el núcleo celular: H_2O_2 (peróxido de Hidrógeno) O2º (anión superóxido), OHº (radical hidroxilo), NOº (monóxido de nitrógeno)…

Las partículas finas son las sicarias de la contaminación, pues penetran por las vías nasales hasta los alvéolos pulmonares, llevando consigo alérgenos, metales pesados y residuos de hidrocarburos. Las partículas finas y ultrafinas provocan inflamación de los alvéolos respiratorios, así como del sistema cardiovascular. El dióxido de nitrógeno, contaminante normalmente asociado a las partículas finas que respiramos, agrava **la inflamación de las vías respiratorias.**

Los **riesgos a largo plazo de dicha contaminación** relacionada con las partículas finas de la atmósfera se asocian a un aumento del asma y de las alergias en los niños pequeños, a un crecimiento del 15 al 30 % de las enfermedades respiratorias inflamatorias y de las cardiovasculares (infartos, accidentes cerebro-vasculares) y a un incremento del riesgo de desarrollar cánceres, particularmente de pulmón y de vejiga.

Metales pesados que intoxican nuestras células

«La historia de los metales pesados no ha sido escrita, y, sin embargo, parecen estar estrechamente ligados a la civilización. El oro, la plata, el cobre... han permitido fabricar las primeras monedas. Sin metales pesados, no habría podido haber distribución de agua potable en Roma mediante tuberías de plomo. Ni tampoco habría habido pinturas porque las pinturas antiguas han resistido el paso del tiempo gracias a los metales incorporados a los pigmentos (el "amarillo de Nápoles" a base de plomo, el "bermellón de mercurio"...), ni vidrieras en las catedrales, ni espejos hechos a base de una amalgama de estaño y mercurio... El ser humano ha utilizado metales pesados y sigue usándolos. A veces en exceso, a veces con inconsciencia. ¡O peor: completamente consciente! Si los metales pesados han construido la civilización, también pueden destruirla. Son tóxicos muy poderosos».[21]

Metales tales como el aluminio, el arsénico, el plomo, el mercurio o el cadmio son peligrosos para la salud en caso de larga exposición a dosis débiles, provocando una acumulación en los tejidos y una toxicidad crónica. La intoxicación crónica es la causa de numerosas enfermedades y del envejecimiento acelerado. Para detectar dosis de metales pesados en el organismo, lo mejor es un análisis espectrométrico del cabello, que es lo más fiable y menos caro.

El plomo

El plomo es el metal que causa más cantidad de intoxicaciones crónicas. Los síntomas de toxicidad son numerosos: dolor abdominal, hipertensión, problemas renales, pérdida de apetito, fatiga, insomnio, alucinacio-

---

21. Informe del Senado, «Los efectos de los metales pesados sobre el medioambiente y la salud», www.senat.fr/100-261/100-261.html

nes, migrañas, temblores, artritis, vértigo, retraso mental, psicosis, alergias, dislexia, hiperactividad, debilidad muscular o parálisis. El plomo está presente en numerosas fuentes, particularmente en las antiguas canalizaciones, en la pintura antigua, etc.

El mercurio

El mercurio puede contaminarnos a través de las amalgamas dentales a base de este metal, que existen desde hace más de medio siglo. Ya no se utiliza en la actualidad. Se aconseja retirarse este tipo de amalgamas de la boca y reemplazarlas por otras sin mercurio. Después conviene hacerse una cura de desintoxicación. Hay que evitar el consumo de pescado situado a la cabeza de la cadena alimentaria (atún, pez espada…) y el uso de cualquier producto que contenga mercurio: mercromina y otros antisépticos que lo contengan, sea cual sea su presentación (soluciones, emulsiones, pomadas, cremas, óvulos, colirios).

El aluminio

Lo encontramos en aditivos alimentarios, ciertos antiácidos, la aspirina, los desodorantes, el agua corriente, el gas de los tubos de escape, el humo del tabaco, el papel de aluminio, los utensilios de cocina y algunas cerámicas. El agua corriente contiene trazas.

Se acumulan los estudios que sospechan de la responsabilidad de este material en la enfermedad de Alzheimer, en la esclerosis múltiple, en la enfermedad de Crohn y en las colopatías funcionales (síndrome de intestino irritable); también parece relacionarse con la infertilidad masculina.

Los síntomas de la toxicidad por aluminio son: pérdida de memoria, dificultades de aprendizaje, pérdida de coordinación y orientación, confusión mental, cólicos, ardor de estómago, gases intestinales y migrañas.

Nota: El uso de aluminio terapéutico plantea el problema de la no aplicación del principio de precaución denunciado por numerosos médicos e investigadores, en razón de su toxicidad, sobre todo en los niños pequeños.

El cadmio

La exposición crónica al cadmio conduce a enfermedades obstructivas de los pulmones y de los riñones, así como a fragilidad ósea. Otras posibles consecuencias son: caída total o parcial de cabellos y pelos, anemia, artritis, dificultades de aprendizaje, migrañas, retraso en el crecimiento, osteoporosis, enfisema, pérdida gustativa y olfativa, pérdida de apetito, enfermedades cardiovasculares.

El cadmio se emplea en industria (baterías, PVC, pinturas, aceites de motor…). Lo encontramos en los cigarrillos, las amalgamas dentales, ciertos productos fitosanitarios y en contaminantes del suelo, y, por tanto, de las plantas que luego se consumen.

La absorción de metales pesados puede ser debida a numerosas causas:

- Presencia en amalgamas dentales (mercurio).
- Contaminación del agua (plomo). Si las tuberías antiguas son de plomo, no hay que beber agua del grifo. O se bebe agua embotellada o se coloca un filtro en casa.
- Atención al recubrimiento antiadherente de las baterías de cocina de aluminio fundido.

Consejos para limitar las fuentes de contaminación de metales pesados:

- Prioriza el consumo de fruta y verdura provenientes de agricultura ecológica, que no usen aguas residuales para el riego.
- Dos veces por semana, consume pescado y marisco de pequeño tamaño y de pesca sostenible (pescado azul rico en omega-3). Evita el pescado grande que se alimenta de otros peces y que concentran metales pesados (atún, emperador…).
- Consume alimentos que favorezcan la quelación natural, como la **espirulina o clorella**.
- Deja de fumar (un fumador inhala dos veces más cadmio que un no fumador).
- Verifica tus tuberías de agua potable (si son viejas) o instala filtros en los grifos.
- Revisa tu dentadura regularmente. Si tienes empastes antiguos, pídele al dentista que te los cambie por composites no tóxicos.

Los tóxicos: adicciones y dependencias

Todos los productos que no son indispensables para el funcionamientos de nuestras células son inútiles cuando no nocivos y añaden sus efectos irritantes a las agresiones del entorno y al estrés cotidiano, favoreciendo la instalación de una inflamación crónica y de enfermedades degenerativas. La adicción es la dependencia mental a sustancias psicotrópicas. El consumo moderado de ciertos productos débilmente alcoholizados es admisible en el curso de las comidas y en las reuniones festivas, pero cuidado: el alcohol, el tabaco, las drogas, los dulces, los medicamentos no prescritos, deben estar completamente prohibidos en la mujer embarazada o lactante.

El alcohol, con moderación

Todo consumo regular de alcohol, incluso en muy pequeña cantidad, es un riesgo. La dosis máxima diaria admisible para un adulto sano son dos vasos de vino (tinto preferentemente, por los flavonoides). Hay médicos que optan por una tolerancia cero y afirman que el alcohol es malo incluso en pequeñas cantidades. Algunas investigaciones muestran un efecto de aumento del riesgo de cáncer a partir del consumo medio de un vaso diario; el aumento de dicho riesgo es proporcional a la cantidad de alcohol consumida. En caso de conducir, la abstinencia debe ser absoluta.

En cualquier caso, lo que hay que evitar son los alcoholes fuertes, destilados, muy agresivos con las mucosas. El vino tinto y la cerveza de buena calidad y poca graduación son perfectamente aceptables aunque jamás deben sustituir el consumo de agua, que es la única bebida indispensable para la vida (no menos de 1,5 litros al día). Los vinos bio son más sanos porque no contienen productos tóxicos como pesticidas.

Observación: Uno se puede considerar dependiente del alcohol cuando no se pueden estar dos días sin probarlo y se sienten molestias físicas debido a su ausencia. Si es el caso, se aconseja vehementemente consultar al médico antes de que se instalen lesiones hepáticas y cerebrales irreversibles (esclerosis) o se desarrollen algunos cánceres: boca, laringe, faringe, esófago, colorrectal, mama, hígado). En Francia, cerca del 80 % de cánceres de esófago, el 20 % de cánceres colorrectales y el 17 % de cánceres de mama son debidos al consumo de alcohol.

Perjuicios del exceso de alcohol a más o menos largo plazo:

- Debilitamiento del sistema inmunitario, aceleración del envejecimiento celular.
- Efectos cerebrales: el alcohol puede afectar al buen funcionamiento del cerebro con cambios de humor y de comportamiento y descoordinación.
- Efectos cardíacos: cardiomiopatía (literalmente: enfermedad del músculo cardíaco), arritmias (irregularidad del ritmo cardíaco), accidentes cerebro-vasculares (ACV), hipertensión arterial.
- Efectos hepáticos: el abuso del alcohol tiene repercusiones directas sobre el hígado y puede conducir a numerosos problemas como: la esteatosis (cirrosis grasa o «hígado graso»), hepatitis alcohólica (lesión del hígado tras la intoxicación crónica por alcohol), fibrosis (destrucción sustancial de los tejidos), cirrosis hepática…
- Efectos sobre el páncreas: el alcohol incita al páncreas a producir sustancias tóxicas que pueden conducir a una pancreatitis, una inflamación peligrosa y la hinchazón de los vasos sanguíneos del páncreas, que impide la buena digestión de los alimentos.
- Efectos sobre la cicatrización: aumento del riesgo de desarrollar un cáncer de boca, esófago, garganta, hígado o mama.

El alcohol está prohibido no sólo en la mujer embarazada o lactante, sino todo un años antes en la mujer y el hombre que quieran procrear.

El tabaco: un billón de radicales libres con cada calada
El tabaco es un tóxico muy potente que actúa a largo plazo y que es responsable del 14% de las muertes de adultos de más de 30 años debidas a enfermedades no transmisibles. Según la OMS, cerca de un millón de personas ha muerto por tabaquismo en este siglo.

Lo mejor es no empezar a fumar nunca. La responsabilidad de los padres y educadores debe estar comprometida en esta toxicomanía para no abrir las puertas a las nuevas generaciones. Para los «adictos», es mejor no pasar de 4 o 5 cigarrillos al día.

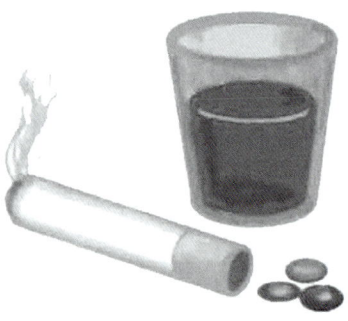

Los tóxicos y las dependencias son la primera causa de inflamación y cancerización.

Se cuentan hasta 93 productos tóxicos en el humo del tabaco. Se ha evaluado que una sola calada encierra, por sí sola, un billón de radicales libres (iones superóxidos, peróxidos…) sin contar el cadmio y otras toxinas provenientes de la combustión.

Las consecuencias del tabaquismo son numerosas: enfermedades cardiovasculares, enfermedades crónicas de tipo BPCO (bronconeumopatía crónica obstructiva, caracterizada por la obstrucción de los bronquios y la destrucción del tejido pulmonar, también llamada enfisema), cánceres del aparato respiratorio, etc.

Los medicamentos, nada de automedicarse

Los medicamentos son productos activos que, en un momento dado, pueden estar contraindicados y tener efectos secundarios (efecto yatrógeno) más o menos graves. No utilices medicamentos caducados ni asociados con otros sin consultar al médico. Pídele consejo al farmacéutico y compra por tu cuenta sólo medicamentos sin receta (*véase* Segunda parte).

Las plantas medicinales que contienen alcaloides no deben tomarse sin prescripción médica (riesgo de interacción con medicamentos, por ejemplo hipotensores o anticoagulantes), especialmente en el caso de las plantas que pueden ser tóxicas.

Las drogas ilícitas: estupefacientes y alucinógenos

Incluso las llamadas «blandas» pueden ser altamente nocivas para la salud. El riesgo de tolerancia y escalada a otras drogas más duras está siempre infravalorado, aunque es bien real, igual que su tendencia a provocar psicosis en individuos genéticamente predispuestos. Lo cierto es que no hay drogas inofensivas y mezclarlas con alcohol potencia sus efectos y es responsable de numerosos accidentes mortales en carretera.

Los tónicos/excitantes naturales

Los productos que contienen cafeína deben ser consumidos con moderación e ingeridos en forma de bebida o como complementos alimenticios en dosis bajas, siempre lejos del momento de irse a dormir. La cafeína se encuentra en el café, el té (teína), el guaraná, la hoja de coca, el mate... Su efecto se prolonga en el tiempo (hasta seis horas). Evita este tipo de sustancias por la tarde y, sobre todo, por la noche. ¡Cuidado con la publicidad engañosa que atrae a la gente joven para engancharlos!

Las adicciones alimentarias

Adicción al azúcar

Esta dependencia es responsable de la obesidad que afecta a individuos cada vez más jóvenes, de la diabetes tipo 2 y de la enfermedad del «hígado graso», de consecuencias indeseables además de provocar ciertos cánceres. Es imperativamente necesario revisar la educación alimentaria desde la más tierna infancia y ofrecer a los bebés sabores frescos y naturales, sin azucarar artificialmente.

Adicción a la sal

Esta dependencia se instala sin que nos demos cuenta dado que la sal se esconde en la mayoría de productos industrializados. Su abuso es responsable de la hipertensión, de la retención de líquidos y de accidentes cardiovasculares. Recordemos que la dosis máxima de sal de mesa es de 4 g al día.

Aditivos alimentarios sintéticos

No es tanto el efecto nefasto de una sustancia en particular lo que hace realmente daño, en este caso, sino la acumulación de centenares de sustancias empleadas que se potencian en el organismo. Los colorantes, los saborizantes, los aromas sintéticos, los edulcorantes, crean dependencia en el consumidor porque éste acaba perdiendo el sentido del sabor y del olfato natural, condicionándonos a preferir los falsos sabores (refrescos, caramelos, bollería).

La adicción al juego y la sobrecarga

La adicción al juego o ludopatía es una dependencia compulsiva que el sujeto no puede controlar ni detener por sí mismo. Puede estar en el origen de problemas inflamatorios diversos. Tanto si se trata de juegos con dinero o de juegos electrónicos online, en Tablet, en PC o en consola, las consecuencias para la salud son las mismas:

- Fatiga visual y nerviosa que degradan el ánimo general y llevan a la depresión.
- Estado de estrés permanente, desinterés por cualquier otra cosa (trabajo, estudios…).
- Falta de sueño.
- Negligencia en la alimentación.
- Fatiga física debida a las malas posturas mantenidas durante horas.
- Inflamación de los músculos y tendones solicitados de manera repetitiva sin suficiente pausa.

Los campos electromagnéticos (CEM)[22]

Los campos electromagnéticos (CEM) suscitan inquietudes legítimas en cuanto a sus efectos perniciosos sobre la salud. Las fuentes de exposición a las ondas electromagnéticas son muy numerosas. Provienen de:

- el entorno inmediato (radio, teléfono, portátil, móvil…);
- la actividad industrial (torres de telecomunicaciones, antenas, hornos, radares…);
- la actividad médica (radioterapia, diagnóstico por imagen…).

---

22. Para más información, véase *Les Maladies des Ondes. Comment s'en préserver*, 2014.

Sus efectos sobre la salud se deben a la estimulación de los tejidos excitables (sistema nervioso y musculatura) hasta la frecuencia de 100 kHz, y al calentamiento de los tejidos (efecto térmico, orientación de las moléculas de agua) por encima de los 10 MH, o a la combinación de ambos efectos. Pueden manifestarse mediante la aparición de problemas neurovegetativos diversos, inflamatorios o generales: fibromialgia, fatiga crónica, depresión, dolor de cabeza, cervicalgia, vértigo, problemas de sueño, opresiones, problemas de ritmo cardíaco, problemas neurodegenerativos... Hay soluciones concretas para protegerse eficazmente, que encontrarás en esta obra como referencias.

El diagnóstico por imagen

Las exposiciones a rayos por motivos médicos son indispensables para descubrir y diagnosticar lesiones graves. Pero es imperativo no irradiar la pelvis de las mujeres embarazadas. La radioterapia también es imprescindible en la erradicación de ciertos cánceres, pero provoca la inflamación secundaria de las zonas circundantes (*véase* Tercera parte). La prevención de quemaduras cutáneas consiste en aplicar, antes y después de cada sesión, aceite esencial de niaouli puro sobre la zona afectada.

El sol: ¡cuidado con pasarse!

Si bien el sol es necesario para la eclosión y desarrollo de la vida, el exceso de exposición es totalmente nocivo. Esta fuente de energía primaria sólo es beneficiosa para la salud en condiciones muy limitadas.

La radiación solar exactamente

El sol es la energía radiante primaria absorbida por los cloroplastos de las plantas en la fotosíntesis, y en la síntesis de la vitamina D, por la piel, en el ser humano. La piel es el órgano que hace de interfaz entre el organismo y el entorno: es al mismo tiempo permeable e impermeable, zona de protección contra las agresiones externas, dotada de un filtro protector hidrolípido que impide la deshidratación. La alteración de dicho filtro hace la piel vulnerable a los rayos solares (UV e IR).

Los efectos del sol en la salud

El sol puede ser la mejor o la peor de las cosas para la salud. A bajas dosis, fortifica los huesos, da energía física, sube la moral y participa en las defensas inmunitarias. En efecto, además de facilitar la síntesis de la vitamina D, de la serotonina y, de forma indirecta, de la melatonina, así como de participar en la regulación del reloj biológico, la luz solar estimula la movilidad de los linfocitos T, glóbulos blancos implicados en la inmunidad celular. Así, aprovechar razonablemente un poco de sol permite disminuir el riesgo de enfermedades infecciosas y autoinmunes.

Los efectos negativos del sol: ¡lo importante es la dosis!

Los efectos negativos del sol están esencialmente relacionados con la ausencia de protección y el abuso en la exposición. Estos riesgos siguen existiendo aunque nos protejamos con una crema solar porque ninguna de ellas, por mucho que digan, es capaz de filtrar absolutamente todas las radiaciones, particularmente las U.V.A., que sabemos de sobra que presentan un fuerte efecto cancerígeno como las U.V.B. Los rayos U.V. (ultravioletas) producen radicales libres que atacan y alteran las membranas y el precioso ADN celular, induciendo a la formación de cáncer de piel (melanoma).

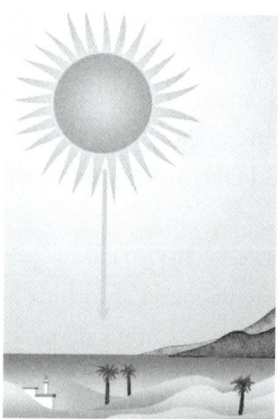

El sol, fuente de energía, de vida y de inflamaciones. La dosis es capital.

Problemas de salud relacionadas con el sol:

- Quemaduras: se trata de una quemadura más o menos grave. La percibimos con retraso, cuando el daño está hecho. Atención, los rayos U.V. atraviesan las nubes y la mayor parte de tejidos finos, más aún si están mojados.
- Granos y manchas: la exposición solar aumenta la aparición de manchas y el riesgo de cancerización (carcinomas, melanomas).
- Golpes de calor o insolación: la exposición directa al sol, asociada a mucho calor, es perjudicial tanto para las personas mayores como para los bebés y niños pequeños.
- Cánceres de piel: 2 millones de nuevos casos cada año son diagnosticados mundialmente, de los cuales, 200 000 son melanomas malignos (fuente: PNUE).
- Envejecimiento de la piel: el estrés oxidativo generado por los rayos ultravioletas favorece la aparición de arrugas prematuras y manchas en la piel.
- Envejecimiento del cristalino: la costumbre de llevar desde la infancia gafas de sol buenas podría ayudar a frenar el envejecimiento de este órgano de la visión.

SEGUNDA PARTE

Las doce principales fuentes antinflamatorias

Del descubrimiento de los síntomas a su cura

La inflamación crónica es engañosa. Como unas brasas, evoluciona insidiosamente sin ruido alguno, sólo señalada por algunas manifestaciones episódicas, a menudo mal interpretadas y no tratadas, o curadas sólo de forma sintomática, dejando que el mal evolucione en profundidad. Es fundamental no sólo aprender a escuchar al cuerpo, sino además despertar su memoria.

En efecto, el cuerpo memoriza todos los acontecimientos físicos y psicológicos que han desencadenado algún signo de alarma tras una agresión, cualquiera que sea su origen. Hemos visto que los anticuerpos guardan la marca de los microbios invasores que el organismo ha combatido con éxito, procurándonos una «inmunidad adquirida». Lo mismo pasa con las emociones, sentimientos, traumas afectivos y psicológicos cuyo recuerdo queda grabado no sólo en el disco duro de nuestro cerebro, sino también en las fibras del tejido conjuntivo (fascias) que, por deformaciones residuales, conservan la impronta de los traumas, esfuerzos, golpes, inflamaciones, infecciones y demás crisis vividas desde el primer aliento hasta el último.

Dichos tejidos llevan la impronta de la memoria física en forma de deformaciones casi invisibles, pero completamente reales, que sensibilizan, debilitan y explican la predisposición a recaídas o estados de enfermedad crónica (*véase* el capítulo sobre los campos perturbadores).

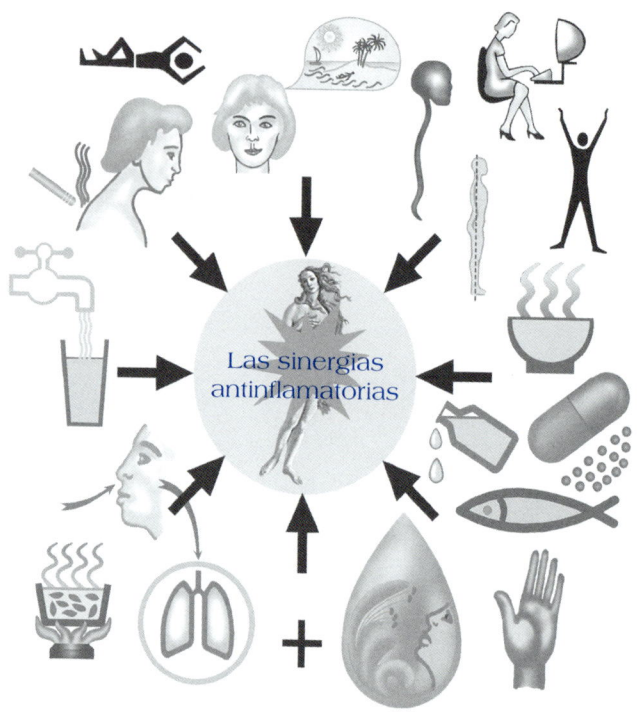

Medios naturales antinflamatorios: postura, ergonomía, estiramientos, plantas, aceites esenciales, complementos alimenticios, osteopatía, quiropráctica, masajes, reflexoterapia, alimentación, control de la respiración, hidratación, moxas, agentes físicos, relajación, meditación, técnicas mentales antiestrés.

Interroga la memoria de tu cuerpo

A menudo basta con reflexionar y rebuscar para encontrar la solución a nuestros problemas de salud y establecer la relación de causa y efecto. Buscar las causas de los problemas, encontrarlos y eliminarlos cuando sea posible es la única actitud coherente y duradera. Ésa es la clave de una salud sostenible.

Hacer hablar a la memoria del cuerpo es como pasar revista a todos los acontecimientos que han pasado en la vida y que han dejado una marca en el cerebro o en los tejidos orgánicos. Establece un repaso preciso de todos los incidentes y accidentes que han podido tener alguna influencia en tu estado de salud actual, incluso los episodios que se remontan a la más tierna infancia y que arrastras sin saberlo.

Si consultas con un terapeuta de salud sostenible, no te extrañe si lleva a cabo un trabajo de detective. Te preguntará para encontrar las trazas de agresiones de todo tipo desde el momento de tu nacimiento mismo (e incluso antes) a fin de encontrar el hilo conductor que, a partir de los episodios de tu vida, determinan tu salud actual y que permitirá encontrar una solución a tus problemas.

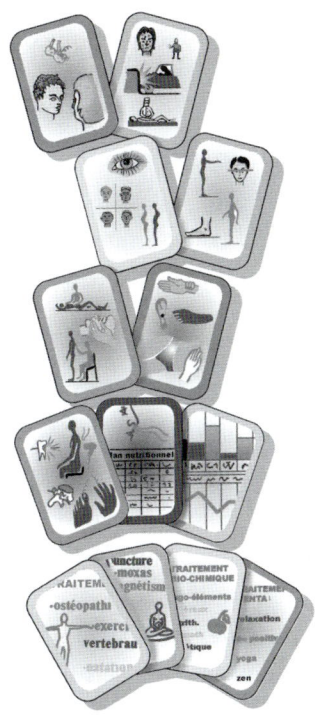

De la recapitulación holística al tratamiento sinérgico enfocado.

Chequeo general y osteopostural

Así se desarrolla un chequeo del que cada cual extraerá beneficios, que debería realizarse al menos una vez al año, desde el nacimiento y a lo largo de toda la vida, chequeo que debería estar a cargo de las mutuas y de la Seguridad Social, lo que generaría grandes ganancias en forma de salud sostenible.

1. El chequeo empieza por rellenar un cuestionario[1] que describa la historia detallada de los **antecedentes personales y familiares** (anamnesis), insistiendo sobre el estrés, enfermedades, operaciones y accidentes de todo tipo susceptibles de haber provocado desequilibrios mecánicos, viscerales y/o bloqueos físicos o mentales. No deberemos olvidar precisar el ámbito en que vivimos, la vivienda, el entorno de trabajo, la calidad y la distribución de la alimentación… También deberemos precisar la presencia o no de contaminación en el aire interior por polvo, humo, productos químicos, mohos, ácaros, contaminación sonora, contaminación electromagnética… Si ya has hecho algún tipo de chequeo como éste, incluso con el terapeuta delante, bastará con detallar los acontecimientos sobrevenidos después de la última consulta.
2. El terapeuta procederá al examen clínico: inspeccionará nuestra morfología, nuestras formas, el aspecto de diversas partes de nuestro cuerpo de pies a cabeza, la cara, la espalda, el perfil. Después hará un examen en podoscopio de apoyo de las plantas de los pies, del ángulo pie/pierna y un reconocimiento de medidas posturales con ayuda de una plomada o un nivel electrónico, antes de proceder a la inspección global de zonas vertebrales. Testará nuestro estado neurológico (prueba de equilibrio con ojos abiertos y cerrados), la respiración (a menudo bloqueada a nivel de diafragma), la convergencia ocular, el buen funcionamiento de las mandíbulas, el estado de los dientes y los eventuales campos perturbadores (dientes, cicatrices…).
3. Después procederá a la evaluación de la flexibilidad articular y practicará pruebas musculares (elasticidad, fuerza). La palpación de órganos y de la zona del diafragma torácico-abdominal es de suma importancia porque suele revelar «bloqueos» a este nivel, responsables de problemas funcionales diversos (estrés, opresiones, problemas digestivos, hernias de hiato…) con componente inflamatorio o no.

---

1. Para hacer el chequeo personal de salud, pide la ficha «Cuestionario de Salud Sostenible», que puede descargarse en www.naturmania.fr así como en YouTube www.youtube.com/use/GuyRoulier

4. A fin de conocer tu nivel de estrés, procederá a diversos exámenes reveladores de tu terreno, que le permitirán evaluar los efectos del tratamiento efectuado durante la primera sesión. Los principales exámenes son: toma de la tensión y el pulso, examen de los músculos del iris (iridología de terreno), prueba del reflejo dermográfico, reflejo del plexo solar y prueba de tono muscular…
5. Si lo estima necesario, el terapeuta te aconsejará exámenes complementarios (revisión dental u ocular, óseo por radiología, densitometría, analíticas (CRP, VS), pruebas nutricionales, de alergias…) u otra atención especializada.

Este chequeo general de salud sostenible y sus métodos diagnósticos holísticos permiten hacer una recapitulación al mismo tiempo global y precisa de tu forma física actual, y planificar una prevención de las evoluciones patológicas futuras mediante un programa preventivo y de cuidados individuales.

¿Qué métodos son los más fiables?

En este apartado hablaremos de métodos probados, naturales o tradicionales, empleados con éxito por miles de terapeutas y para los que hay pruebas clínicas eficaces.

Recordemos el principio de precaución: el diagnóstico y el tratamiento de las enfermedades orgánicas requieren imperativamente de la consulta al médico y de la constatación de la ausencia de contraindicaciones absolutas o relativas para efectuar tratamientos complementarios o alternativos (lista establecida por el profesor Ludes en su informe para el Ministerio de Salud, concerniente a la actividad osteopática y quiropráctica).[2]

---

2. Sitio de descarga: www.reseauprosante.fr/files/santepublique/Osthéopahie-Chiropraxie-rapport-de-mission.pdf

Principios de tratamiento de enfermedades inflamatorias mediante cuidados sinérgicos naturales

El método se resume en cuatro puntos:

1. Buscar y tratar las causas.
2. Priorizar los cuidados naturales siempre que sea posible y que tengan la misma eficacia.
3. Actuar sinérgicamente, tanto a nivel de técnicas como de terapeutas.
4. Vincular al paciente con la prevención y los cuidados.

Las curas sinérgicas deben emplear simultáneamente técnicas coherentes cuyos efectos acumulativos converjan en el retorno de la salud óptima.

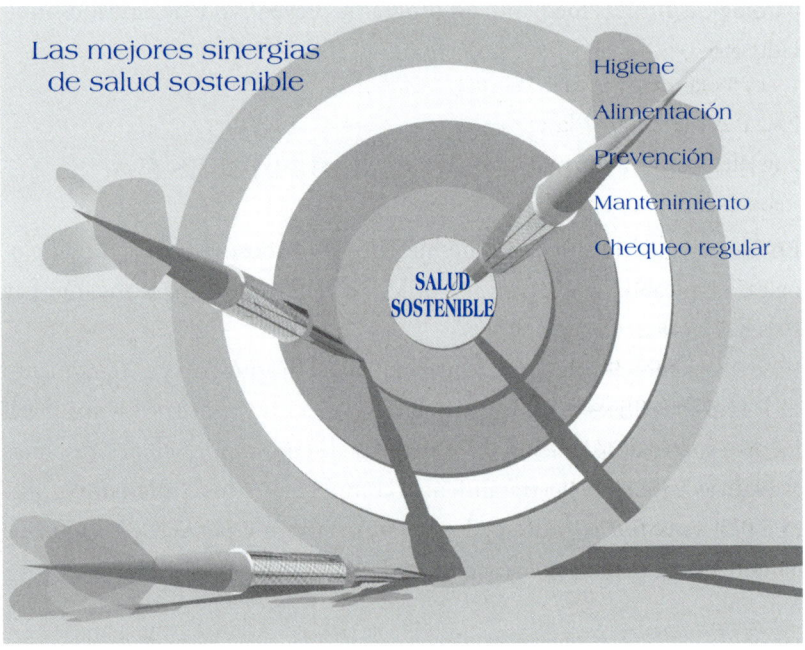

Las sinergias de la salud sostenible tienen un solo objetivo: suprimir todas las causas generadoras de inflamación y permitir el restablecimientos de la salud sin recaídas: higiene de vida correcta + alimentación antinflamatoria + prevención en todas sus formas + mantenimiento físico y mental + práctica de chequeos regulares de salud sostenible.

Principio 1: Tratar las causas
En primer lugar, hay que apagar la llama en cuanto se prende y no concentrarse en ventilar el humo. Por ejemplo: extirpar una espina de la piel en lugar de dedicarse a tomar analgésicos; desbloquear las vértebras en vez de tumbarse en el sofá para evitar el dolor; colocar en su sitio un tobillo torcido en lugar de vendarlo a ver qué pasa.

Principio 2: Priorizar los cuidados naturales
Cada vez que sea posible, complementariamente o como solución alternativa, intentemos utilizar medios naturales (biológicos) más que medios químicos. Para un esguince de tobillo: hielo + contención flexible antes de ir al osteópata. Un grano doloroso es síntoma de infección y será tratado tópicamente con un aceite esencial de tomillo, de clavo o de laurel, en lugar que dejar que se extienda la infección y haya que tomar antibióticos…

Principio 3: Actuar en sinergia
Es esencial dejar actuar las fuerzas de la naturaleza en el mismo sentido, hacia el bienestar y la curación, sin contentarse con una técnica aislada con efectos limitados y poco sostenibles. Todos los sectores concernidos deben ser tratados al mismo tiempo porque son interdependientes: el sector físico, el bioquímico, el psicológico y el ambiental.

Así, para tratar un dolor crónico de espalda, la osteopatía debe asociarse a una higiene de vida que comprenda una alimentación sana, el mantenimiento físico, el aprendizaje de buenas posturas de trabajo y la práctica de técnicas complementarias que aceleren la curación e impidan recaídas (masajes, *stretching* vertebral, suspensiones, cinturón lumbar si hay discos dañados, masajes con aceites esenciales, seguimiento postural, plantillas posturales, reeducación de músculos oculares, ventosas magnéticas, imanes polarizados…).[3]

Principio 4: Hay que participar activamente en los tratamientos
La participación activa del paciente es indispensable, no sólo para el seguimiento de los tratamientos, sino con respecto a las reglas de prevención y

---

3. Para más información, véase del mismo autor *Le Livre du Dos, op. cit.*

de ergonomía. A cada cual le pertenece su propia salud. Nadie debe ser espectador pasivo de un tratamiento, sino actor comprometido en la defensa de su propia salud.

Los tratamientos naturales ¿son realmente eficaces?

Esta cuestión es importante porque plantea el problema de la legitimidad y la fiabilidad de los productos y técnicas naturales en relación a los productos químicos y a los tratamientos artificiales. El término «natural» no basta para definir una técnica ni un producto, ni para evaluar un eventual beneficio para la salud. Un tratamiento natural implica la utilización simultánea de recursos y productos propios de nuestro cuerpo pero derivados de la naturaleza, sin riesgo tóxico o yatrógeno para el organismo si son empleados con prudencia y sentido común.

En efecto, un tratamiento natural no reposa únicamente en el uso de productos salidos de la naturaleza, porque la naturaleza rebosa de venenos vegetales (plantas tóxicas como la belladona, la celidonia, cicuta, curare, datura estramonio, tejo, adelfa, ricino…) y venenos animales (como el de serpiente). Y además, todo depende de la dosis: un elemento natural a bajas dosis puede ser beneficioso, pero mortal a dosis altas (por ejemplo, una insolación puede matar, el frío excesivo también, ciertas especias, vitaminas e incluso el agua…), por mal uso (patatas verdes), por ser desnaturalizados (azúcar y harina refinados), o por haber sido sometidos a una excesiva cocción (carbonización)…

Los alcaloides de las plantas son naturales, pero dichas sustancias pueden crear adicción (cafeinismo);[4] el alcohol y el tabaco son elementos naturales que crean rápida adicción y son tóxicos a fuertes dosis o a dosis débiles pero a largo plazo.

La osteopatía y la quiropraxia dispensadas por terapeutas seriamente formados utilizan técnicas manuales de gran fiabilidad cuando se siguen las reglas de la disciplina, pero mal utilizadas por terapeutas poco formados pueden tener efectos perniciosos.[5]

---

4. El cafeinismo define la dependencia al café. Véase ficha bioproducto en la página web www.naturemania.com
5. Véase *L'ostéopathie, deux mains pour vous guérir.*

Por otra parte, un tratamiento natural complementario (además del tratamiento alopático) o alternativo (en lugar del tratamiento alopático) deberá ser a la vez eficaz y no yatrógeno, sin disminuir las oportunidades de obtener buenos resultados.

Por eso, en esta parte dedicada a las técnicas y productos de higiene y cuidado de la salud sostenible, propongo, para cada caso, contemplar las sinergias naturales que se haya demostrado que son las mejores, ya estén destinadas a ser utilizadas por uno mismo o a través del cuidado de un profesional calificado y competente. Siempre que sea posible, te explicaré por qué y cómo funciona. Mediante la adquisición de conocimientos básicos empiezan las buenas prácticas.

El espíritu de la salud sostenible

En el espíritu de la salud sostenible, cuando se conocen las relaciones de causa y efecto y se sabe qué llaves deben utilizarse, los cuidados se imponen de manera natural. Es una gimnasia intelectual que asocia cada causa encontrada al mejor tratamiento y lo integra en un programa terapéutico personalizado.

A cada problema mecánico le corresponde un tratamiento mecánico (osteopatía, quiropraxia, kinesioterapia, gimnasia, masajes…) completado (frío o calor, según el caso, contención flexible, imanes, puntos energéticos, etc.).

A cada problema bioquímico le corresponde un conjunto de cuidados que actúan de manera complementaria (corrección en la alimentación, plantas, aceites esenciales y homeopatía para reducir la inflamación, calmar el dolor, detener una hemorragia o descontracturar los músculos).

Un golpe de frío se tratará por vía interna, con ponches, plantas medicinales y aceites esenciales tónicos (canela, tomillo) y por vía externa mediante balneoterapia aromática (pino, romero…), masajes, aplicación de calor, ventosas magnéticas, técnicas estimulantes…

Caso a caso, hay que buscar en la caja de herramientas de los terapeuta naturales las llaves adecuadas para conseguir de manera duradera conservar, mantener o recuperar la salud.

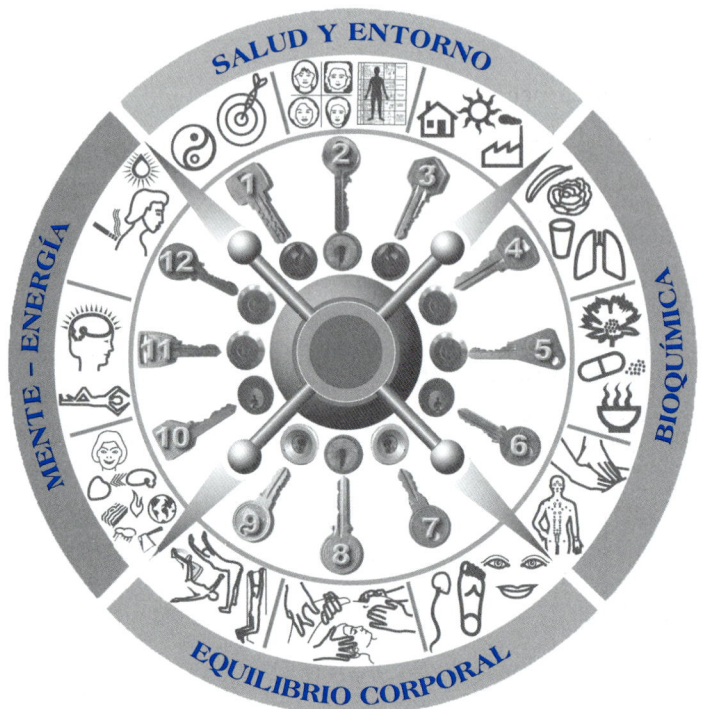

Las llaves de la salud sostenible: cada llave actúa sobre un sistema preciso. La utilización sinérgica de todas las llaves constituye el secreto de la salud óptima y duradera.

La eficiencia, mejor aún que la eficacia

La eficacia (en inglés *effectiveness*) designa la capacidad para conseguir un resultado correspondiente a un objetivo previamente fijado.

La eficiencia (en inglés *efficiency*) en materia de salud va más allá porque asocia a la eficacia, la facilidad de acceso a las curas y su puesta en funcionamiento, a un coste razonable y con ausencia de efectos secundarios. Esta noción es particularmente importante en el sistema de salud sostenible.

> En resumen, eficiencia = eficacia + accesibilidad + coste razonable.

El efecto placebo forma parte integrante del tratamiento

Este término, corrientemente utilizado para denigrar ciertas técnicas y productos naturales, merece este capítulo porque el efecto en sí mismo puede hacer milagros. El término «placebo» hace referencia al efecto terapéutico de una sustancia ineficaz que quien la toma cree que tiene alguna acción para su salud.

También designa sustancias cuya eficacia no ha sido demostrada científicamente (homeopatía, fitoterapia, oligoelementos, aminoácidos, plantas medicinales, cosméticos antienvejecimiento…) o cuyas virtudes no se corresponden con las indicaciones oficiales.

Se tiene mucha tendencia a minimizar la importancia del efecto placebo, porque admitirlo disminuiría la imagen y el poder de los médicos y los laboratorios farmacéuticos. Tener en cuenta la importancia del poder de la mente sobre el cuerpo contribuiría, si todo el mundo lo utilizase, a mejorar la eficacia de los tratamientos (se estima que la eficacia media del placebo se sitúa en el 30 % aproximadamente).

Cómo explicar el efecto placebo

Se trata de un efecto fisiológico producido por el impacto psicológico de un producto o de una práctica logrados a base de autosugestión consciente (según la definición del método Coué). El efecto placebo emana de la confianza del paciente en la capacidad curativa del remedio (natural o químico) o en su propio terapeuta.

¿Sobre qué actúa el placebo?

El placebo es polivalente. Actúa en todo tipo de dolores y problemas funcionales de componente inflamatoria, como dolores de cabeza, ciertas alergias (fiebre del heno), eczema, insomnio, ansiedad, depresión ligera, fatiga, síndrome premenstrual, espasmos, problemas digestivos… Estas indicaciones sólo son una muestra de síntomas sensibles al placebo.

Todos esos problemas están en relación directa con el sistema nervioso central y con el vegetativo (*véase* el capítulo correspondiente). El efecto de mejora es debido a la liberación de endorfinas por parte del cerebro, hormonas que actúan como la morfina. Por otra parte, el reequilibrio del sistema simpático y del parasimpático reducirá, según el terreno de cada cual, los espasmos y dolores, la ansiedad o el insomnio.

El placebo no sólo actúa sobre los síntomas percibidos por el individuo, sino que lo hace a nivel de manifestaciones neurovegetativas: acidez gástrica, diámetro de la pupila, número de glóbulos blancos (eosinófilos, linfocitos), electrolitos en sangre y orina, secreciones hormonales (hipófisis, tiroides), glucemia, colesterolemia, tensión arterial, ritmo cardíaco…

Todo esto demuestra la fuerza de la acción psicológica sobre los parámetros biológicos, directamente dirigidos por el cerebro a través del sistema nervioso y hormonal. Esta explicación neurofisiológica anima a la utilización de productos de salud naturales que se usan con gusto y con confianza a condición de no dejar de lado un tratamiento alopático cuando sea indispensable (urgencias médicas y quirúrgicas, enfermedad orgánica, enfermedad grave…).

Resumen del programa de lucha contra la inflamación crónica

1. Adopta una alimentación antinflamatoria y alcalinizante, pobre en azúcares rápidos y en grasas saturadas, rica en verdura, fruta, aceites con omega-3 y especias antioxidantes y antiinfecciosas. Vigila el modo de cocción y prioriza los alimentos crudos.
2. Elimina las toxinas y productos cancerígenos: tabaco, alcohol, productos químicos, ciertos medicamentos y sanea tu entorno en lo posible. Prioriza los productos bio.
3. Cuida tu cuerpo: no corras riesgos. Entrena tus músculos y articulaciones. Controla periódicamente tu estado osteopostural tras todo traumatismo y sigue con las curas hasta el restablecimiento completo.
4. Controla tu mente, lucha contra el estrés, practica la relajación en la forma que más te convenga (respiración consciente, visualización, etc.).
5. Utiliza las mejores técnicas naturales complementarias: fitoterapia, aromaterapia, minerales, oligoelementos, acupuntura, relajación, imanes polarizados…

Primera llave

La alimentación antinflamatoria

Hipócrates de Cos (400 a. C.), padre de la medicina moderna, subrayaba que era necesario respetar y ayudar las actuaciones de la naturaleza, curar a los enfermos pero no a las enfermedades. Su célebre precepto: «Que tu alimento sea tu medicamento y tu medicamento sea tu alimento» está, más que nunca, a la orden del día.

La alimentación humana ha evolucionado con el paso de los años. Durante los primeros millones de años, nuestros lejanos ancestros se adaptaron a una alimentación básicamente cruda. Hace unos nueve mil años que el ser humano se hizo sedentario e inventó la agricultura y la ganadería. Entonces empezó a consumir productos lácteos, cereales, alimentos que contenían nutrientes para los que el organismo humano no estaba programado genéticamente, como el gluten, la lactosa o la proteína de la vaca. Su flora intestinal y sus enzimas digestivas no estaban previstas para esos nuevos alimentos y esa evolución tuvo sus consecuencias para la salud.

Mucho más tarde, con la revolución industrial, sobrevinieron nuevos cambios importantes: se empezaron a refinar alimentos, los cereales se blanquearon para hacerlos más bonitos y apetecibles (la harina pierde gran cantidad de nutrientes en el proceso de refinado, como la vitamina B1, ocasionando el beriberi), los alimentos empezaron a conservarse y había que añadirles sustancias nocivas para que pudieran aguantar en buen estado al transportarlos a la otra punta del mundo, sustancias que llegan a nuestros platos…

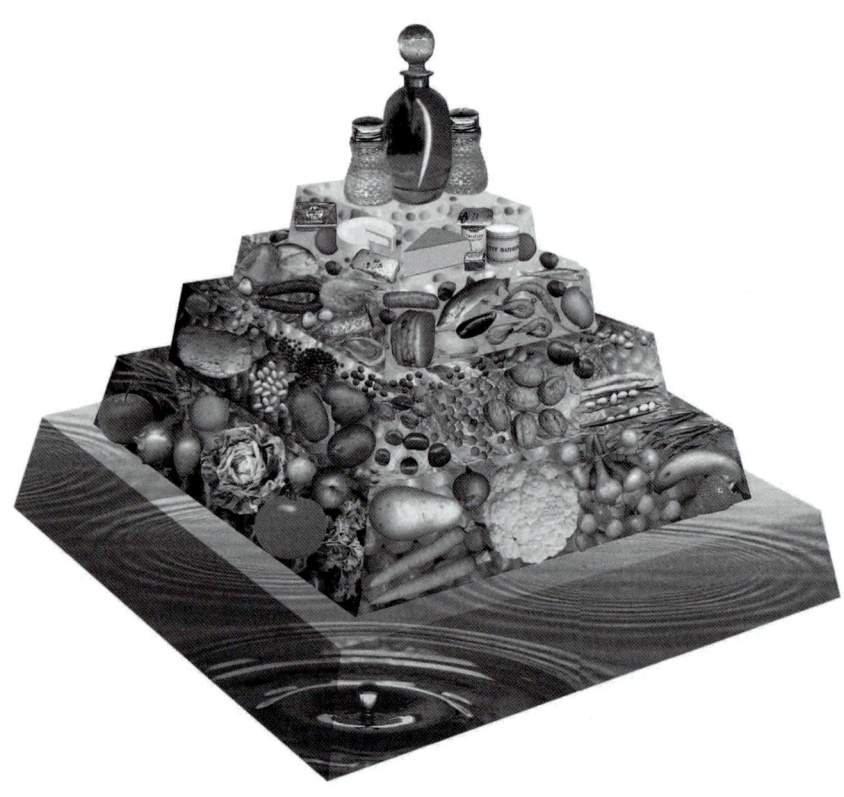

La pirámide alimentaria.

En seguida empezaron a usarse pesticidas, herbicidas, fungicidas, abonos sintéticos y aditivos químicos de todas clases, cuyos residuos contaminan los alimentos y se acumulan en el organismo, provocando nuevas enfermedades inflamatorias y degenerativas. Estamos ya muy lejos de la alimentación original que permitió a nuestra especie aparecer, adaptarse a los cambios climáticos y sobrevivir.

La alimentación y las enfermedades inflamatorias están estrechamente ligadas

Ya sea a nivel planetario (lluvia ácida, acidificación de los suelos) o del cuerpo humano, la tendencia de los tiempos modernos es la acidificación.

Éste es un fenómeno de degradación del equilibrio a todos los niveles, planetario y celular.

La malnutrición de las sociedades desarrolladas se debe no tanto a la penuria alimentaria como a la asociación de la mala calidad de los alimentos y a los malos hábitos alimenticios, la sobrealimentación en detrimento de la verdura y la fruta fresca, el estrés y la contaminación que se unen para agravar la acidificación del organismo.

Hemos tenido que esperar a finales del siglo XX para que se estableciera científicamente el paralelismo entre la desnaturalización alimenticia y la aparición de nuevas enfermedades inflamatorias, articulares, nerviosas, cardiovasculares y cancerosas. Las investigaciones independientes más punteras confirman que los antioxidantes contenidos en la alimentación natural (vitaminas A, C, E), los flavonoides, la fibra, los omega-3, los minerales y los oligoelementos desempeñan un papel determinante en la reducción del riesgo de enfermedades cardiovasculares y degenerativas, así como en la aparición de cánceres.

Nuestra época se caracteriza, en razón de nuestros hábitos alimenticios y de un modo de vida incorrecto, por la ruptura del equilibrio fisiológico que debe existir en el organismo, entre sustancias ácidas y alcalinas (o básicas).

> Nuestro medio interno deriva cada vez más hacia la acidificación tisular, responsable de las «enfermedades de la civilización».

Es fácil reconocer rápidamente el gusto ácido del sabor acre de los productos alcalinos. Pero lo complicado de verdad es que el sabor ácido y la acidificación son dos cosas diferentes. Hay alimentos de sabor ácido, como el limón, que tras la metabolización se vuelven alcalinos. Otros que no tienen sabor ácido, como los aceites de semillas, que se vuelven ácidos tras la ingestión.

¿Cómo funciona esto?

Todo medio se caracteriza por una cifra concreta dentro de la escala ácido/alcalina. Nuestros tejidos orgánicos, para funcionar de manera óptima, tienen que permanecer en una zona estrecha de esta escala.

A la que nos salimos de ese estrecho margen, nos encontramos con problemas llamados «funcionales»; si nos pasamos mucho, aparecen síndromes y enfermedades más graves, y si se prolonga en el tiempo, podemos llegar a la muerte.

> **Recuerda**
>
> El grado de acidez o alcalinidad de una sustancia se mide con el pH (potencial Hidrógeno).
> La escala que lo mide va del 0 (totalmente ácido) al 14 (totalmente alcalino), de forma que el 7 es un pH neutro.
> Los límites extremos de pH tolerados por el organismo se sitúan entre 5 y 9.

El pH de la sangre debe mantenerse imperativamente entre el 7,32 y el 7,42. Fuera de esos límites tan estrechos no hay vida posible.

El pH de la orina de una persona que se alimenta correctamente y está sana se sitúa entre la acidez y la alcalinidad, esto es, entre 6,5 y 7,5 (*véase más adelante*).

El pH de la piel es de 5,2. Eso quiere decir que la piel es ácida.

La digestión se lleva a cabo con un pH particular según los alimentos que se hayan ingerido:

- Alcalino en boca (ptialina).
- Ácido en estómago (ácido clorhídrico).
- Alcalinizado en el intestino delgado por las sales biliares.

Esta química digestiva permite comprender mejor la importancia de escoger adecuadamente las combinaciones alimentarias y el orden de consumo de los diferentes alimentos.

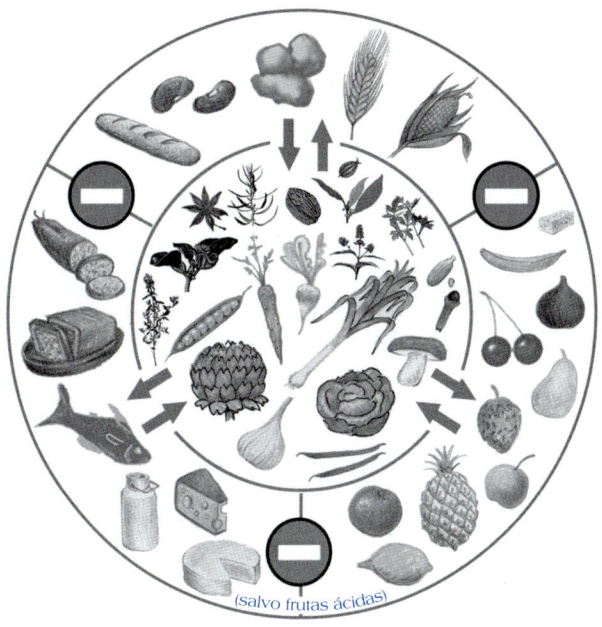

Buenas y malas combinaciones alimentarias.

La hiperacidez es el caldo de cultivo de las enfermedades metabólicas

Afortunadamente, el organismo dispone de «sistemas tampón» que le permiten mantener el pH de la sangre dentro de lo establecido cuando se aportan demasiados ácidos, siempre que dicho aporte no desborde sus capacidades… Para luchar contra la acidificación crónica, no hay más remedio que tirar de las reservas alcalinas que se encuentran en los órganos nobles. Así, cuando la tasa de calcio en sangre disminuye, el organismo toma sustancias minerales alcalinas de los huesos, los dientes y los cartílagos. De este modo es fácil comprender que se pueda instalar la desmineralización (osteoporosis, osteomalacia) tras años y años de exceso de acidez, osteoporosis que puede acompañarse de artrosis, alteración de los dientes, a pesar del aporte de calcio que queramos darle al cuerpo, por ejemplo con lácteos.

El equilibrio «ácido/básico» es, por lo tanto, la mejor forma de frenar e incluso invertir la progresión de la osteoporosis y la artrosis, que ganan terreno con problemas añadidos como la obesidad, sobre todo entre los jóvenes, en los que es cada vez más frecuente.

Cómo restablecer un buen equilibrio ácido/básico tisular

Debes controlar tu alimentación y utilizar medios naturales complementarios, tales como la fitoterapia (infusiones, etc.).

Para empezar, comprueba tu orina

Puedes determinar tú solo si tu cuerpo tiene que eliminar un exceso de ácidos. Encontrarás tiras para la orina en la farmacia.

Lo que hay que saber

- Por la mañana, el pH urinario es más ácido (5,5 a 6,5), así que debe medirse la segunda orina después de haberse levantado.
- A mediodía, el pH urinario llega a 6,5 o 7.
- Por la noche, el pH de la orina oscila entre 7 y 7,5.

Interpretación: esto significa que tu organismo pierde por la noche la acidez acumulada durante todo el día.

Esta prueba da una idea de lo que pasa en el interior de tu organismo. Pero lo más importante es lo que pasa en el líquido intracelular y extracelular, a nivel de pH. Analíticas de laboratorio permiten averiguarlo.

Los perjuicios de la hiperacidez orgánica
(lista no exhaustiva)

- General: bajada de las defensas inmunitarias, fatiga, bajada de energía, dificultades de recuperación, frilosidad, sensación de miembros pesados.
- Articulaciones, músculos: crisis de gota, reumatismos, artritis, poliartritis, artrosis (predisponiendo a neuralgias, ciática y demás), osteoporosis, jaquecas.

- Circulatorias: varices, hemorroides, sensación de ardor, picazón anal.
- Digestivos: aftas, boqueras (queilitis angular), inflamación y sensibilidad gingival, regurgitado ácido, ardor de estómago, úlceras, caries, rotura de dientes.
- Nervios: irritabilidad, neurosis, depresión, calambres, espasmos, hipersensibilidad al dolor.
- Piel, cabello y uñas: problemas de piel (piel reseca, granos, eczema), caspa, picor del cuerpo cabelludo, caída de cabello, uñas frágiles y quebradizas.
- Respiratorios: catarros, sinusitis, otitis, bronquitis crónica.
- Urinarias: cálculos renales y de vesícula.

Cómo se acidifica el organismo

Por la conjunción de una serie de factores agravantes:

– Una higiene de vida incorrecta: estrés, sobresfuerzo, falta de sueño, fatiga, mala oxigenación de las células por falta de ejercicio…
– Una alimentación desequilibrada:

- Sobreconsumo de alimentos ácidos y/o acidificantes.
- Falta de alimentos alcalinos (fruta y verdura en general).
- Sobrealimentación y agotamiento de los «sistemas tampón».

– Un exceso de lácteos y de cereales con gluten, particularmente entre los intolerantes a estos productos.

Conviene saber

La digestión de proteínas animales produce ácido úrico como desechos metabólicos, además de ácidos fosfórico y sulfúrico, que luego son excretados por los riñones.

El sobreconsumo de proteínas (muy útiles a dosis moderadas, es decir, 1 g/kg peso al día) tiene como consecuencia que el cuerpo no consigue eliminar tantos ácidos.

Cómo se defiende el cuerpo del exceso de acidez

Cuando los aportes de ácidos sobrepasan la capacidad de neutralización del organismo, los ácidos se almacenan en tejidos diversos: articulaciones, músculos, tendones, provocando una obstrucción, lenta o aguda, responsable de dolores e incapacitaciones diferentes. Además, el organismo toma las reservas de calcio de los huesos para intentar taponar el exceso de acidez, lo que lleva a la osteoporosis.

Recuerdo fisiológico

Las etapas de la digestión se llevan a cabo en un pH diferente según los alimentos absorbidos. Es la razón esencial del método llamado «asociaciones alimentarias». En efecto, la digestión comienza en la boca con la saliva, que tiene un pH neutro de 7 a 8. Pero la digestión de los carbohidratos (féculas) necesita un medio básico (pH de 7 a 9), mientras que las proteínas requieren de un medio muy ácido (2 a 4). Está claro que la asociación de carbohidratos y proteínas (pasta/carne/patatas fritas) no es lo ideal para juntar en el mismo plato. De igual modo, la leche y el queso son acidificantes y poco compatibles con el pan o los cereales, que necesitan de un medio alcalino para ser transformados. Por otra parte, combinar estos alimentos es particularmente nefasto para individuos intolerantes a sus proteínas (caseína + gluten). Finalmente, limón y vinagre son incompatibles con las féculas, pero compatibles con las proteínas (ostras con limón, por ejemplo)… El consumo de carne debe reducirse a dos o tres veces por semana. Consumir más conduce a depósitos de ácido úrico en las articulaciones (crisis de gota o artritis crónica). La fruta, que es un alimento primordial, se vuelve nefasta si se asocia a carbohidratos. Idealmente, la fruta debe consumirse sola y fuera de las comidas principales.

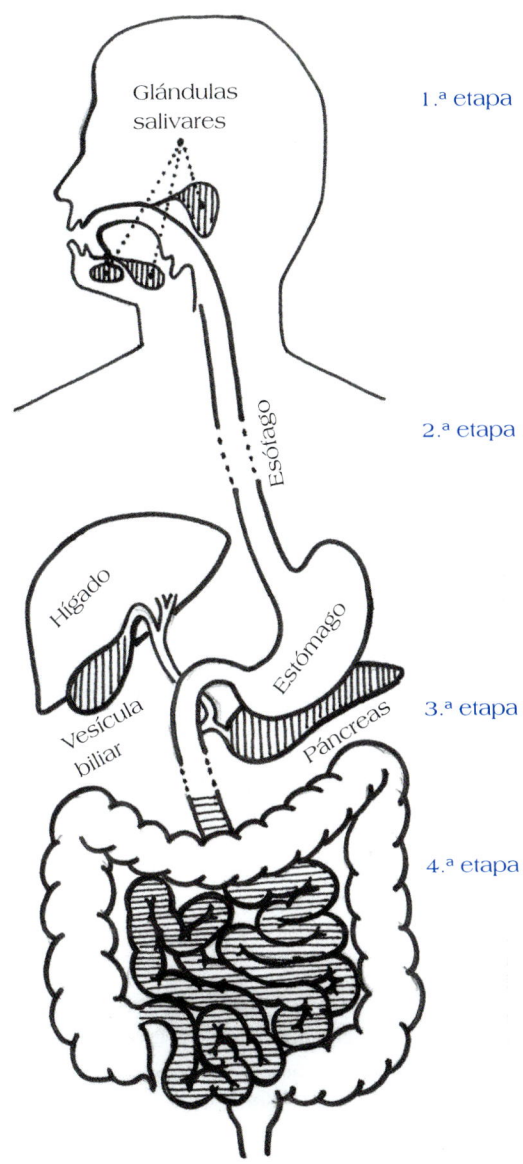

El proceso digestivo: Simbiosis entre nuestro medio interno y el entorno.
1 – Masticación + predigestión bucal alcalina + deglución.
2 – Fase estomacal ácida.
3 – Acción de los jugos pancreáticos y de la bilis.
4 – Acción de la microflora intestinal:
Absorción de nutrientes + eliminación de residuos fecales.

Cómo recuperar el equilibrio ácido-básico

Regla n.º 1. Disminuye el aporte de alimentos ácidos o acidificantes (*véase* la lista).

Regla n.º 2. Aumenta:
- el consumo de alimentos frescos y crudos, sin sobrepasar tu capacidad para digerirlos;
- el aporte de alimentos alcalinos (*véase* la lista).

Regla n.º 3. Come lentamente, masticando bien los carbohidratos, para que lleguen al estómago bien predigeridos por la ptialina salivar.

Regla n.º 4. Practica:
- ejercicios de respiración abdominal relajante;
- una actividad física por lo menos tres horas por semana.

La oxigenación, debida a la aceleración de la respiración, oxida numerosos ácidos y permite eliminarlos por los riñones.

Regla n.º 5. Acelera el proceso de equilibrio aportando un alcalinizante natural como el litotamnio.

Recuerda

Un reequilibrio puede llevar varios meses, pero los beneficios de la corrección alimentaria se podrán sentir desde la tercera semana, sobre todo en el aparato digestivo.

Es preferible seguir los consejos de un terapeuta para efectuar esta cura de largo recorrido.

Los minerales alcalinizantes son: calcio, magnesio, potasio y sodio.

Los mineras acidificantes son: cloro, fósforo y azufre.

El índice PRAL

Las nociones de acidificante o alcalinizante han sido sintetizadas a través del índice PRAL (*Potencial Renal Acid Loud*), que indica el efecto de un alimento sobre la acidez urinaria.

Si el alimento es alcalinizante, el índice será negativo.

Si el alimento es acidificante, el índice será positivo.

Las listas de alimentos clasificados según el índice PRAL se encuentran en forma de tabla en algunas webs.

Conclusión: ¿hay que comer ácido o alcalino?

La respuesta es: ni lo uno ni lo otro. Lo esencial es alcanzar el equilibrio ácido/básico. Las reglas para conseguirlo son simples y se van recordando en varios capítulos de este libro. Basta con:

- consumir en cada ingesta una buena cantidad de verdura fresca y variada, sin olvidar la indispensable fruta fresca;
- reducir el consumo de carne;
- reducir la cantidad de pan y cereales.

EL AGUA: PRIMER ELEMENTO VITAL PARA EL CUERPO HUMANO

Beber agua es un acto fundamental para la salud.

> La deshidratación predispone a numerosos problemas de salud tales como la hipertensión y una cohorte de patologías inflamatorias articulares y musculares.

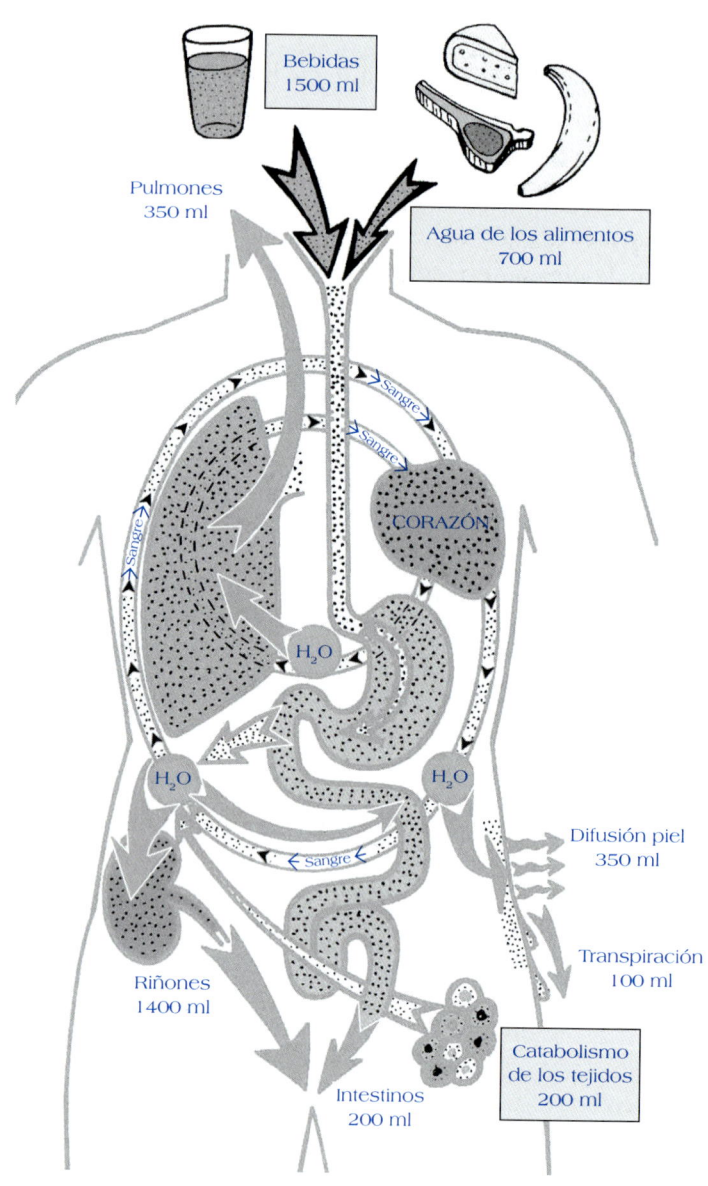

*El agua del cuerpo: la deshidratación favorece la inflamación.
Controla un aporte de agua regular a lo largo del día.
Hay que beber sin tener sed.
Recordemos que el agua representa 2/3 del peso corporal.
De la calidad y la cantidad de aporte de agua depende,
pues, el equilibrio del medio interno, extra e intracelular.*

Qué agua escoger

¿Qué diferencia hay entre el agua del grifo, el agua de manantial y el agua mineral?

El agua del grifo es un agua potable abastecida por una red de distribución. De orígenes diversos, suele estar sometida a un tratamiento que asegure su potabilidad, lo que le da ocasionalmente un olor y sabor un poco desagradable, pero cumple con la reglamentación europea en lo que concierne a las normas fisicoquímicas y bacteriológicas.

El agua del grifo filtrada: la filtración se impone en caso de duda sobre la calidad del agua de nuestros grifos. Se aconseja equiparse con un filtro eficaz, aunque entre los manguitos, los omosores y las jarras, uno se pierde y no resulta fácil escoger la mejor opción. Lo mejor siempre, aunque sea lo más caro, es el filtro de ósmosis inversa.

Nota 1: Para eliminar el cloro del agua, basta con dejarla unas horas en un recipiente abierto para que se evapore.[1]

Nota 2: El carbón activo se usa desde el principio de los tiempos para purificar el agua. La mayoría de filtros lo llevan dentro.

El agua de manantial proviene directamente de aguas subterráneas (en principio no contaminadas) y debe respetar las mismas normas de potabilidad que el agua del grifo. Puede venir de manantiales distintos y de regiones alejadas, pero no debe sufrir ningún tratamiento más allá de la aireación, la decantación y la filtración. Se mete en botellas directamente en la fuente. También se puede usar para preparar biberones.

Las aguas minerales son aguas naturales que garantizan una concentración determinada de minerales y oligoelementos. Su composición mineral (calcio, magnesio, sulfatos...) les confieren virtudes terapéuticas. Pueden estar más o menos mineralizadas en función del peso de su residuo seco. Si éste no pasa de 500 mg/l, el agua estará débilmente mineralizada. La legislación no menciona ninguna tasa máxima de mineralización. En Francia, para ser calificada de «mineral», un agua

---

1. Más información: www.consoglobe.com/les-filtres-pour-robinet-lesquels-acheter

debe ser reconocida como beneficiosa por la Academia Nacional de Medicina.

Las aguas con gas: Las aguas minerales o de manantial pueden estar naturalmente gasificadas, o ser enriquecidas con CO_2 añadido. Ricas en bicarbonatos, contribuyen a mejorar la digestión. Por el contrario, se desaconsejan en niños, en personas que padecen de aerocolia o aerogastria.

Agua para beber: PRECAUCIONES

Los nitratos son nocivos. En el organismo, los nitratos pueden transformarse en nitritos y luego en nitrosaminas carcinógenas. El contenido máximo de nitratos para el agua potable y el agua mineral es de 40 mg/l.

El sodio debe estar presente en pequeña cantidad (de 4 a 6 g al día): un contenido elevado de sodio en el agua, mineral o potable, es nocivo porque se añade a la sal de las comidas y contribuye a la hipertensión arterial.

Para el agua de los biberones, por ejemplo, es bueno escoger un agua con pocos nitratos y poco sodio.

El agua mineral rica en calcio: contra la osteoporosis y la acidificación

La osteoporosis está ligada a un problema de desmineralización ósea que aparece sobre todo en mujeres a partir de la menopausia. Los aportes diarios indispensables de calcio deben ser de 1,2 mg al día en mujeres de más de 55 años y raramente se cubren con la alimentación. Los huesos se van aligerando progresivamente y el riesgo de fractura aumenta con el tiempo. Las personas intolerantes a la lactosa, cada vez más numerosas, pueden compensar la falta de calcio lácteo con alimentos ricos en calcio. La biodisponibilidad del calcio en aguas minerales es del 25 al 35 %, por lo que es tan elevada como la concentración de calcio en los lácteos, contrariamente a lo que la gente cree. Escoge, por lo tanto, un agua mineral rica, que contenga por lo menos 200 mg de calcio (Ca).

El azúcar: enemigo que avanza enmascarado

La glucosa es indispensable para el funcionamiento de nuestras células, pero en cantidades moderadas. El exceso de azúcar constituye una de las causas mayores de inflamación crónica de origen nutricional, responsable de la diabetes tipo 2 y del síndrome de «hígado graso» (NASH). No todos los azúcares son iguales en cuanto a su uso por parte de las células.

El índice glucémico es la clave del problema de los azúcares y de su impacto fisiológico. Indica la intensidad de la respuesta glucémica tras la ingestión de un glúcido; cuanto más elevado es el contenido en glúcidos de un alimento, más se eleva la tasa de glucemia. Comprender la noción de índice glucémico permite escoger mejor los alimentos que contienen azúcares y combinarlos en una misma ingesta para evitar las brutales variaciones en las tasas de glucemia, la ansiedad de comer y las molestias que de ello se derivan. Dicho conocimiento es fundamental para las personas predispuestas a la diabetes.

Este índice mide el impacto de los alimentos ricos en glucosa sobre la tasa de azúcar en sangre (glucemia). Vamos a ver una lista por orden decreciente (la referencia es el IG de 100).

- Índice elevado: maltosa 110; glucosa 100; patatas al horno 95; dulces, miel, compota 90; zanahorias, chirivías, copos de maíz, palomitas 85; sacarosa 75; chocolatinas, galletas, cereales refinados, maíz, pan blanco, patatas hervidas 70; plátano, frutos secos, pasta blanca 60.
- Índice medio: pan tostado, mermeladas sin azúcar 55; cereales integrales, ñame, pan integral, pan de salvado, boniato, guisantes 50; pasta integral 45.
- Índice bajo: copos de avena, alubias pintas, zumos de fruta fresca, pan de centeno integral 40; lácteos, guisantes 35; judías blancas, lentejas, garbanzos, 30; chocolate negro 22; fructosa, soja 20; limón, oleaginosos, verdura verde, tomates 15.

La fibra: una función esencial de prebiótico y de balastro

Aunque no pueda ser digerida ni absorbida, la fibra contenida en los alimentos resulta indispensable para el equilibrio del organismo.

> Comer fibra de fruta y de verdura es esencial para la salud intestinal y reduce los riesgos de desarrollar cánceres.

En un siglo, la industrialización ha trastornado la vida de la sociedad moderna. La harina de los molinos y los productos frescos recolectados en el huerto familiar se han reemplazado por productos refinados y transformados. Veremos cómo el refinado priva a los alimentos de un elemento vital, esencial para la salud de los intestinos y para nuestras defensas naturales: la fibra alimentaria. Ésta tiene un papel nutricional importante, tan importante como el resto de nutrientes fundamentales: proteínas, azúcares, grasas, vitaminas, minerales y oligoelementos.

¿Para qué sirve exactamente la fibra?

La fibra no es un alimento propiamente dicho, porque no puede ser absorbida por el organismo y no es capaz de atravesar la barrera intestinal. Es precisamente esta particularidad la que la convierte en útil: la fibra es capaz de estimular la pared intestinal.

Por otra parte, como la fibra requiere de una masticación más prolongada, los alimentos ricos en fibra reducen la cantidad de alimento absorbido y sacian con rapidez la sensación de hambre, participando en la disminución de peso corporal.

Finalmente, la fibra contribuye a la eliminación de ciertas sustancias cancerígenas y participan en el equilibrio de la flora intestinal, punto clave para gozar de una buena inmunidad.

Las dos categorías de fibra

Clasificación de la fibra se según su capacidad de disolución en el agua:

- Las fibras insolubles se mezclan con el agua sin deshacerse y van pasando por el tubo digestivo, por lo que constituyen un laxante natural de los más eficaces ya que contribuye al final de la digestión a la eliminación fecal. Encontramos este tipo de fibra en los cereales y harinas integrales, los frutos secos y la verdura fresca sin pelar. Reducen mucho el riesgo de hemorroides, de diverticulosis y de cáncer de colon, además de regular los niveles de azúcar en sangre.
- Las fibras solubles se encuentran en la avena, la cebada, las legumbres (habas, alubias, lentejas y garbanzos), en la mayoría de fruta y verdura (albaricoques, higos, manzanas, peras, melocotones, ciruelas, pomelos, naranjas y mandarinas, frutos rojos, ruibarbo, zanahorias, repollos, brócoli, nabos, patatas). Estimulan menos el intestino que las anteriores pero contribuyen a bajar el colesterol malo y suelen ir acompañadas de bioflavonoides, vitaminas y minerales esenciales.

Dónde encontrar fibra alimentaria

Una dieta rica en cereales integrales, en verdura y fruta fresca aporta la cantidad suficiente de fibra. Sin embargo, el consumo de fibra suele ser, por lo general, insuficiente.

La encontramos en todos los vegetales enteros, sin pelar: fruta fresca, frutos secos, legumbres, cereales integrales o semiintegrales (no refinados, bio). Los granos integrales –que conservan su cobertura– son excelentes fuentes de fibra: arroz, trigo, espelta, quinoa, amaranto…

Precaución: La fibra debe estar asociada a un consumo mínimo de 1,5 litros de agua al día, y más si hace mucho calor.

Observación: El aporte diario recomendado de fibra es de 30 g.

**Contenido total de fibra alimentaria
(en g por cada 100 g de alimento)**

Cereales
Salvado de trigo 47,5
Germen de trigo 16,6
Harina integral 13,5
Harina blanca 3,5
Pan integral 8,5
Pan blanco 2,7
Arroz integral 9,1
Arroz blanco 3
Harina de centeno 15,3
Avena (copos) 7

Legumbres
Alubias blancas 8
Garbanzos 15
Lentejas 11,7
Harina de soja 11,6
Sésamo 11
Guisantes 6,3

Verduras
Rábanos 8,3
Zanahorias 3,7
Patatas 3,5

Col verde 3,4
Lechuga 1,5
Tomates 1,4

Fruta
Higos secos 18,5
Ciruelas pasas 16
Fruta de la pasión 15,9
Almendras 15
Dátiles 8,7
Cacahuetes 8,4
Grosellas 8,2
Cassis 8
Castañas 6,8
Nueces 5,2
Plátanos 3,4
Peras 2,4
Fresas 2,1
Manzanas 1,4

Otros
Levadura alimentaria 22
Algas, hasta 35

MUCHO OJO CON LOS ADITIVOS ALIMENTARIOS

Los aditivos[2] se añaden a los alimentos para mejorar sus características. Lo malo es que no están desprovistos de inconvenientes, al menos algunos de ellos. La ley obliga a los fabricantes a especificarlos en su etiquetado, con la composición exacta de sus productos, pero son casi imposibles de reconocer entre códigos y designaciones extrañas.

---

2. Véase *Guide des Additifs Alimentaires* de Paul Lannoye.

Los aditivos alimentarios de los productos industrializados

Los aditivos alimentarios se utilizan principalmente en los productos industriales para aumentar su conservación, pero también para hacerlos más atractivos añadiéndoles color, sabor y una textura apetitosa, etc. Su utilización está dictada por imperativos comerciales, muy alejados de los criterios sanitarios, que son lo que deberían ser prioritarios en el ámbito de la alimentación.

Algunas de dichas sustancias, naturales, no son en absoluto nocivas. Otras, más o menos bien soportadas por el organismo, pueden favorecer la aparición de alergias y perturbar la asimilación de diferentes nutrientes esenciales. Los más peligrosos han sido eliminados de la lista de sustancias autorizadas, pero hay que aprender a leer bien las etiquetas, por si acaso.

Precauciones

Los niños son los más vulnerables, porque la mayoría de los numerosos productos coloreados artificialmente están destinados a ellos. Aunque las dosis de cada producto se mantengan dentro de la norma, su acumulación en el organismo puede tener consecuencias nefastas para la salud: el colorante y los texturizantes de las salchichas se añaden a los saborizantes del yogur y al conservante de la compota, etc.

ADOPTA UNA ALIMENTACIÓN ANTINFLAMATORIA

Ante la cantidad de dietas, cada cual más milagrosa que la anterior, casi siempre decepcionantes, ésta es la síntesis resumida de los trabajos más serios en el ámbito de la nutrición.

Entre las dietas saludables que pretenden aportar una solución a los problemas de sobrepeso, de envejecimiento, de acidosis, de estrés…, dos de ellas, con efectos científicamente demostrados por nutricionistas independientes, pueden recomendarse sin riesgo (salvo alguna patología metabólica demostrada): la dieta mediterránea y la dieta ancestral.

Más que una dieta, término con connotaciones restrictivas, de adelgazamiento exprés antes de las vacaciones, estos dos tipos de alimentación constituyen un modo de vida y una forma de alimentarse sana y agradablemente. Nada que ver con las dietas insípidas y artificiales que acaban con el placer de la mesa y con la utilidad de la masticación.

Mi madre, Hélène, que vivió lúcida y autónoma hasta los ciento tres años, tomaba de modo espontáneo este tipo de alimentación simple y sana, síntesis de ambas dietas, heredada de las costumbres familiares de su Morvan natal, donde las truchas en los ríos y las gallinas ponedoras corrían libres por el campo en vez de comer carnes caras y exóticas. Gracias a este tipo de alimentación sana y a su programa diario de ejercicios físicos y cerebrales, optimizó su capital vital hasta su último día.

Fáciles de implementar, estas dos dietas pueden sorprender al principio a aquellos que se encuentren muy alejados de estos hábitos. Adaptarse a la dieta básica es completamente posible si se respetan los principios esenciales. Hay que ser flexible y saber adaptarse porque la vida y lo que podemos escoger en el mercado no siempre permiten comprar semanalmente lo que querríamos. De todas formas, vamos a revisar el conjunto de dietas propuestas.

Las múltiples ventajas de una alimentación «ecológica»

Comer alimentos de cultivo ecológico[3] siempre que sea posible es bueno para la salud, para la moral y para el planeta, dado que no contamina, respeta la biodiversidad y lucha contra el calentamiento global gracias a la agroforestería.[4]

El único problema, real pero eludible, es el precio de los alimentos. El problema es real porque los productos ecológicos tienen rendimientos inferiores a los de la agricultura intensiva, la mano de obra es más importan-

---

3. Véase *Agriculture et Santé* de Guillaume Moricourt y una entrevista al autor en www.naturemania.com/ecolo/moricourt.html
4. Agroforestería: modelo agrícola experimentado en la Amazonía, consistente en asociar la explotación de tierras agrícolas, las pasturas y la plantación de árboles (véase *Fabuleuse Amazonie* de Guy Roulier). Se inscribe dentro del concepto global de agroecología.

te, el tiempo que se pasa arrancando hierbas manualmente para no usar herbicidas es considerable, etc. Pero es eludible porque cada vez hay más circuitos directos entre agricultores bio y consumidores. También hay sistemas de granjas bio donde es posible comprar diariamente los productos de temporada, e incluso ir uno personalmente a recolectar sus verduras, lo que reduce costos y aligera la factura.

El argumento principal de los adversarios del consumo bio es que, según ellos, es imposible alimentar de este modo a la población de todo el planeta, habida cuenta de los pobres rendimientos de este tipo de agricultura. Y un argumento de mucho peso: tras la drástica reducción de pesticidas en las regiones tropicales del planeta, se ha agravado seriamente el paludismo.

¿Qué podemos creer y cómo vamos a imaginar un futuro sostenible para la agricultura?

Existe una solución biológica y ecológica alternativa a la química para la mayor parte de los problemas. Basta con poner los medios y tener la voluntad de implementar cambios. Hay responsables políticos muy decididos que actúan para presionar a los grupos poco preocupados por el medioambiente y a favor del uso de productos potencialmente peligrosos, sin respeto alguno por el principio de precaución.

Seamos prudentes, pues. Leamos atentamente las etiquetas y prioricemos los productos sanos sin residuos químicos, de agricultura ecológica siempre que sea posible.

La dieta sana: aprender a conciliar placer y salud

Ante todo, precisemos que las curas depurativas y las dietas previstas para tres días o tres semanas tienen muy poco interés, porque la única solución verdaderamente eficaz a largo plazo es adoptar una alimentación antienvejecimiento para toda la vida, conciliando el placer de la mesa con la salud.

Todos somos libres de saltarnos la dieta habitual de vez en cuando, yendo a un restaurante exótico, cenando en casa de amigos o compartiendo mesa con gente poco dada a la comida saludable. Nunca hay que caer en el extremismo alimentario (ortorexia) ni en una alimentación masoquista, sino que se trata de darnos las mayores oportunidades de vivir mucho tiempo con buena salud. Redescubrir sabores y aromas de alimentos naturales bien preparados no sólo nos reconcilia con la palabra «dieta», a menudo peyorativa, sino que nos equilibra tanto en el plano de la salud como en el físico y el emocional.

Entre todas las dietas alimentarias propuestas en la actualidad, algunas tienen un interés real para reducir los riesgos de enfermedades inflamatorias y degenerativas. En esta parte mostraremos las que se consideran más eficientes, es decir, al mismo tiempo eficaces y fáciles de implementar. La elección de la mejor dieta para cada cual dependerá del terreno biológico de cada uno y de sus eventuales patologías. Conviene pactar la dieta con el médico.

La dieta hipotóxica o ancestral

Promovida por el Dr. Jean Seignalet (*véase* la bibliografía), esta dieta se acerca al modelo alimentario que permitió a nuestros ancestros sobrevivir, desarrollar la inteligencia, aumentar la estatura, hasta la aparición del sedentarismo y el nacimiento de la agricultura, hace nueve mil años.

Los principios de esta dieta son:

- Evitar productos «modernos», tales como los lácteos, los cereales con gluten (antes de que fueran «mejorados» por selección natural, la espelta y los cereales silvestres no contenían apenas gluten).
- Comer crudo todo lo que puedas.
- Usar sólo aceite virgen extra de primer prensado en frío.
- La carne y el pescado o se comen crudos o se comen muy poco hechos, jamás, en ningún caso, requemados (carbonización, reacciones de Maillard).
- Buscar productos bio preferentemente o, al menos, con pocos residuos químicos.

La solución a las intolerancias alimentarias

Inmunólogo, el Dr. Seignalet[5] buscó las causas de enfermedades graves tales como la esclerosis múltiple, la enfermedad de Alzheimer o el cáncer, y confirmó los trabajos de Kousmine, Burger y Fradin, incriminando la alimentación moderna como causa principal de numerosas enfermedades (intolerancias, alergias a los lácteos y sobre todo al gluten).

---

5. *La alimentación, la 3.ª medicina,* Jean Seignalet, RBA Integral.

Una de cada diez personas es intolerante a ciertos alimentos y sufre problemas que resisten a cualquier tratamiento. Suprimir el alimento al que se es intolerante es la única solución y permite la desaparición de todos los problemas en pocas semanas, incluso cuando éstos se arrastran desde hace años.

¿Qué es una intolerancia alimentaria?
La intolerancia alimentaria[6] es una hipersensibilidad a ciertas sustancias que provoca la imposibilidad de digerir determinados alimentos, como por ejemplo los productos lácteos (lactosa, lactoglobulinas) y los cereales con gluten (gliadina).

¿De dónde proviene dicha intolerancia?
La imposibilidad para digerir esos alimentos proviene de la ausencia de enzimas capaces de «cortar» las grandes proteínas (lactoglobulinas, gluten), por lo cual se crean fermentaciones y putrefacciones en el intestino que dañan tremendamente la flora intestinal. Esas putrefacciones provocan un estado de inflamación local y general que predispone a la aparición de enfermedades autoinmunes (poliartritis, episodios agudos de afecciones neurológicas) y alergias pulmonares o epidérmicas, sin olvidar los problemas intestinales evidentes (gases, hinchazón, colitis, colitis hemorrágica...).

Manifestaciones inflamatorias de la intolerancia alimentaria
La noción de dosis es relativa. Dosis débiles del alimento que provoca la intolerancia pueden generar enormes efectos (inflamación, brotes evolutivos, crisis agudas...).

Esta lista presenta los problemas de salud en relación directa o indirecta con una intolerancia alimentaria. Pueden aparecer de manera crónica o sólo cuando se consume el alimento al que se es intolerante.

- Manifestaciones digestivas: gases, colitis, cólicos, colon irritable, colopatía funcional, estreñimiento o diarrea (o alternancia de

---

6. *Alimentación sin gluten ni lácteos: ¡Salva tu salud!*, Marion Kaplan, Obelisco. Véase la web de la asociación: www.kousmine.fr/

ambas), flatulencias, infecciones (*Candida albicans*, *Helicobacter pilori*, etc.), celiaquía, enfermedad de Crohn, náuseas, rectocolitis hemorrágica, espasmos intestinales, vómitos...
- Manifestaciones nerviosas: dificultades de concentración, depresión sin causa, agotamiento nervioso, fatiga crónica, insomnio, dolor de cabeza (cefaleas y migrañas), problemas de memoria, ciertas esquizofrenias, esclerosis múltiple (factor desencadenante o agravante), ciertos síndromes parkinsonianos, hiperactividad, algunas formas de autismo...
- Manifestaciones cutáneas: eczema, acné, dermatitis, piel reseca, psoriasis, urticaria...
- Manifestaciones respiratorias: alergias respiratorias, asma, bronquitis crónica, rinitis, sinusitis...
- Manifestaciones articulares: artritis, poliartritis, calambres, dolores musculares, dolores articulares...
- Manifestaciones autoinmunes: factor desencadenante o agravante (esclerosis múltiple, poliartritis crónica evolutiva, enfermedad de Crohn, tiroiditis...).
- Manifestaciones endocrinas: diabetes 1 y 2, menopausia (problemas relacionados con), obesidad no reductible con dieta, tiroiditis...
- Manifestaciones inflamatorias y neurovegetativas: otitis recurrente, dolores sin causa física aparente (como un campo perturbador o un bloqueo osteopático), sequedad ocular (síndrome de ojos secos)...

Nota: Estos problemas inflamatorios suelen aumentar por la carencia de omega-3 (ácido graso esencial).

Cómo curar una intolerancia alimentaria

Sólo hay una solución: eliminar estrictamente los alimentos que causen intolerancia, que generalmente son productos lácteos y los que contienen gluten (trigo, cebada, avena...). Pero atención: hay que ser meticulosos porque saltarse la norma provoca una recaída inmediata.

Es necesario comer alimentos crudos o muy poco hechos; lucha contra el estreñimiento. Adopta una alimentación sana, equilibrada, ligera, de agricultura ecológica, rica en vitaminas, sales minerales asimilables y fibras (arroz integral, quinoa, alforfón, mijo, hortalizas, raíces, verdura verde, fruta fresca sin pelar cuando se pueda o en compota…).

Evita los aditivos químicos en la alimentación, así como los productos refinados.

*****Cuidado con las sustancias escondidas.** La mayoría de los alimentos industrializados contienen gluten o subproductos lácteos sin que el consumidor pueda saberlo. Verifica siempre las etiquetas, compra bio y cocina tu propia comida.

El gluten: cuándo da problemas

El gluten es una sustancia proteica presente en el grano de cereales tales como la avena, el trigo, la cebada y el centeno. Es la gliadina –uno de sus componentes– la responsable de su toxicidad para personas intolerantes o alérgicas. El gluten es lo que permite a la masa crecer.

El gluten es responsable de dos tipos de problemas de salud:

- La enfermedad celíaca (intolerancia al gluten), que afecta a unas 250 000 personas sólo en Francia. Produce la destrucción de las vellosidades intestinales, lo que conduce a una mala absorción de los nutrientes. Su descubrimiento y el seguimiento de la enfermedad dependen del gastroenterólogo.
- Alergia al gluten, cuya reacción es idéntica a la de cualquier otra alergia alimentaria.

Los cereales que contienen gluten y una prolamina tóxica con efectos parecidos a la gliadina son: avena, trigo (kamut y espelta), cebada y centeno.

Consejos prácticos

En el tratamiento de patologías relacionadas con el gluten, **sólo existe una solución:** eliminar todos los alimentos que contengan gluten.

Cómo reemplazar los productos con gluten

Existen en la actualidad excelentes productos sin gluten. Los productos naturales sin gluten son: arroz y derivados, quinoa, alforfón, mijo, soja, maíz y derivados (palomitas, Maizena, sémola, copos), mandioca y derivados (tapioca, amaranto, ñame, sagú, tupinambo, col china). El pan puede hacerse con harinas sin gluten (se aconseja el de alforfón). Legumbres secas o cocidas, harina de legumbres, castañas y su harina, patatas y boniatos.

Los productos lácteos

Los productos lácteos lo que más alimentan es la controversia. Se impone una postura intermedia en este terreno pantanoso. Para un bebé o un niño pequeño, nada, absolutamente nada, puede reemplazar la leche materna, que debería ser el único alimento del lactante. Más allá de los nutrientes esenciales para el crecimiento del bebé, la leche materna contiene las defensas inmunitarias de la madre, preservando al bebé de innumerables infecciones propias de la primera infancia. Las leches maternizadas deberían existir únicamente para las mujeres que no pueden amamantar a sus hijos.

El interés nutricional de los productos lácteos animales, según las recomendaciones oficiales, reside en su contenido en calcio y proteínas. ¡Pero mucho cuidado con el sobreconsumo!

A condición de no ser intolerante o alérgico, los lácteos pueden estar presentes en la dieta de los niños para asegurarles un crecimiento óseo armonioso. El consumo razonable de lácteos bio puede tenerse en cuenta también para personas mayores para mantener la solidez de los huesos. En esos casos, y sólo en ellos, no está mal consumir lácteos, pero mejor escogerlos de leche de cabra u oveja, más parecida a la del ser humano y más digerible.

La cara oscura de los lácteos son los quesos porque al ser tan grasos, contribuyen al aumento de peso.

Necesario: La mayor parte de nutricionistas están a favor de un consumo moderado de lácteos al día para cubrir las necesidades de calcio (1 g al día).

Cuándo hay que evitarlos: Hay que evitarlos radicalmente en caso de intolerancia a la lactosa o a la proteína de la leche (*véase* el capítulo siguiente). En este caso, se aconseja reemplazar la leche por otros productos como los de soja, así como las aguas ricas en calcio. La reintroducción de yogur de oveja puede intentarse una vez desaparecidos los síntomas de la intolerancia.

Cómo reemplazar los lácteos
Simplemente con un aporte de proteínas variadas y de origen animal: pescado, huevos, carne magra, pero también soja, altramuces, algas marinas y microalgas. El calcio lo aportarán las aguas minerales ricas en calcio, las algas marinas, las almendras, nueces, avellanas, higo secos, ciruelas pasas, sésamo, berros, soja en grano, marisco, moluscos, sardinas frescas y en lata, fritura de pescaditos incluidas las espinas.

La dieta mediterránea (o cretense)
Los cretenses viven de la pesca desde el principio de los tiempos, de aves criadas en plena naturaleza, de verdura cultivada en sus huertos, de olivas y su aceite de primer prensado en frío, de la verdolaga –planta grasa rica en bionutrientes–, y de frutas que crecen bajo el sol de la isla.

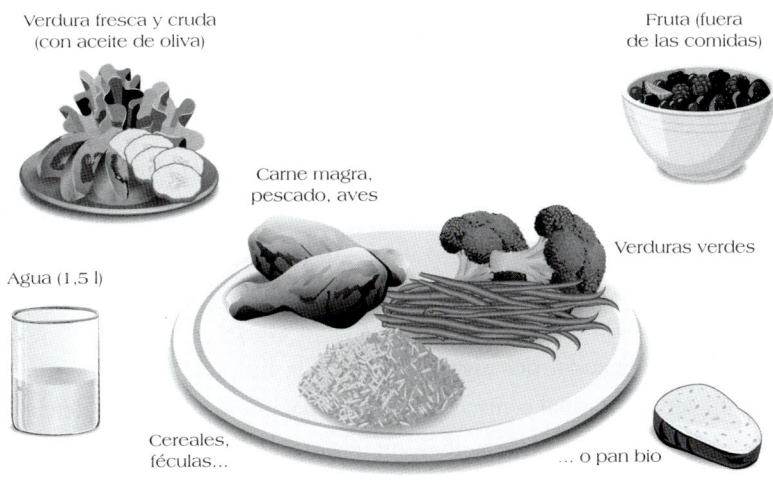

Alimentos de la dieta mediterránea.

Esta dieta es particularmente simple, agradable y fácil de preparar y de seguir. No hay que pesar alimentos ni hacer platos complicados. Un poco de sentido común y buena voluntad bastan, así como las ganas de ir a comprar un par de veces por semana.

- En cada ingesta se toman verduras crudas, en forma de ensaladas frescas y crujientes, llenas de vitaminas, minerales y flavonoides.
- Un plato principal a base de pescado, pollo o carne magra.
- Un cereal o una fécula o una rebanada de pan a base de buenas harinas integrales o semiintegrales.
- Fruta a lo largo del día, alejada de las ingestas principales.
- Todo con aceite de oliva virgen.
- Para beber: agua, hasta 1,5 litros.
- Optativo: un vasito de vino tinto para las mujeres y dos vasitos para los hombres (la viña y el vino forman parte de la cultura mediterránea desde hace miles de años).

Nota: Esta comida contiene todos los ingredientes necesarios para un buen equilibrio alimenticio. Se modifica en función de las estaciones y según los productos disponibles.

La dieta Kousmine

El método ideado por la Dra. Catherine Kousmine se basa en un conjunto de reglas sinérgicas:

1. Una «reforma alimentaria» con reequilibrio de la alimentación, que comprende: cereales integrales, aceite de oliva de primer prensado en frío, azúcar moreno de caña o miel, fruta y verdura cruda o cocida... eliminando el sobreconsumo de ciertos productos (como la margarina).
2. Desintoxicación del hígado gracias a la limpieza del intestino, una higiene intestinal centrada en la eliminación de alimentos demasiado ricos en azúcares y proteínas, que favorecen la proliferación de putrefacciones intestinales, fuente de enfermedades. En ocasiones se requerirán dietas y lavados.

3. Equilibrado del pH. Uno de los pilares de esta dieta es el consumo de alimentos que favorezcan el equilibrio ácido/básico: disminuir la cantidad de carne y el azúcar blanco, masticar muy bien la comida, consumir azúcares lentos y fibras vegetales (cereales integrales con poco o ningún gluten, fruta y verdura), aligerar las cenas. Verificación del equilibrio ácido/básico urinario y lucha contra la acidificación provocada por la carencia de ciertos oligoelementos y vitaminas.
4. Complementación de nutrientes en caso de carencias minerales y vitamínicas, aporte de vitaminas extra para sostener el organismo. El método Kousmine recomienda complementos alimenticios a base de vitaminas y oligoelementos para equilibrar una alimentación carente por culpa de la ingesta de productos industriales.

La dieta paleo

Esta dieta, basada en la restricción drástica de los azúcares (invención moderna), ha sido objeto de diferentes estudios que demuestran su interés, sobre todo para contrarrestar la inflamación cerebral y matar de hambre a las células cancerosas, siempre ávidas de azúcar.

La dieta paleo corresponde a la alimentación natural de los primeros seres humanos. Nosotros tenemos casi los mismos genes que nuestros ancestros prehistóricos y esta dieta está más cerca de nuestras necesidades nutritivas que la alimentación industrializada, repleta de aditivos y privada de micronutrientes esenciales. Suprime por completo los lácteos y los cereales (ni pan ni harina ni pasta). Se puede considerar una dieta *low carb* (débil en glúcidos con sólo del 22 % al 40 %), con un 19 % a un 35 % de proteínas y entre el 28 % y el 47 % de lípidos.

Los alimentos de esta dieta son:

- carnes magras, aves, huevos, pescados y mariscos (moluscos y crustáceos);
- frutas y verduras pobres en almidón, frutos secos y granos (almendras, avellanas, nueces, pipas, etc.).

La dieta de Okinawa

Ésta es una dieta hipocalórica y semivegetariana[7] que preconiza una restricción de calorías para mantener el peso a raya y envejecer bien.

Sus principios son:

1. Nunca comer más del hambre que se tenga.
2. Consumir alimentos poco calóricos pero ricos en vitaminas y minerales, es decir, unas seis porciones de fruta y verdura al día.
3. Consumir siete porciones de cereales integrales al día y/o de legumbres + dos platos a base de soja.
4. Utilizar muchas especias, hierbas aromáticas y algas.
5. Comer pescado tres veces por semana.
6. Evitar todos los demás productos de origen animal (carne y lácteos).
7. Evitar el alcohol o consumir muy poco y eventualmente.
8. Consumir poca sal y poco azúcar.
9. Beber mucha agua.

La dieta cetogénica y paleo-cetogénica

La dieta cetogénica recomienda que el 70 % de la dieta esté constituido de grasas y proteínas animales (materias grasas, carne, pescado, menudillos y huevos), con la parte de grasas por lo menos dos veces mayor que la de proteínas; el resto (el 30 %) ha de ser verduras, frutas, cereales y miel. Debe controlarse por un médico que conozca bien el método.

La dieta paleo-cetogénica une los dos métodos, paleo y cetógeno. Igual que la dieta cetogénica, limita los glúcidos de todo tipo y tiene por objetivo reducir la glucemia y mejorar la permeabilidad intestinal.

---

7. Véase la web www.regime-okinawa-nutrition.html Léase *Agar-agar: La milagrosa dieta de Okinawa*, Anne Dufour y Laurence Wittner, Ediciones Obelisco.

ZOOM sobre el ayuno corto: drenaje simple y natural, reposo de los órganos

El ayuno forma parte de las técnicas ancestrales más sencillas que, llevadas con prudencia y por un corto período, suelen ser beneficiosas para la mayoría de la gente, para recuperar el bienestar físico y mental. Permite el reposo de los órganos digestivos acompañado de una desintoxicación del cuerpo en profundidad, que se traduce en un aumento de la vitalidad y del tono, así como de una visión más clara de la vida.

Ayunar consiste en abstenerse de comer durante más de veinticuatro horas. Sólo los ayunos cortos (dos o tres días) son practicables sin riesgo fuera de un ámbito medicalizado. Más allá de eso, es recomendable practicarlo bajo control médico.

Objetivo del ayuno: Dejar reposar a los órganos digestivos, eliminar toxinas y desechos orgánicos que obstaculizan los intestinos (intestinos delgado y grueso). Es un método de limpieza interna que permite al cuerpo descansar, regenerar las mucosas digestivas, eliminar la sobrecarga de toxinas y las grasas superfluas.

Por qué hacer ayuno: La sobreabundancia de comida y la falta de ejercicio físico diario provocan el anquilosamiento del organismo por almacenamiento de grasas y por desechos y toxinas insuficientemente eliminadas por vías naturales. Es una cura de regeneración para el conjunto del cuerpo.

Consejos para un ayuno saludable
- Beber mucho (agua, infusiones, caldo de verdura, zumos de fruta naturales y diluidos en agua).
- Liberarse de las fuentes de estrés: teléfono, trabajo…
- Dejarse ir y hacer lo que nos dé la gana: dormir, relajarse, movimientos suaves, paseos, lectura, música…
- Suprimir las fuentes de contaminación: alcohol, tabaco, etc.

El ayuno hídrico

El ayuno más simple y seguro es el ayuno hídrico: se trata de beber líquidos, absteniéndose de tomar sólidos.

El ayuno corto (de dos días a una semana)
Los ayunos medios (una o dos semanas) y los largos o terapéuticos (más de tres semanas) deben llevarse a cabo con un ingreso en clínicas especializadas (se practican mucho en Alemania y Suiza).

El ayuno seco
No admite ni comida ni bebida. Nada.

Las monodietas de temporada
Cura de la uva para el otoño, de manzana, de zumos diversos, asociando la limpieza interna en profundidad con el placer. Fáciles y poco restrictivas, no deben prolongarse más de unos pocos días.

Los beneficios del ayuno corto
- Perder peso con rapidez: en una semana se puede perder entre el 5 y el 10 % del peso (salvo que haya sobrepeso de entrada).
- Limpiar en profundidad el organismo, eliminar las grasas superfluas, eliminar toxinas.
- Regenerar la mucosa digestiva y aumentar las defensas inmunitarias.
- Corregir ciertos desequilibrios (hipertensión, colesterol…).
- Recargar las pilas.
- Deshacerse del estrés de la vida cotidiana.

Contraindicaciones del ayuno
- Personas debilitadas, muy delgadas o convalecientes.
- Formalmente desaconsejado en la diabetes insulinodependiente, en pacientes agotados por medicación química fuerte y en caso de embarazo.

Regreso a la alimentación
Tanto si el ayuno ha durado dos días como diez, retomar la alimentación deberá hacerse progresivamente. Se pueden hacer dos curas anuales, coincidiendo con el cambio de estación.

Segunda llave

Nutrientes y micronutrientes antinflamatorios

La alimentación antioxidante

Recuerda: la oxidación es un proceso natural, pero su exceso crea estrés celular, responsable de la inflamación y el envejecimiento prematuro de la piel y del conjunto de los órganos internos. Los radicales libres son responsables del estrés oxidativo.

En consecuencia, es esencial adoptar una alimentación antioxidante.

Los radicales libres, partículas nacidas de la combinación del oxígeno con nitrógeno, generan un fenómeno destructor llamado estrés oxidativo. Éste acelera el envejecimiento de los tejidos y provoca la alteración de las paredes celulares, responsable de afecciones arteriales y cardíacas, como la arteriosclerosis y el infarto, desempeñando también su papel en enfermedades como la de Alzheimer y la de Parkinson, el envejecimiento cerebral precoz, la aparición de cataratas y la artritis.

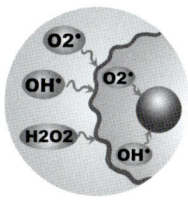

Radicales libres.

Los radicales libres agreden como meteoritos las paredes de las membranas celulares, alteran el ADN, sede del patrimonio genético y son responsables de ciertos cánceres relacionados con la edad.

El cuerpo está preparado para gestionar los radicales libres gracias a sus enzimas antirradicales, pero cuando la agresión se lleva a cabo con un exceso de moléculas oxidantes, desbordan nuestra capacidad de defensa y provoca el «estrés oxidativo», responsable de numerosas enfermedades y del envejecimiento prematuro.

Éstas son las fuentes de radicales libres que deben evitarse:

- Alimentos sobrecocidos, requemados.
- Ciertos aditivos químicos (colorantes, conservantes…).
- Todos los contaminantes químicos y residuos de productos de tratamiento agrícola.
- Ciertos medicamentos.
- El alcohol.
- El tabaco.
- Los rayos X.
- Los rayos solares (ultravioletas).
- La hiperoxigenación (observada en el síndrome de hiperventilación de la espasmofilia).

Los radicales libres golpean millones de veces por segundo las estructuras nobles de las células. Su control biológico es fundamental para la salud. Ciertos nutrientes, llamados antioxidantes, y productos naturales como los aceites esenciales, ayudan al organismo a luchar contra estos agresores perversos que destruyen en silencio las paredes y el ADN celular.

Los micronutrientes antioxidantes y antirradicales

Intentemos comprender cómo podemos proteger mejor nuestra salud en relación a este problema.

¿Cuáles son nuestros mecanismos de defensa frente a los radicales libres?

El cuerpo cuenta con dispositivos diversos que constituyen una especie de tela de araña para cazar radicales libres o limitar su formación. Se trata de enzimas llamadas superóxido dismutasa, glutatión peroxidasa, catalasa y algunos metales como el hierro y el cobre.

Este sistema defensivo tan eficaz necesita ser «dopado» cada día con un aporte de nutrientes antioxidantes. Los antioxidantes son sustancias capaces de captar los radicales libres, eliminarlos o reducir su producción, disminuyendo así el estrés oxidativo. Son: las vitaminas A, C y E, y ciertos oligoelementos como el zinc o el selenio.

La verdura constituye la principal fuente de antioxidantes naturales, sobre todo la fruta y la verdura de colorines, así como ciertos cereales. Se ha establecido claramente el paralelismo entre el bajo consumo de fruta y verdura y el aumento de enfermedades cardiovasculares y de cánceres.

Las dosis óptimas de verduras y frutas raramente se consumen de manera regular, lo que justifica el recurso a los suplementos alimenticios naturales y de calidad (preferentemente bio). Cuanto más mayores nos hacemos, menos enzimas antioxidantes fabricamos y más aportes externos necesitamos.

Consejos prácticos

Consume cada día 400 o 500 g de verdura + 400 o 500 g de fruta, que aportan la cantidad diaria necesaria de antioxidantes.

Controla los aportes de nutrientes antioxidantes:

- Vitamina A (carotenoides)
- Vitamina C (ácido ascórbico)
- Vitamina E (alfa-tocoferol)
- Oligoelementos: zinc, selenio
- Flavonoides…

Los alimentos ricos en antioxidantes son las frutas y verduras frescas y orgánicas (vitaminas A y C, flavonoides, oligoelementos), productos del mar (ostras, almejas, berberechos, que son ricos en oligoelementos, sobre todo en zinc) y germen de cereales para la vitamina E.

Bases que deben conocerse sobre los ácidos grasos y los lípidos

Vamos a encontrarnos con estos cuerpos grasos que influyen tan decididamente en la vida y la longevidad de nuestras células y que pueden, según su naturaleza, proteger el corazón, las arterias y el cerebro o, por el contrario, ponernos enfermos.

> Los ácidos grasos, o lípidos, comprenden los aceites y las grasas animales que el organismo humano, y el de los animales, no es capaz de sintetizar; por tanto, la alimentación debe cubrir, imperativamente, las necesidades diarias de ácidos grasos.

Distinguimos entre «buenas grasas» (ácidos grasos esenciales), que comprenden los lípidos insaturados (monoinsaturados o polinsaturados), y «grasas malas», que son los lípidos saturados (presentes en productos de origen animal como la mantequilla, la crema de leche, la manteca de cerdo…).

Las grasas son indispensables para la salud, pero deben ser absorbidas en cantidad y proporciones adecuadas.

Los ácidos grasos esenciales o A.G.E.

Los A.G.E. (o vitamina F), mono o polinsaturados, participan en la constitución de las membranas celulares, formadas básicamente de fosfolípidos. Sus virtudes para la salud, cuando provienen de la alimentación, están científicamente demostradas. Los suplementos en forma de cápsulas no deben sustituir, en ningún caso, el consumo de alimentos adecuados, con una alimentación pobre en «grasas malas».

Los A.G.E. disminuyen el riesgo de accidentes cardíacos, reducen la tasa de colesterol, estimulan el sistema inmunitario y combaten las inflamaciones.

> **Los dos tipos de A.G.E.**
>
> - Los A.G.E. monoinsaturados: ácido oleico u omega-9, aportado normalmente por las aves y el aceite de oliva (el aceite de oliva virgen contiene un 76%).
> - Los A.G.E. polinsaturados comprenden:
>   - el ácido linoleico u omega-6 y derivados, presentes en los aceites vegetales: el aceite de maíz contiene un 50%, el de nuez el 50% y el de girasol el 65%
>   - el ácido alfa-linoleico u omega-3, que encontramos en el aceite de colza, de nuez, de soja, de oliva y en los aceites de pescado azul salvaje (EPA –ácido eicosapentaenoico–, DHW, ácido decosahexanoico), en los crustáceos y en los moluscos (sobre todo en las ostras).

ZOOM SOBRE EL OMEGA-3: NUTRIENTES ANTINFLAMATORIOS ESENCIALES

Los omega-3 tienen una función muy importante para la salud del corazón, de los vasos sanguíneos, del cerebro, las articulaciones y la piel. En efecto, se oponen a la formación de depósitos en las arterias, disminuyendo así la hipertensión, reducen los triglicéridos y tienen una acción moderadora de la inflamación. Su papel es más importante aún en el funcionamiento armonioso del cerebro. Intervienen en la prevención de la depresión, de ciertas demencias y sobre todo de la enfermedad de Alzheimer.

Los encontramos en el pescado azul y en ciertos aceites vegetales. Idealmente, se necesita una relación de 1 a 5 entre omega-3 y omega-6. La alimentación actual aporta mucho omega-6, con una relación de 20 omega-6 por 1 omega-3. La dieta antinflamatoria recomienda consumir diariamente omega-3 y limitar el consumo de omega-6 en una relación 1/5.

Pescados grasos ricos en omega-3

Los pescados grasos se llaman también pescado azul: boquerones, arenques, sardinas, caballa, salmón, atún. Contienen entre un 5% y un 12% de lípidos compuestos de omega-3, protectores del corazón y las arterias.

El pescado blanco, como el bacalao, el carbonero, el gallo, la pescadilla o el lenguado, por el contrario, sólo contienen un 1 %.

Para la salud se aconseja consumir pescado al menos dos veces por semana. Estos modestos pescados pequeños están al alcance de todos los bolsillos y enriquecen los menús con proteínas nobles y ácidos grasos omega-3, protectores del cerebro, las arterias y el antienvejecimiento.

Nota: El pescado azul de gran tamaño puede concentrar metales pesados (especialmente el atún). Por esta razón es preferible consumir pescados más pequeños. Hay que vigilar también la zona de pesca. Ciertos mares y estuarios contaminados ofrecen pescados no aptos para el consumo. Hay que leer la procedencia, que debe estar marcada en la etiqueta, o preguntarlo al pescadero. **Escoge pescados de pesca sostenible.**

Los ácidos grasos del pescado azul

Los ácidos grasos tipo omega-3, contenidos en el pescado azul, participan en la prevención de las enfermedades cardíacas, cánceres, inflamaciones e incluso ciertos desequilibrios psiquiátricos.

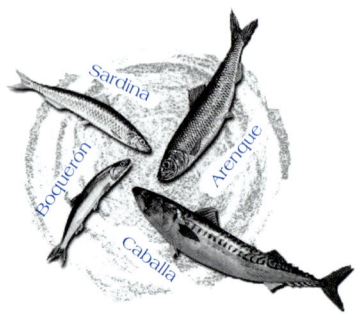

Pescados pequeños azules ricos en omega-3: boquerones, sardinas, arenques, caballas.

Recuerda: Las membranas de las células están constituidas por fosfolípidos, los cuales están formados por ácidos grasos. Incorporándolos, los omega-3 mejoran la elasticidad y el funcionamiento de las células. También fluidifican la sangre impidiendo la formación de placas en las arterias. Son precursores de numerosas hormonas, que limitan las inflamaciones y facilitan el embarazo. Finalmente, impiden la formación de nuevos vasos sanguíneos que nutran a los tumores. Privado de ese flujo, los tumores disminuyen.

Los principales ácidos grasos de la familia omega-3 son los EPA (ácidos eicosapentaenoicos) y los DHA (ácidos decosahexanoicos). La American Heart Association recomienda a los americanos consumir 900 mg. A modo de ejemplo, una lata de sardinas de 100 g contiene 1500 mg.

Los aceites vegetales ricos en omega-3 (ácido alfa-linoleico)

El aceite de colza (Brassica compestris)
El aceite de colza está bien equilibrado de omega-3 y omega-6. Así constituye una fuente de vitamina E, con virtudes antioxidantes y regeneradoras que neutralizan los radicales libres. Otra de sus funciones es mantener en buen estado las membranas celulares.

El consumo de ácido alfa-linoleico suele ser, en general, insuficiente. Una cucharada sopera de aceite de colza al día puede compensar dicha insuficiencia. Se aconseja sobre todo a personas con intolerancia al gluten o a los lácteos.

Nota: El aceite de colza virgen, primera prensada en frío es, contrariamente al aceite refinado, remarcable por sus cualidades gustativas y dietéticas. Su pronunciado sabor marida con todas las verduras crudas. En ensaladas frías o tibias, puede mezclarse con aceite de oliva, de nuez, de avellana o de sésamo y unas gotas de zumo de limón o de vinagre balsámico.

Lino (Linum usitatissimum)
Podemos encontrar aceite de lino en las tiendas bio, primera prensada en frío, no refinado (conservado en la nevera para evitar su oxidación). Hay que saber que numerosos productores de huevos añaden semillas de lino a la comida de las gallinas para que pongas huevos enriquecidos con omega-3. Muchos productos de pastelería y panadería, así como cereales tipo muesli, llevan semillas de lino. El lino es muy interesante para combatir dolores artrósicos porque actúan como un antinflamatorio natural. Lo ideal es consumir el equivalente a dos cucharadas al día (o sea, unos 40 g).

Las semillas de lino pueden consumirse enteras o molidas para acompañar numerosos platos, sobre todo ensaladas y verduritas crudas. Para que conserven todas sus virtudes, hay que molerlas y tostarlas ligeramente unos segundos. También puede tomarse el aceite de lino (¡no confundir con el que se usa para las pinturas!), que es una excelente fuente de omega-3.

Nuez (*Luglans regia*)
El aceite de nuez es muy rico en ácidos grasos polinsaturados. Una cucharada sopera al día, mezclada con aceite de oliva virgen, de primera prensada en frío, alternada con aceite de colza, da un toque amargo a las ensaladas que marida muy bien con el vinagre balsámico.

Las vitaminas antinflamatorias

La vitamina A retinol o axeroftol

Esta vitamina liposoluble existe en dos formas:

1. Animal: retinol de la grasa.
2. Vegetal: carotenos, que es una provitamina de origen vegetal transformada en vitamina A.

Roles fisiológicos:
- Esencial para una buena visión, sobre todo en condiciones de poca luz.
- Participa en el mantenimiento del buen estado de la piel y las mucosas.
- Actúa sobre el sistema inmunitario (ayuda a luchar contra las infecciones).
- Actúa en la diferenciación y el crecimiento celular (cicatrización).
- Preserva la elasticidad cutánea (antienvejecimiento) y trata ciertas enfermedades de la piel (acné, psoriasis, piel seca…).
- Anticancerosa (particularmente el betacaroteno).
- Facilita la síntesis de la progesterona (problemas premenstruales).

Síntomas de carencia: xeroftalmia (problema ocular) que comporta la ceguera (aún afecta a los niños del tercer mundo). Una zanahoria a la semana bastaría para evitar el problema.

Subcarencias: fatiga general, problemas visuales nocturnos, problemas cutáneos (piel seca, descamaciones, caspa...).

Exceso: el betacaroteno da a la piel una coloración anaranjada. El exceso de vitamina A provoca piel seca, coloreada y fisurada.
Cuidado con la sobredosificación en la mujer embarazada en sus primeras semanas.

CDR (equivalencia retinol = ER): el caroteno y el retinol no tienen el mismo poder vitamínico; se ha establecido una equivalencia: 1 ER = 1 mg de retinol = 6 mg de caroteno = 3,3 UI (unidades internacionales) de vitamina A.

Necesidades: adulto - 1000 ER. Niños - de 400 a 1000 ER. Mujer embarazada - 1200 ER. Mujer lactante - 1400 ER. Esto es 3300 UI de retinol o 10 000 UI de caroteno por adulto; 15 g de hígado u 80 g de diente de león u 80 g de zanahorias.

Fuentes naturales de vitamina A:
Retinol (UI/100 g)
- Hígado de pescado (fletán, bacalao 85 000 a 100 000 UI) y de otros animales (25 000)
- Mantequilla 3300
- Yema de huevo 1500
- Betacarotenos y carotenoides de actividad vitamínica A, en frutas y verduras amarillas, anaranjadas, rojas y verdes:
    - Diente de león 13 600, zanahoria 12 000, espinacas 9400, perejil 8500, berros 4000
    - Melón 3400, endivias y albaricoques 3000
    - Tomates 1000
    - Melocotones de viña y de agua 880

- Judías verdes 800
- Naranja, cassis, arándanos 200

La vitamina C = Ácido Ascórbico

Es la vitamina de la resistencia al estrés, al envejecimiento, a las infecciones, a las inflamaciones, a las intoxicaciones; su carencia está en el origen del escorbuto, que se manifiesta mediante sangrado de las encías y dolores musculares.

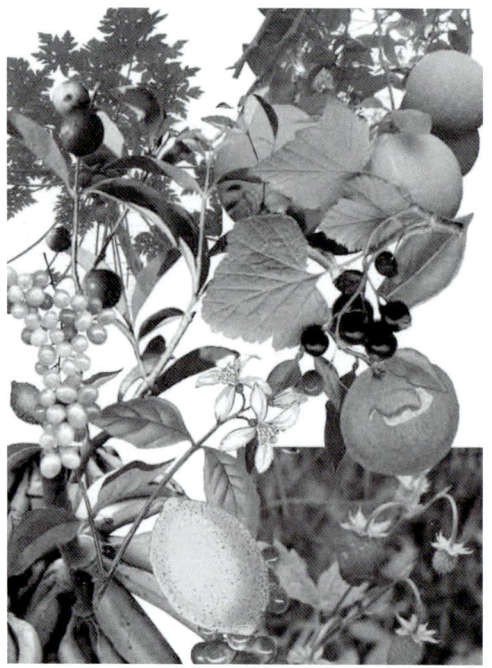

Frutas ricas en vitamina C y bioflavonoides

¿Para qué sirve?
- Ayuda a las células a eliminar el exceso de radicales libres gracias a su acción antioxidante.
- Participa en la síntesis de los neurotransmisores, sustancias secretadas por el cerebro y las terminaciones nerviosas que intervienen en situaciones de estrés.

- Participa en el desarrollo y la buena salud de los músculos y de los huesos integrándose en el colágeno.
- Estimula el proceso de cicatrización y el sistema inmunitario leucocitario (de ahí su largo uso como antiinfeccioso).
- Disminuye las reacciones alérgicas y participa en la síntesis de los esteroides inflamatorios.
- Interviene en la síntesis de ciertas hormonas.
- Desempeña un papel en la desintoxicación del organismo al estimular la fabricación de una enzima esencial para la resistencia al envejecimiento y la cancerización, el citocromo P450, que se opone a la acción de las nitrosaminas (sustancias tóxicas).
- Aumenta la absorción del hierro.

Síntomas de carencia de vitamina C:
- Poca resistencia a las enfermedades infecciosas.
- Poca resistencia de los vasos sanguíneos que se rompen al menor golpe (fragilidad capilar), sangrado de encías.
- Problemas de envejecimiento de la piel.
- Irritabilidad, ansiedad, falta de tono.

Fuentes naturales de vitamina C: cítricos, frutas y verduras frescas. Siempre es preferible, en el ámbito nutricional, tomar el alimento crudo en lugar de cocido (y esto es particularmente cierto para la fruta y para las verduras verdes).

CDR: con justa razón, el premio Nobel Linus Pauling la consideraba la vitamina de la longevidad. Pero la ciencia ha revelado que no es la única y que la sobredosis presenta inconvenientes. Actualmente se opina que la CDR es de 60 mg/día y que su origen debe ser preferentemente natural.

Niños - 35 a 40 mg. Mujer embarazada y lactante - 80 mg. Adultos en entornos contaminados - de 80 a 100 mg.

Nota: Diversas fuentes consideran que los aportes nutricionales recomendados por las autoridades son demasiado escasos y que deberían ser, en este caso, de al menos 200 mg/día para asegurar el mantenimiento de una salud óptima y la prevención de ciertas enfermedades relacionadas con el estrés psicológico y oxidativo.[1]

Tabla comparativa del contenido de vitamina C de productos frescos

Producto	Vitamina C (en mg/100 g)
Acerola	1000 a 5000
Cassis, perejil	200
Pimiento rojo	160-200
Pimiento verde, rábano negro	100-150
Kiwi	70-100
Fresa, lichi, berro, cebollino	60-70
Naranja, limón, coliflor cruda, col lombarda cruda, col de Bruselas cocida, brócoli cocido	50-60
Mandarina, mango, grosella	40-50
Pomelo, lima, lechuga, canónigo, perifollo, coliflor cocida	35-40
Zumos de naranja y de lima	25-30
Melón, frambuesa, pisto, fruta de la pasión, acedera cocida	25-30
Arándanos, moras, nectarinas, calabacín crudo, rábano, col cocida	20-25
Hígado de ternera cocido	20-30

---

1. Pizzorno J. E., *Textbook of Natural Medicine,* Murray Michael T. Ed., Churchill Livingstone, Estados Unidos, 3.ª edición, vol. 1, 2006, p. 1286.

La vitamina D (calciferol)

Es, ante todo, la vitamina responsable de la buena fijación del calcio y el fósforo a los huesos y, en segundo lugar, es un buen estimulante de las defensas inmunitarias.

Existe bajo diversas formas:
- Vitamina D3, colecalciferol, naturalmente presente en el pescado: bacalao, fletán, salmón, sardinas.
- Vitamina D2 proveniente del ergosterol producido por ciertos vegetales sometidos a rayos ultravioletas (levaduras y champiñones).

Su función fisiológica
- Estimula la defensas inmunitarias (infecciones, inflamaciones).
- Es la vitamina de los huesos, antiartrítica, que permite la fijación del calcio y del fósforo, esencial para el crecimiento óseo y su mantenimiento.
- Regula la transmisión neuromuscular: problemas espasmófilos, fatiga muscular.

Síntomas de carencia
- Todos los problemas relacionados con la mineralización de los huesos.
- Disminución de las defensas inmunitarias.

Fuentes naturales
- El sol: los rayos ultravioletas transforman las provitamina D3 de la sangre en vitamina D. Una exposición diaria de cara y manos de 10 minutos, en invierno, basta para cubrir las necesidades y reduce el riesgo de fractura en personas mayores.
- Alimentos (en mg/100 g): aceite de hígado de bacalao y de fletán - 8500. Pescado azul: salmón y anguilas - 6400; sardinas en lata - 2400 y frescas - 1440; arenque - 920. Champiñones frescos - 200. Hígado de ave - 52. Hígado de ternera - 20. Leche de vaca, cruda - 4. 1 huevo entero - 2000
- Suplementos alimenticios: existen excelentes suplementos naturales de fácil empleo, disponibles en tiendas bio y en farmacias, tanto de origen animal como vegetal (liquen boreal), a razón de 1 a 4 gotas al día. La espirulina contiene 0,36 mg/10 g.

CDR
- Adulto: 400 UI (10 mg).
- Bebé hasta los 3 años: 400 a 600 UI (10 a 15 mg).
- Mujer encinta o lactante: 600 UI. En mujeres embarazadas, es necesario un suplemento para pasar el invierno a fin de proteger su capital óseo y el del bebé.
- Personas mayores: la suplementación reduce en un 30 % la frecuencia de fracturas espontáneas.

Nota: Como en el caso de la vitamina C, los aportes nutricionales recomendados por las autoridades son demasiado escasos y deberían multiplicarse por 5, es decir, 2000 UI/día, como mínimo para obtener efectos positivos.

La vitamina E (Alfa-tocoferol)
Es la vitamina antioxidante por excelencia.

Función fisiológica
- Atrapa los radicales libres por su acción antioxidante, protegiendo así los tejidos del envejecimiento, en asociación con el selenio, las vitaminas A, C y los ácidos grasos esenciales (vit. F).
- Permite la asimilación del hierro.
- Aumenta las defensas inmunitarias.
- Es desintoxicante, junto con el selenio.

Síntomas de carencia: las carencias de esta vitamina son muy raras. *La suplementación es indispensable en los bebés que no son alimentados por sus madres.*

Fuentes naturales (en mg/100 g): aceite de germen de trigo - 200; gérmenes de cereales, aceites vegetales (maíz/soja - 100, colza/girasol - 70, cacahuete/nuez - 40). También en la mantequilla - 2, el hígado y los huevos - 1, carnes, aves y pescados - 0,5 y la verdura (col, espárragos, puerros, zanahorias - 0,3 a 1,8 y espinacas). La leche - 0,06.

CDR: 10 a 15 mg al día.

La vitamina K

Este grupo de vitaminas interviene en la coagulación, el metabolismo de los huesos y la elasticidad de los tejidos conjuntivos (arterias, tendones y fascias), y poseen una propiedad de control de la inflamación. La vitamina K podría contribuir a combatir las inflamaciones crónicas, particularmente del intestino, y la osteoporosis y participar en la prevención del cáncer.

La vitamina K tiene dos grandes familias:

- K1, filoquinona o fitomenadiona (K1), sintetizada por las plantas, se encuentra fundamentalmente en la verdura de color verde y con hojas (lechuga, col, brócoli, espinacas, acelgas…), los espárragos y la fruta: aguacates, kiwis.
- K2, menaquinona (K2) que es sintetizada por bacterias del tubo digestivo a partir de la flora digestiva, y que consigue entre el 10 y el 15 % de la cantidad diaria recomendada.

Encontramos vitamina K en el natto (soja fermentada), el tofu y un poquito en los aceites vegetales bio, los quesos fermentados, la mantequilla, el hígado y la yema de huevo.

Las necesidades de un adulto medio son de 50 a 100 mg/día. Una alimentación rica en verdura verde y fruta aporta la cantidad de vitamina K necesaria.

LOS POLIFENOLES Y LOS BIOFLAVONOIDES

Los polifenoles[2] están de moda; conocidos sobre todo por su beneficiosa presencia en la uva y el vino tinto, explican la «paradoja francesa».[3]

De hecho, los polifenoles son moléculas orgánicas muy extendidas en el mundo vegetal desde las raíces hasta los frutos. No ejercen una función

---

2. Referencias del capítulo: Jean Bruneton, *Pharmacognosie*, Éditions TEC et DOC.
3. La paradoja francesa se basa en el hecho de que un consumo regular y moderado (de uno a dos vasos/día) de vino (tinto) tiene un efecto preventivo sobre las enfermedades cardiovasculares.

directa a nivel de actividades fundamentales del organismo vegetal, como el crecimiento o la reproducción.

Antiguamente llamados taninos, los compuestos fenólicos son metabolitos secundarios fabricados por las plantas para protegerse de los ataques de los rayos ultravioletas y de los animales que se las quieren comer, dado su amargor. Pero además tienen un potente poder antioxidante. Actúan de dos maneras en la circulación sanguínea:

1. Mediante un efecto vitamínico P: la vitamina P no es una vitamina en sentido estricto, sino un grupo de pigmentos hidrosolubles, tales como los bioflavonoides y los antocianos. Es antioxidante y refuerza la acción de la vitamina C. La vitamina P actúa sobre la permeabilidad de las células, refuerza las paredes venosas y contribuye a disminuir la permeabilidad de los capilares. También estimula la circulación sanguínea. Una carencia de vitamina P se traduce por pequeñas hemorragias subcutáneas y gingivitis.
2. Por un efecto venotónico, estimulando la contracción de las fibras musculares lisas y la circulación de retorno. Este efecto se atribuye particularmente a cumarinas y saponósidos.

Las virtudes de los polifenoles

Antioxidantes naturales, luchan contra el exceso de radicales libres en el organismo, que atacan a la vez la membrana y el ADN celular. Los polifenoles tienen un papel preventivo notable en todas las enfermedades que tienen que ver con el deterioro celular. La vía externa no permite la penetración y deben ser ingeridos, salvo para tratar la parte más externa de la piel, la epidermis, que contribuyen a regenerar y proteger de las agresiones externas.

Enriquece tu alimentación con polifenoles para:

- Luchar contra la proliferación anárquica de las células. Como todos los compuestos antioxidantes, los polifenoles previenen la formación de tumores. En efecto, impiden la formación de los agentes que están en el origen de las mutaciones genéticas nocivas.

- Prevenir las enfermedades cardiovasculares. Los polifenoles de una sola comida permiten luchar contra la oxidación del colesterol malo. Ello impide los fenómenos que se encuentran en el origen de la obstrucción de las arterias.
- Prevenir las enfermedades neurodegenerativas.
- Prevenir y tratar enfermedades inflamatorias. Es igualmente necesario eliminar las causas de la inflamación y todos los alimentos proinflamatorios (grasas saturadas, exceso de azúcares, etc.).
- Luchar contra la osteoporosis. Ciertos polifenoles pueden actuar como hormonas, por ejemplo las isoflavonas de la soja.

Las mejores fuentes de polifenoles

Los polifenoles están muy presentes en la fruta, con las uvas a la cabeza (sobre todo la uva negra), las fresas y todas las frutas rojas, anaranjadas y amarillas. A cada color de fruta corresponde un tipo de polifenol. Si queremos aportes variados habrá que comer todo tipo de frutas para cubrir la paleta de polifenoles, prefiriendo la fruta cuyo color no cambia con los días.

Algunas verduras y hierbas aromáticas también contienen polifenoles: la col (verde, lombarda, china…), la col de Bruselas, el brócoli, las alcachofas o el perejil.

Otros alimentos contienen polifenoles, como el té, el cacao o el vino tinto.

El exceso de polifenoles

Los efectos del exceso de polifenoles no ha sido, que sepamos, objeto de estudio, pero se sabe que a partir de cierta dosis limitan la absorción del hierro alimentario.

Una alimentación variada, con aportes cotidianos y regulares de fruta y verdura fresca,[4] es la mejor forma de unir lo útil a lo agradable. En caso de problemas de salud, el médico podrá aconsejar suplementos y plantas ricas en polifenoles tales como el cardo mariano, las hojas de viña roja, uvas, etc.

---

4. Para saber más, véase la ficha en la página web www.naturemania.com

La cura de la uva estival es una excelente manera de proceder a un drenaje orgánico, con la pérdida de kilos sobrantes y una limpieza profunda asegurada. La cura, fuera del ámbito médico, no debe pasar los tres o cuatro días.

Conviene saber: El zumo de uva fresco o embotellado es el alimento que contiene más variedad de polifenoles. Aprovecha el verano para enriquecer tu alimentación con polifenoles.

Hay cuatro grandes clases de polifenoles:

1. **Los polifenoles simples y ácidos fenólicos** que están presentes en el café, el té, las cerezas, los arándanos, los cítricos, las ciruelas, los cereales integrales y el vino tinto. Los ácidos fenólicos más presentes en la alimentación corriente son los ácidos cafeicos, que encontramos en muchas frutas y en el café.
2. **Los flavonoides** dan color a la fruta y a la verdura amarilla, roja, azul y violeta. No son vitaminas pero desempeñan un papel fundamental en la lucha contra los radicales libres y los efectos del envejecimiento. Fueron descubiertos en 1936 en la piel del limón por el húngaro Szent-Györgyi. Se trata de pigmentos hidrosolubles que encontramos en las flores, la fruta y a veces en las hojas de las plantas, destinados a protegerlas de los rayos solares nocivos y a llamar la atención de los insectos polinizadores o, a la inversa, repeler a los predadores. Pertenecen a la gran familia de los polifenoles.

    Existen más de 4000 flavonoides repartidos en 12 clases. Comprenden, entre otros, los antocianósidos (azul a violeta) y los flavonoles, chalconas y auronas (amarillo). Los flavonoides se reparten en las siguientes clases:

    - Las antocianinas: presentes en las bayas rojas, el vino tinto, la uva negra y el té.
    - Los flavonoles: albaricoque, té, vino tinto, uva negra, chocolate, manzanas.
    - Las flavanonas: cítricos.
    - Las flavonas: perejil, pimienta roja, apio, cítricos, cebollas.

- Los flavandioles: cebolla, col rizada, puerros, brócoli, arándanos, vino tinto, té verde, tomates.
- Las isoflavonas: soja en grano, hojas de trébol rojo, cebada, arroz negro, trigo integral, semillas de lino.
- Las proantocianidinas (o polímeros de flavonoles): fruta (pera, manzana, uva), vino tinto, té.

3. **Los estilbenos y lignanos** se encuentran en la uva negra, el vino tinto, las bayas rojas, los cacahuetes, semillas de lino, cereales integrales, ajo y espárragos. Entre los estilbenos, el resveratrol, presente en gran cantidad en el vino, es objeto de investigaciones profundas en cuanto a su potencial anticancerígeno y, eventualmente, anti-alzhéimer.
4. **Polímeros fenólicos variados** se encuentran en los vinos y los tés. A menudo aparecen con la transformación de los polifenoles naturales durante la fermentación (vino y té negro), el almacenado o la cocción de los alimentos. Se encuentran en gran cantidad en la fruta, la verdura y las plantas medicinales en general.

Enriquece tu alimentación con polifenoles
El ejemplo del Ginkgo biloba

Las propiedades protectoras de los flavonoides han sido demostradas en estudios diversos –por ejemplo sobre el vino tinto o el té–. Han sido ilustradas espectacularmente por el Ginkgo biloba (utilizado en medicina como protector vascular), que fue el único árbol que sobrevivió a las radiaciones atómicas de Hiroshima. Sus hojas tienen un contenido especialmente importante de pigmentos protectores.

Conviene saber: Los antocianos (del griego *anthos*, flor y *kuanos*, azul) son pigmentos visibles a simple vista, responsables de la coloración rosa, roja, malva, violeta o azul de la mayoría de las flores y de las bayas y frutas rojas. También encontramos antocianos en raíces, tallos, madera, hojas y semillas (pepitas de uva, por ejemplo). En otoño, el color rojo de las hojas de los árboles se debe a los antocianos y a los carotenos, que ya no se ven enmascarados por la clorofila (hoja de viña roja, por ejemplo).

Las partes que son fuentes de flavonoides:

- Pulpa, piel y pepitas de frutos rojos: arándanos, cassis, uva negra, frambuesa, grosella, moras, cerezas, acerola, arándano rojo, espino amarillo, melocotón rojo, saúco negro…
- Bulbos y raíces: cebolla roja, rábano, remolacha…
- Hojas: viña roja, col lombarda…
- Flores: aciano, hibisco, malva, rosa, saúco negro…

Para una buena prevención de la inflamación y del envejecimiento celular:

- Consume cada día fruta y verdura de colorines, enteras o en zumos naturales.

Consejo: Consume regularmente fruta roja.

Haz una cura de frutas rojas durante la estación: ½ cestita al día durante ocho días.

Fuera de temporada: un vaso de zumo bio embotellado al día (por ejemplo zumo de arándanos…).

¿Por qué?
Los frutos rojos, particularmente ricos en flavonoides, tienen numerosas indicaciones:

- Lucha contra la inflamación gracias a sus virtudes antirradicales.
- Lucha contra la fatiga física y mental.
- Previene el envejecimiento en general y el cerebral en particular.
- Lucha contra el envejecimiento cutáneo y la cuperosis.
- Mejora la visión nocturna.
- Lucha contra la insuficiencia venosa, las piernas pesadas, las venas varicosas y las petequias.
- Ayuda al drenaje hepático.

Elementos naturales inorgánicos antinflamatorios

El Zinc

El cuerpo contiene de 2 a 3 g, casi tanto como hierro.

Función: participa en más de 200 reacciones enzimáticas y en las funciones de ciertas hormonas. Su actividad, en un notable número de reacciones biológicas, es un elemento absolutamente indispensable para la defensa celular, particularmente en la lucha contra los radicales libres con la enzima llamada superóxido dismutasa. Con otros oligoelementos, participa en la asimilación de los glúcidos, dado que es uno de los componentes de la insulina. También es el antídoto de tóxicos como el cadmio y el plomo. Su carencia es muy frecuente: su asimilación es más difícil después de los sesenta años y se aconseja un aporte suplementario en la lucha antienvejecimiento.

Síntomas de carencia: retraso en el crecimiento, retraso en la cicatrización, estrías, caída de cabello, pérdida del sentido del gusto, disminución del olfato, disminución de la fertilidad, anorexia; leuconiquias (manchas blancas en las uñas); problemas de inmunidad (alergias, rinitis, asma), disminución de las defensas contra los radicales libres (envejecimiento acelerado), problemas endocrinos, psoriasis, acné, fragilidad en uñas, problemas con las reglas, ausencia de libido, esterilidad.

Síntomas de exceso: (a dosis muy muy altas) diarreas, vómitos.

Principales fuentes naturales: ostras, champiñones, levadura de cerveza, brócoli, berros, cebollas, nueces, arenques, cereales integrales, yema de huevo. Hay que tener en cuenta el altísimo contenido de las ostras, con 70 mg/100 g y de las almejas, de 15 a 70 mg/100 g.

CDR: 15 a 20 mg.

El Selenio

Función: numerosos trabajos actuales nos hablan diariamente de este mineral poco conocido hasta el momento. Tiene, sobre todo, una acción «antioxidante» gracias a su presencia en el glutatión peroxidasa y asegura su participación en la inhibición de los «radicales libres», en sinergia con las vitaminas A y E. Eso le confiere una verdadera actividad antioxidante y antienvejecimiento.

Aumenta la resistencia del organismo mediante la estimulación del sistema inmunitario. Mejora la calidad de los tejidos cutáneos y desempeña un papel en la prevención de enfermedades cardiovasculares, pudiendo participar también en la prevención de cataratas. Es un buen antídoto contra el cadmio y el mercurio.

Síntomas de carencia: arteriosclerosis, problemas cardiovasculares, disminución de las defensas, envejecimiento acelerado.

Síntomas de exceso: realmente es muy raro, prácticamente excepcional, pero provocaría caída del cabello, dolores articulares y problemas gastrointestinales.

Principales fuentes naturales: levadura de cerveza, litotamnio, cebolla, hígado, cereales, ajo, pescado de agua salada, col, piña, plantas adaptógenas, raíces, nueces de Brasil (una al día es suficiente).

CDR: 50 a 100 mg.

El Cobre

Función: como el hierro, participa en la formación de la hemoglobina y facilita su asimilación. Al activar la formación de anticuerpos, aumenta las defensas contra las infecciones reforzando el sistema inmunitario (acción antiviral y antibacteriana). Por otra parte, tienen una actividad antinflamatoria reconocida.

Síntomas de carencia: infecciones recidivantes, fatiga, osteoporosis, retraso en el crecimiento, anemia, cistitis, caída de cabello, palidez.

Síntomas de exceso: depresión, hipertensión, ansiedad, artritis.

A menudo provocados por:

- la asociación de tuberías de cobre y ablandadores de agua;
- ingesta de píldoras anticonceptivas;
- presencia de un DIU de cobre.

Fuentes naturales: ostras, frutos secos, legumbres, cereales, soja, mejillones, hígado (menudillos), cacao, olivas negras.

CDR: 2 a 5 mg.

El Azufre

Función: como el manganeso, es un gran socorro en las afecciones artríticas y alérgicas. Por otra parte, mejora el funcionamiento hepático. Presente en todo organismo, es particularmente importante para la piel, las uñas y el cabello, los cartílagos y los tendones.

Síntomas de carencia: acné, artritis, artrosis, asma alérgica, bronquitis, caída del cabello, eczema, aumento del colesterol, fragilidad de las uñas, prurito, psoriasis, problemas hepatobiliares, urticaria.

Síntomas de exceso: no hay conocimiento de problemas de exceso de azufre alimentario.

Fuentes naturales: yema de huevo, col, brócoli, rábano negro, rábano rosa, judías blancas, guisantes, puerros, ajo, cebollas, chalotas, cebollino, espárrago, habas, lentejas.

CDR: 600 mg.

El Germanio

Ha sido objeto de investigaciones que confirman su utilidad, a dosis infinitesimales, en la lucha contra el envejecimiento y las enfermedades relacionadas con la inmunodepresión.

Principales funciones: acción anti radicales libres, favorece el aporte de oxígeno a las células, elimina los elementos tóxicos del organismo.

Fuentes (trazas): en plantas como el ajo, el aloe vera, los champiñones adaptógenos (reishi, shiitake), la clorela, el berro, el litotamnio.

Tercera llave

La fitoaromaterapia antinflamatoria

Las plantas rebosan sustancias beneficiosas para la salud. Algunas de ellas presentan componentes que explican sus virtudes antinflamatorias, analgésicas, antiespasmódicas o antiinfecciosas.

Las plantas de uso alimentario aportan elementos esenciales imprescindibles para la buena salud de las células: agua, proteínas (aminoácidos), glúcidos (carbohidratos), lípidos (ácidos grasos), minerales, oligoelementos, vitaminas, polifenoles, fibras, ciertos compuestos aromáticos… (*véase* el capítulo precedente).

Las plantas saludables, las medicinales, las aromáticas y los condimentos con sus extractos (esencias, aceites esenciales, oleorresinas, bálsamos, gomas) contienen sustancias complementarias útiles que, usadas con sensatez, ayudan al organismo a luchar contra las infecciones, la inflamación crónica, el dolor crónico y el envejecimiento.

70 plantas antinflamatorias y/o analgésicas

Ésta es una selección de plantas y productos naturales antinflamatorios y analgésicos básicos, a buen precio y fáciles de encontrar (la lista no es exhaustiva).

Las plantas y productos naturales marcados con un * se detallan en las fichas de plantas y bioproductos de la web www.naturemania.com:[1] origen, historia, constituyentes, indicaciones y contraindicaciones, toda forma de utilización.

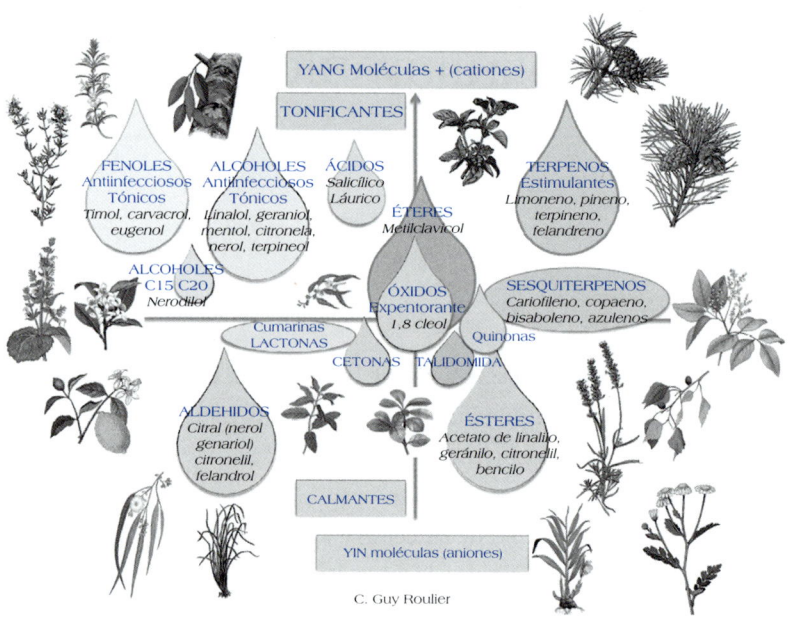

Esquematización de las principales moléculas aromáticas y plantas utilizadas en aromaterapia. A.E.= Aceite esencial.
H.A.= Hidrolato aromático. A.V.A.= Aceite vegetal aromático

Abedul lento (*Baetula alba* L.)
Abedul amarillo (*Baetula alleghaniensis* Britt.)

Partes utilizadas: corteza, madera, savia, yemas.

Principales constituyentes: las hojas contienen flavonoides (1,5 a 3%) y un aceite esencial de salicilato de metilo. La corteza del abedul amarillo,

---

1. Para acceder directamente a 100 fichas de bioproductos de www.naturemania.com, usa el buscador situado a la derecha de la página de inicio.

del abedul negro y del cerezo silvestre contiene un aceite esencial compuesto casi exclusivamente de salicilato de metilo.

Propiedades e indicaciones: las mismas que la gaulteria. Antinflamatorio, antirreumático, analgésico, depurativo, diurético, particularmente indicado en las afecciones urinarias, artríticas, gota y retención de líquidos. Usar en aplicación externa en dolores reumáticos, en mezcla sinérgica.

Abeto de Siberia (*Abies sibirica Ledeb.*)
Partes utilizadas: agujas destiladas.

Principales constituyentes: acetato de bornilo, terpenilo, canfeno…

Propiedades e indicaciones: antinflamatorio y antiespasmódico. Indicado a título preventivo y curativo en ciertas afecciones respiratorias y colitis espasmódicas. Utilizado en aerosol en la bronquitis acompañada de disnea.

Abeto negro (*Picea mariana Mill.*)
Partes utilizadas: agujas destiladas.

Principales componentes: rico en acetato de bornilo, pineno, camfeno, delta-3-careno.

Propiedades e indicaciones: recarga energética, tónico general, tónico endocrino, semejante a la cortisona. Antiséptico aéreo.

Consejos de utilización:
- En masaje: A.E. (aceite esencial) puro en aplicación sobre el plexo solar o sobre la zona suprarrenal (zona del riñón sobre las costillas), de 3 a 4 gotas bastan. También se puede diluir en aceite vegetal al 50 %.
- Baños: mezcla tónica con otros A.E. revitalizantes diluidos.
- Aerosoles: difusión atmosférica para sanear el ambiente.

Ajo (*Allium sativum L.*)*

El ajo forma parte de las plantas adaptógenas de uso alimentario.

Parte utilizada: bulbo, formado por dientes de olor picante.

Propiedades e indicaciones: hace bajar la tensión, dilata los capilares (beneficioso para la arteriosclerosis), baja el colesterol, previene las enfermedades cardiovasculares (evita la formación de placas), antidiabético, antiséptico particularmente eficaz en casos de micosis (cándida), vermífugo.

Uso alimentario: los dientes de ajo se usan extensamente en alimentación (ensaladas, potajes, con carne, con verdura...). El ajo debe figurar en todos los platos que sea posible. Maridados con perejil y limón, nos protege de las infecciones y mantiene la sangre pura, con las arterias flexibles y tónicas.

Alcachofa (*Cynara scolymus L.*)*

Partes utilizadas: hojas.

Principales indicaciones: mal funcionamiento del hígado, hepatoprotectora, colerética y colagoga (estimula la formación y eliminación de la bilis), enfermedades del hígado (cálculos biliares), dispepsia funcional (mala digestión), hinchazón por gases, náuseas, ictericia, cirrosis, exceso de colesterol.

Contraindicaciones:
- Posible alergia (a la familia de las plantas compuestas, tales como las margaritas, la manzanilla, etc.).
- Cálculos biliares u obstrucción de las vías biliares, porque la alcachofa estimula la producción de bilis.

Aquilea milhojas (*Achillea millefolium L.*)

Parte utilizada: puntas floridas. Aceites esenciales.

Usos:
- Infusiones de la planta seca, cataplasmas.
- A.E.: inhalación en aerosol (antialérgico), aplicación local en hidrosol, liposol en caso de acné, inflamaciones de la piel.

Nota: Aceite esencial poco empleado a pesar de ser muy común.

Contraindicaciones: el aceite esencial está contraindicado en bebés, niños, mujeres embarazadas (es neurotóxico y abortivo).

Bálsamo de copaiba (*Copaifera officinalis L.*)

Parte utilizada: oleorresina exudada naturalmente por el tronco del árbol tras la incisión (como el látex del árbol de caucho) que se destila dos veces para eliminar la resina.

Propiedades e indicaciones: infecciones urinarias, catarrales, uretritis, infecciones broncopulmonares, llagas y úlceras. Dolores inflamatorios articulares, traumatismos, hematomas y contusiones, esguinces, mialgias.

Contraindicaciones: ninguna conocida a dosis fisiológicas.
Cuidado con las personas alérgicas.

Bálsamo del Perú (*Myroxylon pareirae Mill.*)

Parte utilizada: el bálsamo rojo amarronado, que es una oleorresina espesa.

Propiedades e indicaciones: antiséptico cutáneo, urinario y bronquítico, cicatrizante, utilizado en ciertas enfermedades de la piel, antitraumático y analgésico.

Contraindicaciones: puede causar alergia.

Bálsamo de Tolú (*Myroxylon balsamum Mill.*)
Propiedades e indicaciones: balsámico y expectorante, facilita la evacuación de la mucosidad de los bronquios (bronquitis, enfisema, tuberculosis). Antiséptico y antinflamatorio urinario (cistitis, prostatitis, uretritis).

Contraindicaciones: puede causar alergia.

Benzoína (*Styrax tonkinensis* = *Styrax benzoin*)
Parte utilizada: el bálsamo extraído por incisión en el tronco.

Principales constituyentes: aceite esencial.

Propiedades e indicaciones: antiséptico pulmonar pero sobre todo antinflamatorio, cicatrizante y protector de la piel. Emplear la tintura de benzoína como un barniz para proteger la piel de las alergias, los cortes y las úlceras.

Calófilo (*Calophyllum inophyllum L.*)
Parte utilizada: bálsamo obtenido por la expresión del fruto, mezcla de resina, aceite graso y aceite esencial, lactones, cumarinas bioflavonoides.

Propiedades e indicaciones: bálsamo aromático antinflamatorio, cicatrizante, fluidificante sanguíneo y protector vascular.

Usos: cuidados de la piel inflamada. Puede ser empleado puro, untado en la piel para ciertas afecciones: eczema, acné, fragilidad de los capilares (facilidad para tener hematomas), varicosidades, petequias... En sinergia con aceites esenciales antivirales para el herpes zóster, antinflamatorios y antiinfecciosos para las gingivitis y la estomatitis.

Canela (*Cinnamomum zeylanicum Nees*, también llamado *Cinnamomum verum Presl.* o *Cinnamomum aromaticum J. Grah.*)

Parte utilizada: corteza y hojas.

Principales constituyentes: la corteza contiene un aceite esencial poderosamente antiséptico (cinamaldehído). La hoja contiene eugenol, potente bactericida que también está presente en los clavos de olor.

Propiedades e indicaciones: energizante, rubefaciente, potente antiséptico.

Cardo mariano (*Sylbum marianum L., Carduus marianus L.*)

Partes utilizadas: los frutos.

Principales constituyentes: rico en flavonoides con actividad hepatoprotectora (mezcla de derivados flavonoides llamada silimarina).

Propiedades e indicaciones: antinflamatorio y regenerante del sistema circulatorio y del hígado, esta planta medicinal está indicada para la prevención y cura de las afecciones hepáticas de origen tóxico (antihepatotóxica, hepatoprotectora y regenerante). Indicada en dispepsia y en intoxicaciones, así como en las enfermedades del hígado provocadas por toxinas metabólicas: alcohol, químicos de origen industrial…
Uso: polvo integral o extracto normalizado. Especialidad.

Nota: La infusión se desaconseja por la poca hidrosolubilidad de sus principios activos.

Cassis (*Ribes nigrum L.*)

Partes utilizadas: todas las partes aéreas son utilizables (frutos, hojas, yemas y el aceite de las pepitas).

Principales constituyentes: los frutos contienen glúcidos, vitamina C y, sobre todo, antocianos; el aceite de las pepitas, obtenido por prensada en frío, es rico en ácidos grasos omega-3 y omega-6, y particularmente en ácido gama-linoleico; las hojas aromáticas contienen un aceite esencial, ácidos fenoles, proantocianidinas y numerosos flavonoides; las yemas contienen un aceite esencial y flavonoides.

Propiedades e indicaciones:
- Frutos: su remarcable riqueza nutritiva en vitaminas los coloca a la cabeza de las frutas rojas tónicas y protectoras vasculares, al igual que los arándanos, las moras o las frambuesas.
- Aceite de pepitas: la presencia concomitante de omega-3 y omega-6 explica el papel de este aceite en la defensa contra la inflamación y la protección del corazón y las arterias. Por otra parte, la presencia de alfa-tocoferol (vitamina E), antioxidante mayor, completa su acción protectora contra los radicales libres.
- Hojas: diuréticas, bajan la presión arterial y mejoran la circulación (por la acción de los flavonoides).
- Yemas (tintura madre): activa las glándulas suprarrenales (actúa como la cortisona).

Cebolla (*Allium cepa L.*)

Parte utilizada: bulbo.

Principales constituyentes: fructanos, flavonoides, aceite esencial con disulfuro de alilopropilo (lacrimógeno) y aldehídos.

Propiedades e indicaciones: antiséptica y antiinfecciosa potente, antifermentaciones, anticatarral, anticolesterol, descongestionante de la zona genitourinaria, diurética, también considerada depurativa de la sangre por eliminación de la urea y de cloruros, hipoglucemiante, estimulante nervioso general, tonificante y protectora del corazón.

Usos: esencialmente culinario. Nada reemplaza una verdura fresca mezclada en ensaladas o cocida, aromatizando sopas, verduras y carnes. Utilizada tradicionalmente para madurar abscesos mediante la aplicación del bulbo cocido. Misma indicación en otitis: aplicar la cebolla cocida fijándola con una banda o pañuelo durante toda la noche.

Contraindicaciones: uso externo crudo (es dermocáustica).

Las citronelas

Las citronelas tienen una acción rubefaciente, estimulante de la microcirculación y, en este sentido, antinflamatorias indirectamente.

Partes utilizadas: parte aérea destilada.

Usos: vía externa.

Citronela de Java (*Cymbopogon winterianus Jowitt*)

Principios constituyentes: contiene un aceite esencial rico en citral y citronelal, geraniol y citronelol.

Propiedades e indicaciones: antinflamatoria, antiséptica, rubefaciente, aconsejada para aplicación externa en reumatismos inflamatorios.

Citronela de Ceylán (*Cymbopogon naardus L.*)

Principales constituyentes: aceite esencial parecido al anterior pero con más eugenol.

Propiedades e indicaciones: antiinfecciosa, antibacteriana, antiséptica aérea, antiespasmódica, antinflamatoria. Colitis espasmódica, enterocolitis infecciosa, dolores pélvicos, reumatismos, artritis. Infecciones urogenitales agudas y crónicas, cistitis, uretritis, vaginitis leucorreicas, MST.

Contraindicaciones: uso prolongado (diarreas, excitación).

Clavo (*Sygyzium aromaticum* = *Eugenia caryophillata*)
Parte utilizada: botón floral llamado clavo.

Principales constituyentes: el eugenol y sus derivados, sesquiterpenos (cariofileno).

Propiedades e indicaciones: antiinfeccioso mayor, antibacteriano y antiviral, el A.E. puede utilizarse en la mayor parte de las infecciones. Anestésico y cauterizante, se usa mucho en odontología. Muy energético y tonificante, se aconseja durante la fatiga.

Uso externo: aplicar un trocito de algodón mojado con una gota de A.E. para el dolor dental y pedir hora con el dentista.

ZOOM sobre la col y las crucíferas
La familia de las brasicáceas (antes llamadas crucíferas) comprende alrededor de 4000 especies. Muy homogénea, se las reconoce por sus flores dispuestas en cruz. Las especies más conocidas son utilizadas con fines alimentarios, para condimentos o para medicamentos: col (verde, rizada, de Bruselas, lombarda, kale, col china, coliflor…), rábanos, nabos, mostazas, berros, colza, *Capsella bursa pastoris*.

Las crucíferas contienen gran variedad de moléculas valiosas para la salud, particularmente polifenoles y glucosinolatos.

La col* (*Brássica oleraceae L. DC.*)[2]
Esta verdura de sabor pronunciado es, al mismo tiempo, un alimento remarcable y un maravilloso remedio natural de múltiples usos.

Partes utilizadas: las hojas y la raíz (colinabo).

Principales constituyentes: es una de las plantas más nutritivas, que posee virtudes antioxidantes, antinflamatorias, antiparasitarias, hipocolesterole-

---

2. Las plantas con * tienen una ficha detallada en la página web www. naturmania.com

miantes, y sobre todo anticancerígenas por sus isotiocianatos,[3] resultado de la transformación de los glucosinolatos por molido o cocción al vapor.

Los glucosinolatos son biológicamente inactivos. Sólo cuando el alimento sufre transformaciones físicas (picado, triturado, masticación) se liberan y entran en contacto con la mirosinasa (enzima presente en el alimento mismo) para transformarse en sulfurofano, potente molécula anticancerígena que es absorbida por la sangre.

Los sulfurofanos provocan la eliminación por el organismo de sustancias tóxicas que tienen el potencial de inducir el cáncer, previenen la formación de tumores, disminuyen el crecimiento de las células cancerosas, favorecen su autodestrucción y bloquean la angiogénesis. También tienen propiedades antibióticas bactericidas, sobre todo contra la bacteria responsable de las úlceras gástricas. Podrían, por tanto, desempeñar un papel importante en la protección contra el cáncer de estómago. Cada 100 g: alto contenido en vitamina C (50 a 80 mg); vitamina E (0,3 mg), B9 (0,09 mg); vitamina A (00,3 mg), fibras (3 g); elementos minerales como potasio (300 mg), azufre (70 mg), calcio, hierro; flavonoides.

Propiedades e indicaciones: tonificante, remineralizante, desintoxicante, antioxidante por sus vitaminas y flavonoides, considerada por ciertos autores como un alimento esencial en la prevención contra el cáncer, particularmente el digestivo, y de enfermedades cardiovasculares y degenerativas. Se aconseja a los diabéticos y a los obesos por su pobreza en glúcidos y se recomienda en las dietas de adelgazamiento. En aplicación local, es cicatrizante, calmante en la artritis, en la artrosis y en los esguinces.

Consejos de uso:
- Culinario: la col forma parte de los alimentos de base de la dieta antinflamatoria y anticancerígena a la misma altura que el conjunto de frutas y verduras antioxidantes y alcalinizantes. Se puede comer cruda

---

3. Los isotiocianatos son responsables del aroma picante de la mostaza, del rábano y del wasabi. Son el resultado de la transformación de los glucosinolatos por la mirosinasa.

picada, en ensalada, cocida preferentemente al vapor suave, para preservar sus vitaminas A, C y E. El intestino irritable acepta mejor la chucrut predigerida por la fermentación (piensa en enjuagarla bien antes de cocerla para eliminar la sal).

- Cuidados naturales:
    - Zumo de col: utiliza un exprimidor (para eliminar las partes indigestas). Combínala con tus batidos de vitalidad y antioxidantes con remolacha cruda, zanahoria, tomates maduros y otras verduras frescas (como lechuga).
    - Cataplasmas de hojas: se trata de un remedio natural particularmente eficaz y sin riesgo alguno. ¿Cómo hacerlas? Aplicar unas cuantas hojas de col chafadas con un rulo pastelero en las zonas que de deban tratar, o bien calentarlas con la plancha para que estén tibias. Fijarlas a la piel con vendas y dejar actuar toda la noche. Se emplea en dolores articulares traumáticos y reumatismos, acompañadas de otros cuidados.

Otras crucíferas importantes son: brócoli, col de Bruselas, colinabo y kale.

El **brócoli** es un alimento antinflamatorio gracias a las moléculas de efectos antinflamatorios y a los antioxidantes que contiene. Es particularmente rica en sulfurofano, un antioxidante que modera la inflamación reduciendo los niveles de citoquinas y de NF-B (mediadores de la inflamación).

ZOOM sobre el crisantemo enano* (*Chrysantellum indicum DC. subesp. afroamericanum BL Turner = Chrysantellum americanum L. Vatke*)

Origen: el crisantemo enano es una planta común en todos los altiplanos africanos, pero es originario de Sudamérica (Perú y Bolivia).

Partes utilizadas: la planta entera (hojas, flores y frutos).

Principales componentes: el interés del crisantemo reside en su riqueza en flavonoides específicos.

Propiedades e indicaciones: las propiedades antirradicales, antioxidantes y antilipemiantes de los bioflavonoides del crisantemo, en forma de extracto seco (nebulizado o atomizado), justifican que se lo aconseje por su acción:
- Antinflamatoria y antiedematosa.
- Protectora y regeneradora celular hepática.
- Protectora vascular, favoreciendo particularmente la microcirculación por acción sobre la permeabilidad y la fragilidad capilar.
- Anti cálculos biliares.
- Anti envejecimiento celular.

El crisantemo está tradicionalmente indicado para:
- Las intoxicaciones hepáticas de orígenes diversos y sobre todo las etílicas.
- La insuficiencia de secreción biliar.
- Los problemas digestivos debidos a excesos alimentarios y alcoholismo, precirrosis, cirrosis compensada.
- Las hiperlipidemias.
- Las litiasis de todos los orígenes (sobre todo biliares).
- Las afecciones retinianas de origen vascular.
- La fragilidad y la permeabilidad vascular.

Consejos de uso: el crisantemo puede usarse en infusión o en polvo (gélulas) para mantenimiento. Los extractos concentrados de principios activos y eliminación de fibras son preferibles para un efecto óptimo. El nebulizado de extracto en seco concentra en cinco los principios activos. Así, para una misma dosis de principios activos, se requieren 20 gélulas de polvo seco o 4 gélulas de nebulizado. La tintura madre se usará como mantenimiento o para curas externas.

Dosis aconsejadas:
- Polvo integral: 4 a 8 gélulas al día (si hay exceso se corre el riesgo de sufrir gases).
- Nebulizado: 1 gélula antes de cada ingesta principal.
- Tintura madre: 50 a 100 gotas antes de cada ingesta principal.

Contraindicaciones:
- Posible alergia (alergia a la familia de plantas compuestas tales como las margaritas, la manzanilla, etc.).
- Cálculos biliares y obstrucción de las vías biliares.

ZOOM sobre la cúrcuma

La **cúrcuma** es una especia colorante y protectora.

Curcuma longa L. = Curcuma domestica Val. y Curcuma zedoaria Roscoe. Curcuma xanthorrizha Roxb.
La familia de las cingiberáceas contiene compuestos colorantes amarillos específicos (curcuminoides) y picantes (jengiberoles del jengibre). Es uno de los ingredientes del curry, mezcla omnipresente en la cocina india. Tradicionalmente, el polvo del rizoma se añade a los alimentos, sirviendo al mismo tiempo de conservante y de colorante amarillo. Su nombre en chino, *Jianghuang,* significa «jengibre amarillo».

En las diversas tradiciones médicas de Asia (medicina ayurvédica, tradicional china, de Indonesia, de Tailandia), la cúrcuma tiene fama de ser un buen tónico y un remedio para los problemas del sistema digestivo. Las investigaciones científicas recientes han permitido valorar una sustancia específica de esta familia, los curcuminoides, de los cuales la curcumina contiene el 90 % de antioxidantes muy poderosos que explican las indicaciones tradicionales: problemas inflamatorios (dolores reumáticos o artríticos), problemas menstruales, inflamaciones cutáneas… Algunos investigadores la consideran un buen preventivo del alzhéimer y del cáncer colorrectal, aunque se necesitan confirmaciones y siempre en el marco de un tratamiento preventivo general (higiene de vida, ejercicio, alimentación equilibrada y sana…).

Parte utilizada: el rizoma.

Principales componentes: 60 % almidón, 10 % grasas, proteínas, de 10 a 15 ml/kg de aceite esencial, resina, sustancias colorantes llamadas curcuminoides (8 %), cuyo componente mayoritario es la curcumina (50 a 60 %). Dicho colorante amarillo azafrán sería capaz, según algunos estudios recientes, de ralentizar la formación de placas amiloides, que es el origen de la enfermedad de Alzheimer. La curcumina también se estudia por sus efectos anticancerígenos, antioxidantes y antinflamatorios. Estos efectos positivos están confirmados en lo que concierne a la acción antinflamatoria y la protección de las células hepáticas si se utiliza en pequeñas dosis. El A.E. de la *Curcuma longa* contiene sesquiterpenos (zingiberenos, curcúmenos) y cetonas (tumerona…).

Cuidados naturales:
- Problemas digestivos: polvo seco de rizoma. Tomar de 1 a 3 g al día, lo que corresponde más o menos a 60 mg a 200 mg de curcuminoides.
- Infusión: meter de 1 g a 1,5 g de polvo de rizoma en 150 ml de agua hirviendo y dejar cocer de 10 a 15 minutos. Beber dos tazas al día.
- Tintura madre: 50 gotas antes de las tres ingestas principales, con un poco de agua.
- Aceite esencial: 1 o 2 gotas antes o después de las comidas (poco utilizado). Contraindicación del AE: bebés, niños, mujeres embarazadas.

Precauciones, contraindicaciones:
- Embarazo a lactancia: evitar fuertes dosis de cúrcuma o curcuminoides que podrían estimular el flujo menstrual y las contracciones uterinas.
- Obstrucciones de las vías biliares: consultar al médico antes de empezar un tratamiento con cúrcuma. Podría desencadenar contracciones indeseadas de la vesícula biliar.

Desmodium *(Desmodium adscendens (Swartz) D.C.)*
Parte utilizada:[4] partes aéreas recolectadas tras la floración.

Principios constituyentes: flavonoides, saponósidos.

Propiedades e indicaciones: regenerante y protector de las células hepáticas. Antinflamatorio, normaliza las transaminasas en las hepatitis; antialérgico (inhibe la contracción de los músculos lisos).

---

4. Ficha detallada en http://tubery.pierre.free.fr/

Consejos de uso:
- Todos los casos en que el hígado se vea agredido por un agente externo; virus, alcohol, medicamentos (ej.: píldoras anticonceptivas, normalmente mal metabolizadas a nivel hepático).
- Tratamiento de fondo para alergias: fiebre del heno, urticaria, alergias digestivas, asma…

Precauciones de empleo: desaconsejado durante el embarazo y la lactancia.

Elemí (*Canarium luzonicum L.*)
Parte utilizada: la oleorresina que exuda el tronco naturalmente tras incisión.

Principales constituyentes: un aceite esencial rico en terpenos (sobre todo felandreno, pero también pineno y limoneno), alcoholes y ácidos.

Propiedades e indicaciones: utilizado durante mucho tiempo para hacer bálsamos y emplastos. En aplicación externa es un tónico energizante, cicatrizante y antiinfeccioso.

Uso: sobre todo en aplicación externa en problemas de cicatrización. Puede ser utilizado por vía interna como tonificante y estimulante.

Epilobio de hoja pequeña (*Epilobium angustifolium L.*)
Parte utilizada: la hoja.

Principales constituyentes: flavonoides (quercetina, miricetina), fitoesteroles, taninos gálicos.

Propiedades e indicaciones: esta planta, de la familia del onagro, cuenta con interesantes propiedades antinflamatorias de tipo genitourinario en el hombre y en la mujer. Está indicada en prostatitis, la hipertrofia benigna de próstata, la cistitis y ciertas diarreas.

Utilización: en infusión - 1 cucharada sopera en una taza de agua hirviendo, tres veces al día. En gélulas - de 4 a 6 al día.

Estragón (*Artemisia dracunculus L.*)
Parte utilizada: la hoja.

Principales constituyentes: un aceite esencial rico en estragol y un poquito de cumarinas.

Propiedades e indicaciones: antiespasmódico (aerofagia, digestiones lentas, gastritis), problemas neurovegetativos en relación con el plexo solar, mareos al viajar. Su actividad antiinfecciosa bacteriana y viral explica su eficacia en las fermentaciones pútridas digestivas, verdaderos estados tóxico-infecciosos crónicos. Antinflamatorio, antialérgico.

Consejos de utilización:
- Vía interna: 1 gota tras las comidas.
- Vía externa: 1 a 5 gotas en unción sobre el plexo solar de dos a tres veces/día.
- Culinaria: planta aromática para ensaladas, salsas, pescados y carnes, vinagres y mostazas.

Los eucaliptos
El género eucaliptos comprende centenares de variedades. En aromaterapia, hay tres variedades más utilizadas que las demás: el *Eucaliptus citriodora*, *Eucaliptus globulus* y *Eucaliptus radiata*.

Eucaliptos citriodora (*E. citriodora*)
Partes utilizadas: las hojas.

Principales constituyentes: un aceite esencial rico en citronelal que le da su olor característico. También contiene citronelol, linalol y esteres.

Propiedades e indicaciones: ante todo es un aceite esencial antinflamatorio y antiinfeccioso, antiespasmódico y antidiabético.

Se utiliza en artrosis y artritis inflamatorias (cervicodorsales, de falanges, epicondilianas…), poliartritis reumatoides, reumatismos, pericarditis, coronaritis, hipertensión, cistitis, vaginitis, herpes zóster.

Consejos de uso en aromaterapia: en unciones o masajes locales para dolores artrósicos y artríticos, solo o en mezcla sinérgica con bálsamo de copaiba, A.E. de gaulteria o de abedul amarillo y de helicriso italiano.

Eucaliptos de hojas radiales (*E. radiata*)

Remarcable variedad de eucaliptos, particularmente indicado para los niños, pero también para adultos, y gracias a su flexibilidad se justifica el uso frecuente de su aceite esencial en aromaterapia.

Principales constituyentes: aceite esencial rico en óxido aromático (1,8 cineol), alcohol (a-terpinol), aldehídos (citrales).

Propiedades e indicaciones: antiinfeccioso, antinflamatorio, potente energizante, aceite esencial particularmente recomendado en afecciones respiratorias agudas y crónicas, en pérdidas de energía (fatiga crónica) y en déficit inmunitario.

Indicado en las rinitis, rinofaringitis, otitis, sinusitis, bronquitis, gripe, tos, conjuntivitis, iridociclitis, vaginitis, acné, fatiga…

Gaulteria (*Gaultheria procumbens* y *Galtheria fragans*)

La *Gaultheria procumbens*, conocida en Norteamérica como *Wintergreen*, era ya empleada por los amerindios para combatir el dolor y la fiebre. La *Gaultheria fragans* es originaria de la China.

Parte utilizada: las hojas.

Principales constituyentes: aceite esencial compuesto casi exclusivamente por salicilato de metilo (99 %), que le da ese fuerte olor característico.

Propiedades e indicaciones: A.E. antinflamatorio, antiespasmódico, analgésico, vasodilatador, hepatoestimulante, hepatorregenerador. En aplicación externa, se usa para la artritis inflamatoria, poliartritis, tendinitis y miositis (reumatismo muscular), en unciones. Indicada en coronaritis. Utilizada en dolores reumáticos musculares, tendinitis, calambres, artritis, epicondilitis, poliartritis reumatoides, ciertas cefaleas…

Contraindicaciones: ninguna conocida a dosis fisiológicas.

Geranio de olor (*Pelargonium graveolens = P. asperum cv. «Bourbon» y Pelargonium x asperum cv. «China»*)

Parte utilizada: la hoja.

Principios constituyentes: el aceite esencial comprende más de 250 compuestos entre los cuales los más importantes son el geraniol, el citronelol, el formiato de geranilo y de citronelilo, el eudesmol…

Propiedades e indicaciones: El A.E. es tónico, astringente, antiinfeccioso, antinflamatorio, hemostático, antiespasmódico y antidiabético. Estimula la función hepática y pancreática, así como el sistema linfático. Indicado en las micosis cutáneas, subungueales, vaginales y digestivas (candidiasis), el acné, las reglas dolorosas, los espasmos digestivos, las colitis espasmódicas y las hemorrágicas (que suelen traducir un profundo desequilibrio del sistema nervioso vegetativo asociado o no a una intolerancia alimentaria), las hemorroides, el prurito hemorroidal. Llagas, cortes, dermatosis, ulceraciones. Reumatismos osteoarticulares. Fatiga y ansiedad.

Harpagófito o Garra del Diablo (*Harpagophytum procumbens D.C.*)

Partes utilizadas: las raíces secundarias (tubérculos bulbosos)

Principales constituyentes: iridoides (0,1-2 %): harpagósido, procumbósido, polisacáridos, flavonoides…

Propiedades e indicaciones: potente antinflamatorio, analgésico. Indicado en dolores reumáticos por artrosis o artritis, de los miembros y de la columna vertebral.

Consejos de uso: 1,5 g de nebulizado al día, o sea, 6 gélulas de 250 mg. Está claro que el polvo contenido en las gélulas es menos activo (equivale a 18 gélulas de 250 mg al día).

Uso: decocción + maceración. Tintura madre: 50 a 100 gotas tres veces al día. Nebulizado: 3 a 6 gélulas al día. Polvo: 8 a 12 gélulas al día.

Contraindicaciones y precauciones: pedir opinión al médico antes de ingerir.

Helicriso (*Helichrysum angustifolium* = *H. italicum serotinum G. Don*)

Partes utilizadas: las puntas floridas que encierran un aceite esencial con un aroma característico que recuerda a la manzanilla y la rosa.

Principios constituyentes: contiene gran cantidad de acetato de nerilo (del 30 al 50 %).

Propiedades e indicaciones: el aceite esencial se usa en fitoaromaterapia como antigolpes (superior al árnica en las contusiones), anticoagulante, antinflamatorio (artritis, poliartritis con gaulteria y abedul amarillo), cicatrizante. Tiene una acción antiinfecciosa y antiviral (para usar en herpes en sinergia con niaouli, por ejemplo). Antiespasmódico, indicado en problemas neurovegetativos, espasmos del plexo solar y sus consecuencias: aerofagia, gastritis, colitis.

Usos: el aceite esencial puro o diluido (de 10 a 50 %) en algún aceite puede utilizarse en aplicación directa sobre la piel en caso de contusión.

Hierba Limón (*Cymbopogon flexuosus (Steud) Wats ex Andropogon citratus*)

Véase Verbena de las Indias o Hierbaluisa.

Hipérico (*Hypericum perforatum L.*)

Sus hojas están llenas de bolsitas con una esencia traslúcida que a simple vista parecen perforaciones.

Partes utilizadas: puntas floridas y hojas.

Principales constituyentes: un pigmento rojo, la hipericina, taninos, un aceite esencial que contiene sobre todo terpenos y sesquiterpenos.

Propiedades e indicaciones: antinflamatorio y cicatrizante, se usa en aplicación externa en el tratamiento de quemaduras y llagas.

Indicaciones: estomatitis, enterocolitis inflamatorias y espasmódicas, cistitis, pielonefritis, prostatitis, vaginitis, endometritis, secuelas de traumatismos.

Precauciones y contraindicaciones: abstenerse en caso de alergia (para uso externo).

Incienso/Olíbano (*Boswellia carterii Birdw*)

Parte utilizada: la goma-resina que exuda el tronco tras incisión.

Principales constituyentes: el aceite esencial extraído de la resina por destilación al vapor de agua, que contiene terpenos (pineno, felandreno), un alcohol aromático (olibanol).

Propiedades e indicaciones: A.E. tonificante y energizante, antinflamatorio, analgésico y cicatrizante. Antiinfeccioso de las vías respiratorias, anticatarral, expectorante, inmunoestimulante, antidepresivo.

Uso: externo.

Jengibre (*Zingiber officinale*)

Parte utilizada: el rizoma.

Principales constituyentes: un aceite esencial de olor picante, muy característico, que contiene terpenos, sesquiterpenos (zingibereno), alcoholes y aldehídos.

Propiedades e indicaciones: estimulante digestivo, carminativo, tónico general, energizante, afrodisíaco, antálgico en aplicación externa. Indicado en la fatiga, las digestiones lentas, los gases y los dolores reumáticos. A.E. en masaje integrado a fórmulas antinflamatorias y tónicas.

Junípero (*Juniperus*)

Junípero común alpino (*Luniperus communis*)

Parte utilizada: hojas y frutos (bayas).

Principales constituyentes: aceite esencial con olor a terebentina; contiene terpenos (pineno, sesquiterpenos, esteres y terpineol).

Propiedades e indicaciones: antinflamatorio, analgésico, antiséptico urinario, regulador del sistema nervioso, al que tonifica y energiza, depurativo, limpia los riñones y el sistema digestivo. Indicado en reumatismos, infecciones urinarias y en caso de fatiga.

Usos: aplicación externa en masaje a lo largo de la columna vertebral con objetivo tonificante, o sobre las regiones doloridas en reumatismos, artritis, neuritis, ciática, colitis inflamatorias y espasmódicas, enterocolitis fermentativas, dermatosis, distonías neurovegetativas.

Katafray (*Cedrelopsis greveii H. Baillon*)
Origen: Madagascar.

Principios constituyentes: A.E.

Propiedades e indicaciones: tónico estimulante. Antinflamatorio, analgésico. Fatiga. Dolores articulares y musculares. Artrosis y artritis. Dermatosis inflamatorias.

Uso: en masaje local, diluido al 50 % en otro aceite vegetal.

Kuzdu (*Pueraria montana Lour. Merr = Pueraria lobata Willd.*)
Parte utilizada: las raíces.

Principios constituyentes: principalmente flavonoides (puerarina, diacina, diaceína).

Propiedades e indicaciones: calmante, antiestrés, antinflamatorio, comporta una disminución del consumo de alcohol y tabaco. Se aconseja en las curas de desintoxicación a las drogas.

Laurel (*Laurus nobilis L.*)
Parte utilizada: la hoja y el fruto.

Principales constituyentes: el aceite esencial está contenido en las hojas. Tienen terpenos y sesquiterpenos, alcoholes y esteres, pero también del 2 al 3 % de eugenol. Los frutos contienen un aceite verde llamado manteca de laurel.

Propiedades e indicaciones: tonificante y energizante, antiinfeccioso, antiviral, se usa para infecciones e inflamaciones de la boca, infecciones cutáneas, pulmonares y ciertas enfermedades genitourinarias. Antinflamatorio, acelera el proceso de curación postinfeccioso y la cicatrización en la zona de la boca, garganta y piel.

Consejos de uso del aceite esencial:
- Masajes para reumatismos «fríos» de tipo artrósico, contusiones y esguinces.
- Uso culinario: hojas enteras para abundante uso.
- La manteca de laurel: en masaje.

Las lavandas

Pertenecen a la gran familia de labiadas. Diversas variedades nos interesan por sus virtudes antinflamatorias, principalmente la lavanda vera, la lavanda áspic y el lavandín (híbrido)

Lavanda áspic (*Lavandula latifolia Medic = L. spica*)
Partes utilizadas: puntas floridas.

Principales constituyentes: el aceite esencial contiene linalol, cineol y alcanfor.

Propiedades e indicaciones: antiinfecciosa, indicada en las infecciones microbianas (anginas, bronquitis y rinofaringitis, cistitis, vaginitis y dermatitis). Antinflamatoria, se aconseja en casos de acné.

Su acción disolvente sobre las mucosidades, asociada a las acciones antiinfecciosa y antinflamatoria, explica su notable eficacia en la rinofaringitis infantil y en las sinusitis (asociada al *Eucaliptus radiata*).

Consejos de uso: muy bien tolerada por la piel, se pueden practicar unciones en cualquier parte del cuerpo, pero especialmente en el tórax y la garganta a la menor sospecha de infección, tanto en niños como en adultos. Las inhalaciones o nebulizaciones están particularmente recomendadas para las sinusitis y rinofaringitis.

Lavanda vera o lavanda fina (*Lavandula angustifolia* Mill = *L. vera* DC)
Partes utilizadas: puntas floridas.

Principales constituyentes: el aceite esencial de lavanda vera contiene acetato de linalilo, linalol, un poco de geraniol y numerosos elementos sinérgicos.

Propiedades e indicaciones: calmante, antiinfecciosa y antinflamatoria, está particularmente indicada en caso de otitis. Antimicótica, su acción contra los hongos es considerable: *pitiriasis versicolor*, candidiasis ungulares y pie de atleta. Antiespasmódica y antiepiléptica.

Utilización: junto con la lavanda áspic, su aceite esencial es el único que se puede utilizar sin peligro en el canal auditivo, diluido en un aceite vegetal. Para los problemas de piel, los eczemas secos, puede emplearse sin problema, diluido en aceite vegetal virgen. En infecciones e inflamaciones urinarias, se utilizará pura con miel, o en un azucarillo o incluso en una cápsula de carbón vegetal (dosis máxima de 6 a 12 gotas al día, antes de comer). Puede usarse pura o diluida al 50 % en aceite vegetal, en unción sobre el plexo (acción antiestrés), los músculos contracturados o sobre las picaduras de insectos.

Lavandín (*Lavándula hybrida*)
Posee las mismas indicaciones que la lavanda vera.

El Limón* (*Citrus limonum L.*)
Partes utilizadas: la piel, la pulpa y las hojas.

Principios constituyentes: la pulpa es rica en ácido cítrico, ascórbico (vitamina C), bioflavonoides (hesperidio) y pectina. La piel contiene un aceite esencial rico en limoneno, citral, flavonoides, carotenoides, esteroides y cumarinas.

Propiedades e indicaciones:
- Acción sobre la microcirculación, disminución de la permeabilidad de los capilares y aumento de su resistencia, prevención de los accidentes de origen hipertensivo o diabético, fluidificante sanguíneo, litolítico (disuelve los cálculos), calmante nervioso, estomacal, carminativo.
- Indicado en las pequeñas insuficiencias hepáticas, insuficiencia digestiva, cólicos nefríticos, insuficiencias venosas, flebitis, trombosis, desinfección del aire (consultas médicas, medios hospitalarios, guarderías), períodos de enfermedades contagiosas.

Contraindicaciones de la esencia: esencia fotosensibilizante, agresivo para la piel y las mucosas.

Litsea (*Litsea citrata* Blume = *Litsea cubeba* Lour. pers)
Parte utilizada: hojas.

Principales constituyentes: aceite esencial de agradable olor cítrico debido a los citrales (70 %), incluidos el genariol (máx. 40 %) y el neral (máx. 30 %).

Propiedades e indicaciones: aceite esencial calmante y antinflamatorio.

Usos: recomendado en masaje para músculos, articulaciones, columna vertebral, en baños, diluido en una base neutra o tratante mezclada con aceites sinérgicos. Masaje de los plexos en función de pruebas olfativas, en insomnios, depresiones, angustias y ansiedades de origen somático. Aplicar una o dos gotas en unciones.

Manzanilla alemana (*Matricaria chamomilla* L., *Matricaria recutita* L.)
Partes utilizadas: las flores.

Principales constituyentes: su aceite esencial contiene camazuleno, que le da un tono azul.

Propiedades e indicaciones: antinflamatorio, antiséptico, antiespasmódico, antialérgico. El hidrosol de manzanilla se aconseja en las afecciones oculares inflamatorias y en las irritaciones de la piel. A.E. en masajes cuando se trata de dolores reumáticos. Dermatosis, llagas infectadas, úlceras, eczema, dispepsias, cistitis.

Manzanilla romana (*Chamamellum nobile L., Anthemis nobilis L.*)
Partes utilizadas: flores.

Propiedades e indicaciones: antinflamatoria, cicatrizante, antiséptica, antiespasmódica.

Consejos de uso:
- Vía interna: dos o tres tazas de infusión al día.
- Vía externa: el hidrolato (agua floral) de manzanilla está aconsejado en afecciones oculares inflamatorias e irritaciones de la piel (tras el afeitado, por ejemplo).

El A.E. se puede utilizar para masajes en dolores reumáticos.

Ejemplo de fórmula articular: 15 gotas de bálsamo de copaiba + 4 gotas de A.E. de abedul amarillo + 1 gota de A.E. de manzanilla romana. Diluir en 50 % de algún aceite vegetal.

Melisa (*Melissa officinalis L.*)
Partes utilizadas: ramas y hojas.

Principales constituyentes: aceite esencial rico en citral y citronelol.

Propiedades e indicaciones: favorece la digestión, regula la secreción biliar y estomacal, disuelve los cálculos biliares, es sedativa, calma los espasmos y facilita el sueño. Antinflamatoria y vasodilatadora. El elevado costo de su aceite esencial hace que se prefieran las tisanas y los extractos alcohólicos o el hidrosol aromático, muy útil como regulador de la fiebre en los niños.

Las mentas

Las diferentes variedades de menta tienen todas en común un perfume refrescante muy característico, más o menos agradable según la especie. Utilizada desde la Antigüedad por griegos y chinos como antiespasmódica, afrodisíaca y analgésica, la menta entra en nuestra vida cotidiana ya que su aroma forma parte de gran número de alimentos industriales y productos de higiene.

Partes utilizadas: hojas y puntas floridas.

Menta piperita (*Mentha piperita L.*)

Principales constituyentes: mentol (38-48%), mentona (20-30%), isomentona, piperitona, 1,8-cineol, acetato de metilo…

Propiedades e indicaciones:
- Antiinfecciosa y antinflamatoria del sistema digestivo fundamentalmente; aconsejada en las hepatitis virales y en las colitis; estimula la digestión.
- Analgésica, antálgica: en aplicación local en casos de herpes zóster, mezclada con niaouli. Muy útil para el dolor de cabeza de origen congestivo. Mejora la circulación local en la zona de los ojos. Integrar en mezclas sinérgicas para inhalación en caso de sinusitis.
- Indicada en fatiga (astenia), migrañas, cefaleas, dispepsia, mareos al viajar, aerofagia, aerocolia, hepatitis, colitis inflamatoria y espasmódica, atonías gastrointestinales, gastralgias, enteralgias, cistitis, prostatitis, distonías neurovegetativas, herpes zóster, neuritis, neuralgias, prurito (urticarias, eczema), laringitis, otitis, rinitis, sinusitis, problemas de visión (de origen circulatorio), hipotensión, vagotonía…[5]

Hierbabuena (*Mentha arvensis L.*)

Principios activos: mentol (70-80%), mentona (15-30%)… Se puede utilizar el aceite esencial o una barrita de mentol.

---

5. Vagotonía: hiperfuncionamiento del sistema parasimpático ralentizador.

Propiedades e indicaciones: Idénticas a las de la menta piperita.

Contraindicaciones de las dos mentas: lactantes, bebés antes de los treinta meses (toxicidad por contacto local: reflejo laríngeo o nasal pudiendo provocar la muerte por paro respiratorio).

Mirra (*Comiphora abyssinica Berg. Engl = C. myrrha = C. erythea = C. molmol = C. madagascarensis*)

Partes utilizadas: oleorresina (goma) destilada.

Principales constituyentes: goma, resina, aceite esencial rico en terpenos.

Propiedades e indicaciones: tónica-estimulante, antinflamatoria, cicatrizante, antiséptica, antiespasmódica, antiflogística y balsámica.

Niaouli (*Malaleuca quinquenervia vidiflora (Cav.) S. T. Blake*)

Partes utilizadas: las hojas destiladas.

Principales constituyentes: el aceite esencial es rico en eucaliptol, terpinol, benzaldehído y viridiflorol.

Propiedades e indicaciones del A.E.: antiséptico general, bactericida (estafilococo, colibacilo), antiviral (gripe, hepatitis, herpes, herpes zóster), antimicótico, potente energizante, particularmente indicado en afecciones respiratorias. El niaouli es un descongestionante de la circulación venosa, indicado en caso de varices, piernas pesadas, hemorroides, en asociación con el ciprés. Radio protector, se aconseja hacer unciones preventivas sobre las zonas irradiadas en caso de radioterapia anticancerosa.

Consejos de uso: sobre todo en inhalaciones y unciones cutáneas. El A.E. puede ser empleado puro sin inconveniente alguno. Se trata de un aceite esencial de importancia capital en los primeros síntomas de infección respiratoria.

Pachuli = P. de cayena (*Capsicum frutescens L.*)
Partes utilizadas: el fruto.

Principales constituyentes: aceite esencial rico en capsicina, picante e incluso ardiente, provitamina A (capsantina), vitamina C.

Propiedades e indicaciones: rubefaciente, activa poderosamente la microcirculación dando sensación de calor.

Uso terapéutico: como revulsivo y rubefaciente, se aconseja en reumatismos, lumbagos secundarios al enfriamiento, en forma de cataplasmas, sinapismos o pomadas.

Uso culinario: se usa como condimento.

Palmarosa (*Cymbopogon martinii Stapf. Var. Motia*)
Partes utilizadas: planta herbácea.

Principales constituyentes: aceite esencial rico en geraniol (70-80 %), esteres (acetato de geranilo)… Su perfume es cercano al de la rosa y el geranio.

Propiedades e indicaciones: analgésica, se recomienda en mastitis y todo tipo de molestias mamarias. Tónico general del sistema neurohormonal, estimula las defensas naturales. Microbicida y antifúngico, muy útil para pies y cabellos.

Indicaciones: rinofaringitis, sinusitis, otitis, bronquitis, uretritis, cistitis, vaginitis, acné, eczema seco y húmedo, enteritis, fatiga.

Palo de rosa (*Aniba rosaeodora* Ducke = *Aniba duckei* Kostermans)

Partes utilizadas: la madera y las hojas.

Propiedades e indicaciones: tonificante general y muscular, energizante, antiinfeccioso, regenerante tisular por activación de la microcirculación. Particularmente suave con la piel y las mucosas.

Precauciones: no aplicar en el contorno de ojos ni dentro de las orejas.

Pimienta (*Piper nigrum* L.)

Partes utilizadas: los frutos.

Principios activos: piperina (importante elemento que debe asociarse a la cúrcuma para optimizar la absorción intestinal de la curcumina). Un aceite esencial rico en sesquiterpenos (85-90 %).

Propiedades e indicaciones: tónico y estimulante del sistema digestivo. El A.E. es notablemente tolerado, sin toxicidad. Posee propiedades antiinfecciosas (antibacteriana, antiviral y antimicótica). Está particularmente indicado en infecciones de las vías respiratorias (gripe, laringitis, bronquitis crónica), hepatitis virales, dolores articulares y vertebrales. Tónico estimulante de las glándulas digestivas, antálgico, odontálgico…

Uso: utilizar mezclado con A.E. con fenoles en las infecciones de garganta (anginas) o de niaouli o eucalipto para las inhalaciones y aerosoles del laurel (dolores dentales).

Contraindicaciones: no conocidas.

Pino marítimo (*Pinus pinaster Soland*)

Partes utilizadas: agujas, resina (trementina de Burdeos).

Principales constituyentes: aceite esencial obtenido por destilación de las agujas y la resina, rico en alfa y beta-pineno.

Propiedades e indicaciones: antiséptico pulmonar y de vías urinarias, fluidifica y facilita la evacuación de secreciones bronquiales, favorece la disolución de los cálculos renales. Por vía externa: antiséptico y bactericida, revulsivo, anticatarral y analgésico.

Uso: en inhalaciones («Bol d'Air Jacquier»), unciones sobre el tórax y las articulaciones artríticas. En baños aromáticos, provoca una rubefacción intensa (vasodilatación) que multiplica por diez el flujo circulatorio capilar y la eliminación de toxinas (en la fórmula de los baños de Salmanoff).

Contraindicaciones: en uso interno (salvo aerosoles); uso externo (posibles alergias).

Nota: la oleorresina de abedul de Canadá (*Abies balsamea*) posee una composición y propiedades cercanas a la trementina.

Pino silvestre (*Pinus Sylvestris L.*)

Partes utilizadas: las yemas y las hojas.

Principales constituyentes: un aceite esencial rico en alfa y beta-pinenos (40 y 13 %), acetato de bornilo.

Propiedades e indicaciones: aceite esencial balsámico, antiséptico y fluidificante de las secreciones bronquiales, utilizado principalmente en las afecciones respiratorias. Tónico y estimulante, estimula el sistema simpático y las glándulas suprarrenales. Depurativo, anticatarral, antilitiásico. Indicado en las astenias, congestiones uterinas, bronquitis, sinusitis, asmas, artritis, poliartritis reumatoides, todos los procesos inflamatorios y alérgicos, así como en infecciones.

ZOOM sobre el Romero (*Rosmarinus officinalis L.*)
Partes utilizadas: puntas floridas.

Principales constituyentes: la planta entera contiene ácidos orgánicos, flavonoides y un aceite esencial que varía según los tipos químicos.

Propiedades e indicaciones: tres tipos químicos se emplean en aromaterapia:
- Romero de Provenza con verbenona
- Romero con 1,8-cineol y borneol
- Romero con 1,8-cineol y alcanfor

Propiedades comunes: antiséptico, antiespasmódico, anticatarral, cicatrizante, desintoxicante, diurético, tónico cardíaco y estimulante en general, drenador específico hepático y biliar. Aumenta la secreción de bilis y facilita su circulación. Particularmente indicado en hepatitis, insuficiencia biliar, disquinesias biliares y digestiones lentas.
- Romero de Provenza con verbenona: antiinfeccioso, disuelve mucosidades. Indicado en anginas y afecciones hepáticas.
- Romero con 1,8-cienol y borneol: decontractor muscular, descongestionante (no usar en mujeres embarazadas), indicado en estados infecciosos.
- Romero con 1,8-cineol y alcanfor: antiinfeccioso y descongestionante.

Uso: tisana o aceite esencial.

Rosa (*Rosa damascena Mill.*)
La reina de los A.E., la más cara y la más sutil. A.E de lujo, su perfume embriagador actúa a dosis muy pequeñas.

Partes utilizadas: los pétalos y las semillas.

Principales constituyentes: geraniol. Citronelol, nerol, linalol, rosa óxido, damascenona.

Propiedades e indicaciones: astringente, cicatrizante, antinflamatoria, antihemorrágica, tónica.

Uso:
- Agua de rosa (hidrolato salido de la destilación de las flores): tónico astringente útil en la cuperosis, y como base en fórmulas cosméticas regenerantes.
- Aceite de rosa mosqueta (aceite extraído de las semillas de la rosa rubiginosa o mosqueta). Su riqueza excepcional en ácidos grasos esenciales linoleico y linolénico lo convierten en uno de los mejores aceites naturales antirradicales libres para facilitar la cicatrización (sobre todo tras una tiroidectomía).

Sauce blanco (*Salix alba L.*)
Partes utilizadas: la corteza.

Principales componentes: derivados alcohólicos salicílicos (salicilatos 1,5 a 11 %), compuestos fenólicos, ácido salicílico, flavonoides (quercetol, apigenina, naringenina, ampelopsina), taninos (8 a 20 %).

Propiedades e indicaciones: antinflamatorio, antálgico, antipirético, antiséptico. Hace bajar la fiebre, alivia los dolores articulares.

Usos: en polvo, tintura madre, decocción e infusión.

Contraindicaciones y efectos indeseables: evitar si se toman anticoagulantes.

Tomillo (*Thymus vulgaris L.*)
(Tomillo negro o Artemisia y tomillo rojo, tienen timol y carvacol. El tomillo limonero o amarillo tiene linalol…).

Partes utilizadas: ramas floridas.

Principales constituyentes: aceite esencial rico en timol y carvacol, en proporción variable según los quemotipos y lugares de producción.

Propiedades e indicaciones: el aceite esencial que contiene posee un notable poder antiséptico y antiespasmódico. Digestivo, estimulante de las secreciones biliares, el tomillo es ampliamente utilizado en cocina para aromatizar carnes y pescados. El A.E. calma la tos y elimina los parásitos intestinales.

Usos: planta fresca o seca para infusión: una cucharadita por cada taza. Tomar tres o cuatro tazas al día. No utilizar los aceites esenciales puros para evitar las irritaciones de estómago; mejor diluirlos previamente en algún líquido natural.

Variedades: los tomillos cítricos (amarillos) con linalol, geraniol y terpineol no tienen los efectos corrosivos de los anteriores y pueden emplearse sin inconveniente alguno sobre la piel y las mucosas, aunque éstas sean frágiles.

Ulmaria (Filipendula ulmaria (L.) Maxim. = Spiraea ulmaria)

Partes utilizadas: flores.

Principales constituyentes: heterósidos, monotropitósido y espireina (que liberan aldehído salicílico y salicilato de metilo durante el secado), una débil cantidad de aceite esencial, flavonoides (espiraeósido, rutósido, quercetina…) taninos gálicos (10 a 20 %)…

Propiedades e indicaciones: antirreumática, antinflamatoria, analgésica (antálgica), diurética (elimina el ácido úrico), estimula las defensas y es antioxidante. Anticoagulante. Catarros agravados por la humedad, gota, fiebre, dolor de cabeza, dolores dentales, facilita las funciones de eliminación.

Utilización: polvo, extracto seco, tintura madre.

Tisanas: tres cucharadas soperas por 1 litro de agua hirviendo, dejando en infusión ¼ de hora. Beber durante el día e ir espaciando las tomas conforme se mejore.

Contraindicaciones y efectos indeseables: *no mezclar con la ingesta de anticoagulantes, la heparina ni sus derivados.*

Atención a la dosis: intoxicación salicílica en caso de abuso: 1 ml de salicilato de metilo es equivalente a 1,4 g de ácido acetilsalicílico (aspirina).

ZOOM sobre las verbenas

El nombre de *verbena* designa diversas plantas que a menudo se confunden: hay dos verbenáceas, la *Verbena officinalis*, que es originaria de Europa; la *Aloysia citriodora* o hierbaluisa, que es originaria de Sudamérica; la verbena de las indias o *Cymbopogon*, que es originaria, como su nombre indica, de la India. Me ha parecido interesante presentar sus diferencias a fin y efecto de utilizarlas convenientemente.

Las tres verbenáceas

1. **Verbena Común** *(Verbena officinalis L.)*: poco aromática.
   Partes utilizadas: partes aéreas.

   Principales constituyentes: contiene sobre todo iridoides (verbenalósida, bastatósida) y heterósidas (verbascósida).

   Propiedades e indicaciones: en la Antigüedad, se tomaba en tisana como diurético, drenante renal, anticatarral y, en cuidados externos, con cataplasmas para los picores y para activar la cicatrización de afecciones superficiales de la piel (arañazos, pupas, enrojecimientos…).

2. **Verbena citronella** o hierbaluisa *(Aloysia triphylla (L'Herit.) Britt. = Lippia citriodora H.B. y Kunt. = Aloysia citriodora Ort.)*
   Partes utilizadas: hojas.

   Principales componentes: citrales (neral 12 %, geraniol 26 %), sesquiterpenos (18 %), monoterpenoles (citronelol, nerol, geraniol), sesquiterpenoles (nerolidol, espatulenol…), esteres (acetato de nerilo y geranilo…), óxidos…

Propiedades e indicaciones: múltiples usos terapéuticos. El A.E. se emplea muy poco porque sale muy caro. Se suele utilizar la tisana y la tintura madre. Es antinflamatoria, útil en los catarros, la artritis y las inflamaciones articulares. Calmante general del sistema nervioso, se vuelve muy activa cuando su uso es prolongado. Antitérmica, antiespasmódica (vesícula biliar) y antineurálgica.

3. **Verbena de las Indias** *(Cymbopogon, citratus (DC) Stapf.)*. Poáceas (ex-gramíneas)

    Partes utilizadas: partes aéreas.

    Principales componentes: los citrales (neral 22-33 % y geranial 37-45 %), que le dan su perfume característico a limón. Otros componentes minoritarios son el limoneno, el citronelol…

    Propiedades e indicaciones: en la piel provoca una vasodilatación intensa. Equilibra el sistema simpático según la dosis absorbida. Mejora la diuresis porque es digestiva. Es desmineralizante, antiinfecciosa y antinflamatoria. Conviene en caso de arteriosclerosis. El A.E. suele venderse como sucedáneo de la verbena citronela.

    Consejos de uso:
    - En infusión: tras las comidas, 1 cucharadita por taza.
    - A.E. por vía interna: para tonificar el sistema simpático (2 o 3 gotas al día), o para calmar el sistema simpático (4 a 6 gotas diarias).
    - A.E. por vía externa: masaje a lo largo de la columna vertebral en caso de desmineralización u osteoporosis (diluido al 50 % en aceite vegetal) para activar la circulación local y para aporte de minerales.

    Contraindicaciones: ninguna conocida.

Vetiver (*Vetiveria zizanoides Stapf.*)
Partes utilizadas: raíz.

Propiedades e indicaciones: este aceite esencial, muy aromático, entra en la composición de numerosos perfumes y se utiliza por vía externa. Antiséptico, desinfectante, tónico, se indica en ciertas afecciones de la piel: acné, dermatitis.

Uso: aceite esencial puro sobre lesiones acnéicas, mezclado con aceites sinérgicos: copaiba, tomillo, lavanda (*véase* la parte práctica). Tónico, estimulante glandular, circulatorio, arterial y venoso, inmunoestimulante y emenagogo.

Viña (*Vitis vinífera L.*)
Partes utilizadas: todas las partes aéreas (fruta, hojas y yemas).

Principales constituyentes:
- Las frutas contienen un 80 % de agua, glúcidos del 10 al 25 %, lípidos 0,7 %, proteínas 0,6 %, fibras 0,7 %, minerales y oligoelementos (calcio 20 ml, magnesio 10 mg), fósforo 20 ml, vitamina C (0,5 a 10 mg), B1 (0,04 mg), PP (0,23 mg) y flavonoides (proantocianidinas, situadas en la piel y las pepitas).
- Las frutas fermentadas producen vino.
- Las pepitas permiten extraer un aceite (20 % del fruto) rico en ácidos grasos esenciales (AGE).
- Las hojas de la viña roja de la variedad «tinctoria» contienen pigmentos antociánicos (la coloración roja es debida a una concentración de dichos pigmentos con la madurez). Esta variedad se usa por sus propiedades tónicas y protectoras de los vasos sanguíneos.

Propiedades e indicaciones:
Fruta fresca: alimento dietético reconstituyente. Aconsejada en las curas de otoño con una duración de uno a siete días. La cura consiste en comer exclusivamente uva madura, a razón de 3 kg diarios (2100 calorías). Hay que masticar muy bien la piel y las pepitas para no perderse

las maravillosas sustancias contenidas en ellas. Otra solución consiste en hacerse batidos. Cuidado: esta dieta, pobre en proteínas y calcio, debe ser corta y complementada con soja, huevos o pescado.

El vino tinto es rico en polifenoles que provienen de la piel y las pepitas (resveratrol). Es un alimento excelente si se consume en pequeñas dosis (de uno a dos vasos diarios para una persona sedentaria). Es conveniente escoger vino orgánico.

Fruta seca: las pasas son muy nutritivas y energéticas. Cada 100 g son 324 calorías, 70 g de glúcidos, 800 mg de potasio, 40 mg de calcio, 36 mg de magnesio, 22 mg de sodio y 3 mg de hierro. Se aconsejan a los deportistas y para picar entre horas.

Aceite de semillas: alimentario, anticolesterol y protector cardiovascular gracias a sus A.G.E. y sus flavonoides. En aplicación cosmética para la prevención del envejecimiento y como base para los aceites de masaje articular y cuidados del rostro, cuello y manos.

Hojas: mejora de la circulación venosa, es un tónico para las paredes vasculares. En tisana o en gélulas de polvo. Las hojas de vid se usan en la cocina griega.

Yemas: utilizadas en yemoterapia para la artrosis (macerado madre 5 gotas tres veces/día). En tisana (1 cucharadita por taza tres veces al día).

Violeta (*Viola odorata L.*)

Partes utilizadas: flor y partes aéreas.

Constituyentes: mucílago, aceite esencial en muy poca cantidad.

Propiedades e indicaciones: calma la tos, antinflamatoria urinaria.

Uso: en tisana, 3 tazas al día.

Las plantas adaptógenas

Estas plantas,[6] conocidas y utilizadas desde tiempos inmemoriales en todos los continentes, nos ayudan a resistir mejor el estrés y a adaptarnos mejor a los contratiempos de la vida moderna.

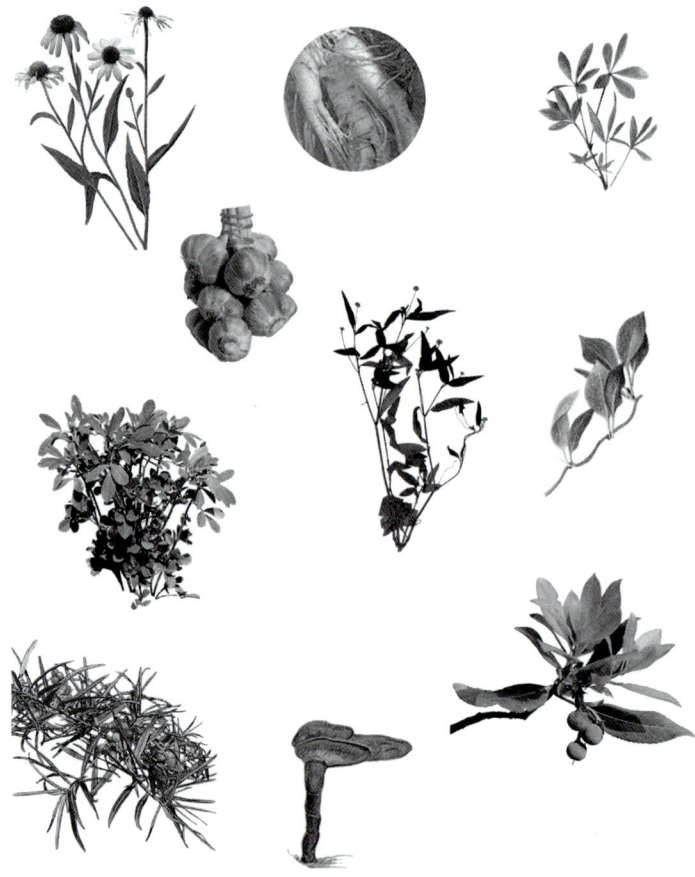

Algunas plantas adaptógenas antiestrés. ¿Las reconoces?

---

6. Para saber más, véase el dosier: http://naturemania.com/article_plantes_adaptogenes.html#Wfx.luxPWzvE

Una planta adaptógena debe asociar al menos tres cualidades:

- Mejorar las defensas inmunitarias (preventivamente).
- Reforzar la energía física y mental, así como la resistencia al estrés.
- Actuar positivamente en, al menos, una función metabólica (colesterol, glucemia…).

Su ventaja reside en la ausencia de habituación y dependencia.

La planta adaptógena está a medio camino entre la planta medicinal y la planta alimentaria. Actúa por la sinergia de sus múltiples componentes: vitaminas, oligoelementos y flavonoides antirradicales, polisacáridos, saponósidos, heterósidos, esteroles…

Algunas plantas adaptógenas (las señaladas con un *) tienen una ficha completa que se puede consultar en naturemania.com.

- *Allium sativum:** el ajo, o la triaca de los pobres, tiene virtudes polivalentes tanto para la sangre como para las defensas inmunitarias (dosis aconsejada: un diente de ajo al día en ensalada o en gélulas). Puede ser tomado sin descansos.
- *Echinacea purpurea:** estimulante específico de las defensas inmunitarias. Cura de quince días a un mes en prevención de las afecciones invernales.
- *Eleutherococcus senticosus:** eleuterococo o ginseng ruso.
- *Hippophae rhamnoides:* frutos del espino amarillo. Polivitaminado, una cucharada sopera de zumo al día.
- *Lepidium meynii Walpers:** el ginseng de los andes, alimentario y adaptógeno.
- *Panax ginseng:** la planta adaptógena más utilizada en Asia.
- *Pfaffia paniculata:** esta raíz salvaje, llamada «el ginseng amazónico», presenta cualidades polivalentes y ausencia de contraindicaciones.
- *Pueraria lobata:** el Kudzu es, al mismo tiempo, un alimento (hojas y flores) y un adaptógeno (raíces).
- *Schisandra sinensis:** el fruto de los cinco perfumes. Polivitaminado y reconstituyente.

- *Trigonella foenum graecum:* el fenogreco es fortificante, reconstituyente general.
- Los champiñones adaptógenos:* *Ganoderma* (reishi) pero también los shiitake y maitaké, muy consumidos en Oriente, son a la vez alimentarios y adaptógenos.

Esta lista no es exhaustiva pero muestra la riqueza de la flora mundial en plantas beneficiosas para la salud.

Indicaciones de las plantas adaptógenas
- Estimulación de las defensas inmunitarias.
- Reducción de la fatiga tras un estrés físico o mental.
- Refuerzo del tono tras un sobresfuerzo.
- Ayuda en la preparación de exámenes.
- Aporte esencial en un programa de lucha antienvejecimiento.
- Particularmente indicadas durante la convalecencia.

Modo de empleo: según la parte utilizada, se puede tomar natural, en zumo, en polvo o en extracto (siropes, tinturas madre, nebulizados…).

Duración del tratamiento: hay que escoger las que mejor se adapten a nuestras necesidades, leyendo bien las fichas de cada una de ellas. Deben hacerse curas de tres semanas. Conviene cambiar de planta regularmente.

Las algas marinas y de agua dulce

Muy interesantes desde el punto de vista nutricional, pero también gustativo, las algas[7] merecen entrar en tus platos. Por otro lado, contienen sustancias que ofrecen esperanza en la lucha contra la inflamación y el envejecimiento.

---

7. Véase el dosier completo: www.naturemania.com/produits/algues1.html

Contienen una fuerte proporción de proteínas (según las especies), sólo un 2 % de lípidos (por tanto son hipocalóricas), gran cantidad de minerales (hierro y calcio), vitaminas (A, B, C, D3, E, K), fibras y mucílagos (lo que les da una doble capacidad saciante y un suave laxante).

Conviene saber: 20 g de algas secas aportan 2/3 del aporte diario de hierro ¡y el 100 % de calcio! Más que un condimento, las algas constituyen complementos alimenticios remineralizantes excepcionales.

La algaterapia: algas para la salud

Las propiedades terapéuticas de las algas, por vía externa, son muchas. Normalmente se las utiliza para rehidratar y nutrir la piel. Las algas empleadas con este fin son el fucus, las laminarias y las algas pardas. Se puede practicar algaterapia en centros especializados o en casa.

Investigadores suizos han puesto de manifiesto que cultivando células a partir del alginato –polisacárido de las laminarias–, el estrés oxidativo suprime la reacción inflamatoria. Estos extractos de algas podrían, pues, ralentizar el proceso artrítico y las alteraciones de los cartílagos articulares.

El litotamnio: remineralizante y alcalinizante

El litotamnio, un alga roja excepcionalmente rica en minerales y oligoelementos orgánicos esenciales para la salud, crece a una distancia de 15 a 25 cm del fondo, al abrigo de la contaminación, sobre los fondos rocosos a lo largo de las islas Glenan, en Bretaña, así como en otras regiones del mundo.

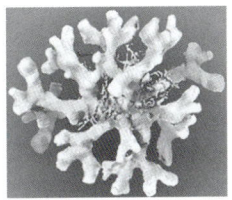

El litotamnio (Lithothamnium calcareum): un alga calcárea que concentra las riquezas minerales del agua de mar y las hace biodisponibles (calcio, magnesio, oligoelementos...).

Rico en magnesio y calcio, fuente de oligoelementos esenciales como el zinc o el selenio, debe prepararse en polvo micronizado para su mejor asimilación.

Contenido medio por 100 g: calcio 32,6 g, magnesio 3 g, silicio 2,5 g, sodio 0,92, azufre 0,39 g, hierro 223 mg, cobre 2,7 mg, zinc 16,9 mg, cobalto 0,13 mg, yodo 3,1 mg, selenio 0,012 mg.

Uso dietético: 2 a 3 g/día en polvo micronizado (o en gélulas).

¿En qué casos?
- Mineralización durante el crecimiento, el embarazo, remineralización tras una fractura, prevención de la osteoporosis.
- Prevención y tratamiento de la espasmofilia.
- Refuerzo de las defensas inmunitarias gracias a sus oligoelementos, particularmente magnesio y silicio.
- Estimulación natural del tránsito intestinal.
- Acción antiácida para las mucosas estomacales: indicado como coadyuvante en el tratamiento de gastritis, ardores, etc.
- Favorece la formación de hemoglobina por su riqueza en hierro y previene la anemia.
- La asociación de este producto natural con sulfatos de glucosamina y condroitina, contenidos en los cartílagos del pescado y en las conchas de los crustáceos, constituye un «trío marino» ideal que aporta los elementos esenciales para la prevención de la artrosis y la osteoporosis.

La espirulina: el oro azul
Spirulina platensis, Geitler y Espirulina maxima Stech. y Garner = Arthrospira platensis.

Perteneciente al género *Arthrospira*, la espirulina es una microalga azul de la subclase *Cyanophyceae* (o cianobacterias), filamentosa de color azul verdoso, más o menos espiral, de longitud variable entre 200 y 300 micrones y de un diámetro de 3 a 6 micrones.

Hábitat: la encontramos en aguas calientes y dulces o salobres, alcalinas, ricas en sales minerales, aguas poco propicias para el crecimiento de otros vegetales. En la actualidad salen de granjas que practican la agricultura ecológica.

Historia: nacida hace más de dos millones de años de la combinación de los cuatro elementos –agua, fuego (por los rayos del sol), aire y tierra–, las primitivas algas azules inventaron la fotosíntesis, transformando la energía solar en energía bioquímica y generando oxígeno que se lanzaba a la atmósfera terrestre, elemento vital indispensables para el conjunto del reino vegetal, animal y humano.

Se emplea en alimentación desde el principio de los tiempos en África, pero también se consumía entre los mayas y los aztecas. Descubierta hacia 1950 en el Chad, donde se recolectaba en la superficie de los lagos y se consumía en forma de tortas secas mezcladas con mijo, el análisis de sus constituyentes reveló un contenido excepcional en proteínas de alta calidad nutricional (contiene todos los aminoácidos esenciales), en lípidos insaturados, vitamina B12 y minerales esenciales (hierro), por lo que es considerada como el oro azul y ocupa la cabeza de la lista de fitoalimentos proteicos. Se explota con fines humanitarios para luchar eficazmente contra el hambre, pero también en dietética y farmacia por sus cualidades salutíferas. Se han abierto granjas de cultivo en California, China, Europa…

Actualmente, su cultivo es un ejemplo de verdadera agricultura ecológica sostenible: 1 kg de proteínas salidas de la espirulina requiere cuarenta veces menos agua y trescientas veces menos superficie de cultivo que 1 kg de proteínas de carne de ternera.

Partes utilizadas: el alga entera, fresca, deshidratada o en extracto líquido.

Principales constituyentes:
- Su contenido en proteínas de alto valor nutricional bate todos los récords: espirulina de 55 a 70 %, más del doble del queso (30 %) y de la soja (35 %).

- Rica en minerales, con un contenido de hierro excepcional.
- Rica en calcio, fósforo y magnesio, rica en vitamina E.
- Tiene un contenido de vitamina B12 tres veces superior al hígado crudo.
- Contiene quince veces más betacarotenos que la zanahoria.
- Además, es rica en ácido gama-linoleico.
- Un fitopigmento, la ficocianina, proteína fluorescente presente en el alga fresca y en el extracto líquido, es un potente antioxidante.

Propiedades e indicaciones: entre sus excepcionales cualidades nutricionales, la espirulina es rica en principios activos que permite su uso en cosmética y en farmacia. Revitalizante del organismo, se indica para la preparación de esfuerzos físicos o intelectuales, o para aportar a las células vitaminas, sales minerales, ácidos grasos esenciales y factores antioxidantes, de manera preventiva o para colmar carencias.

En higiene y salud, la espirulina se usa por:
- Su actividad antioxidante y antirradicales es notable gracias a la ficocianina, que permite luchar contra el estrés oxidativo y los efectos del envejecimiento.
- La protección y desintoxicación del hígado y los riñones.
- La protección de las células del sistema sanguíneo.
- El refuerzo del sistema inmunitario y la actividad antiinflamatoria.
- La normalización del colesterol y del peso.

¿Cómo utilizarla?
- Como alimento: de 1 a 10 g al día para aumentar los aportes de nutrientes esenciales antioxidantes, añadiéndola a ensaladas y verduras crudas.
- Como complemento alimenticio: el extracto líquido de espirulina fresca permite preservar las moléculas bajo sus formas nativas.
- Como cosmético: en aplicación local, el extracto líquido entra en las composiciones antienvejecimiento, sobre todo para el cuidado del rostro.

La clorela, el arma contra los metales pesados

La clorela es un alga microscópica eucariota, rica en proteínas (45 a 55%). También contiene entre un 15 y un 20% de glúcidos, de 10 a 13% de lípidos (de los cuales el 80% son insaturados), clorofila (2,6 a 3,6%), luteína (400 a 650 mg/100 g), vitaminas (B1, B6, B12, C y E) y minerales (6 a 9% de potasio, calcio, magnesio, hierro, zinc y selenio). La membrana celular de la clorela tiene el poder de captar y almacenar los metales pesados así como los productos químicos que contaminan el organismo, tales como la dioxina.

Consejos de uso: curas de desintoxicación, sobre todo de mercurio, cadmio, arsénico y aluminio.

ZOOM SOBRE LA YEMOTERAPIA, ESTIMULANTE TISULAR

Los tejidos vegetales en vías de multiplicación contienen un potencial vital de excepción, orquestado por factores de crecimiento llamados hormonas vegetales, giberelinas y auxinas. La utilización de dichos tejidos en forma de extractos constituye la yemoterapia, que debe ser considerada como un complemento alimenticio y un tratamiento del terreno que se inscriben en el cuadro de la salud sostenible.

El inventor del método fue un médico, el Dr. Pol Henry (Bélgica, 22 de octubre de 1918-1988) que denominó a esta nueva rama de la fitoterapia «fitoembrioterapia», que después fue rebautizada como «yemoterapia» por el médico homeópata Max Tétau (del latín *«gemmae»*, que significa yema).

Diferencias entre la fitoterapia y la yemoterapia

La yemoterapia propone productos naturales obtenidos a partir de tejidos embrionarios de vegetales recolectados en período de crecimiento (yemas, brotes muy tiernos, raíces y radículas), preparadas después en forma de macerados a la glicerina. Todos los tejidos embrionarios vegetales son susceptibles de ser utilizados. Se los utiliza por vía oral, en un poco de agua y alejados de las comidas.

Las yemoterapias básicas y sus indicaciones

Los tejidos embrionarios vegetales en crecimiento empleados son: los brotes tiernos, las yemas, las raíces y las radículas, preparadas por maceración en una mezcla de agua, glicerina y alcohol para obtener un extracto llamado «macerado glicólico».

Las cantidades aconsejadas son de 5 a 15 gotas al día en tres tomas en caso de macerados concentrados (macerado madre), o de 50 a 150 gotas en D1 (dilución al 10 %). Estos macerados son empleados por numerosos terapeutas de medicina no convencional con el objetivo de drenar órganos o funciones que todo tejido en vías de crecimiento debería efectuar prioritariamente.

La yemoterapia está particularmente recomendada en sinergia para completar la dieta antiinflamatoria de tratamientos de fitoaromaterapia, homeopatía, osteopatía y posturología, para equilibrar el terreno y luchar contra la inflamación y los efectos de la edad.

¿Dónde conseguir yemoterapia de calidad? En tiendas bio, en parafarmacias y en algunas farmacias.

Consejo: La calidad que se debe exigir ha de ser un macerado madre que lleve la etiqueta AE (agricultura ecológica), en frascos de 10 a 15 ml, que deberán conservarse en frío y al abrigo de la luz. Hay que cerrar bien el tapón tras cada uso.

Para saber más, puedes consultar la ficha de las plantas en www.naturemania.com que se señalan a continuación con un asterisco.

Yemoterapia (lista no exhaustiva)[8]	Acción complementaria para la salud
Abies pectinata (Abeto pectineo)	• Problemas de crecimiento • Favorece la fijación del calcio
Aesculus hippocastanum (Castaño de Indias)*	• Circulación venosa • Varices, hemorroides
Alnus glutinosa (Aliso glutinosa)	• Circulación arterial y venosa • Fluidificante sanguíneo • Antiespasmódico
Betula verrucosa (Abedul verrugoso)*	• Artrosis • Aumenta la diuresis
Castanea vesca (Castaño)	• Circulación venosa y linfática (varices, edemas varicosos)
Cedrus libani (Cedro del Líbano)	• Drenante de la epidermis (dermatitis crónicas, pieles envejecidas)
Citrus limonum (Limonero)*	• Fluidificante de la sangre venosa
Corylus avellana (Avellano)	• Mejora la elasticidad de los tejidos pulmonares (enfisema, bronquitis crónica)
Crataegus oxycantha (Espino)	• Tonifica el corazón débil e irregular (hipotensión, palpitaciones, opresión con el esfuerzo)
Fagus sylvatica (Haya)	• Insuficiencia renal, retención de líquidos
Ficus carica (Higuera)	• Regulador del sistema nervioso vegetativo • Normalizador de las secreciones gástricas • Cicatrizante de la mucosa gástrica, úlceras gástricas y duodenales • Activo en caso de hiperglucemia
Fraxinus excelsior (Fresno)*	• Antinflamatorio articular • Diurético
Olea europea (Olivo)*	• Hipertensión arterial y arteriosclerosis • Normaliza las tasas de colesterol
Pinus montana (Pino de las montañas)	• Reumatismo crónico no inflamatorio
Populus nigra (Álamo negro)	• Antiespasmódico del sistema arterial wy de los miembros inferiores (calambres) • Asma

---

8. Para más información: las plantas seguidas de un * cuentan con una ficha detallada en www.naturemania.com

Yemoterapia (lista no exhaustiva)[9]	Acción complementaria para la salud
Prunus amygdalus (Almendro dulce)*	• Hipotensor • Antiesclerótico
Quercus pedunculata (Roble común)	• Drenante general • Antiestreñimiento • Para insomnio y fatiga • Antialérgico • Revitalizante de los organismos cansados y envejecidos
Ribes nigrum (Grosellero)*	• Alergias (asma, migraña alérgica, edema, rinitis, urticaria) • Estimula la corticosuprarrenal en su función antinflamatoria
Rosa canina (Englantina)*	• Terreno migrañoso (neutralización de la tiramina, punto de partida de las migrañas recidivantes)
Rosmarinus officinalis (Romero)*	• Antiespasmódico de la vesícula biliar • Estimulante digestivo
Rubus fruticosus (Zarzamora)*	• Antienvejecimiento • Artrosis, osteoporosis
Rubus idaeus (Frambueso)	• Frena la hipófisis (lóbulo anterior) • Regula la secreción ovárica (problemas menstruales, metritis, vaginitis)
Secale cereale (Centeno)	• Vasoconstrictor (fibromas, metritis hemorrágicas)
Sequoia gigantea (Secuoya)	• Antienvejecimiento en personas mayores: da sensación de fuerza física y moral • Hipertrofia benigna de la próstata
Sorbus domestica (Serbal)	• Circulación venosa, estados congestivos venosos
Tilia tomentosa (Tilo plateado)*	• Calmante, tranquilizante: ansiedad, hiperemotividad, depresiones ligeras
Vaccinum vitis idaea (Viña del Monte Ida)	• Perturbaciones del tránsito intestinal (estreñimiento, diarrea) • Problemas de vejiga
Viburnum lantana (Barbadejo)	• Acción sedativa para el sistema neurovegetativo parasimpático pulmonar, que inhibe el espasmo bronquiolar: asma
Vitis vinifera (Vid)*	• Artritis de articulaciones pequeñas • Reumatismo deformante

---

9. Ibíd.

Cuarta llave

Productos que refuerzan la inmunidad natural

Estos productos naturales comprenden los que salen de las colmenas[1] y los complementos alimenticios naturales destacables.

Productos de colmena

Las abejas son maravillosas aliadas de la biodiversidad. Participan activamente en la polinización del conjunto de plantas con flores que, sin ellas, no sobrevivirían. Es proveedora de sustancias naturales parcialmente recolectadas: la miel, el polen, el propóleo, la cera y la jalea real, alimentos especialmente reservado a la reina. El veneno de abeja es un remedio tradicional en muchos países, usado en aplicación externa.

---

1. Del libro del mismo autor: *La Méthode Naturelle Anti-age*, Éditions Dangles. Más información: *Apithérapie* de Jean-Luc Darrigol, Éditions Dangles.

La Miel

Proviene de la predigestión del néctar de las flores, siendo la sacarosa transformada en glucosa y levulosa. También contiene polen.

Principales constituyentes:
- Lípidos: 0,5 %. Proteínas: 0,2 %. Glúcidos: 75 %
- Sales minerales: P, Ca, Fe, Cu y oligoelementos. Vitaminas A, E, K, B
- Productos de origen vegetal: alcaloides, polifenoles (flavonoides), diastasas.

Las mieles más ricas provienen de regiones salvajes no cultivadas.

Propiedades e indicaciones: alimento glúcido asimilable directamente por el organismo (glucosa), teniendo una acción ligeramente laxante, suavizante y antiséptica (según origen). Por vía externa es antiséptica y cicatrizante (manchas).

Modo de empleo: alimentación corriente para edulcorar infusiones, yogures…

El Polen

El polen constituye el alimento principal de las abejas, recolectado en forma de pelotitas desde finales de invierno hasta el fin del otoño. *Su contenido en nutrientes esenciales antienvejecimiento la coloca a la cabeza de los complementos alimenticios naturales.*

Principales constituyentes: Agua; polen fresco (10-12 %); polen seco (4 %); glúcidos (35 % aprox.); lípidos 5 %; proteínas: 20 %; aminoácidos esenciales. Vitaminas: del grupo B en su totalidad, también C, D, E y betacarotenos. Oligoelementos: Fe, Mg, Mn, Si, S. Enzimas: amilasas. Fitoesteroles. Rutina, Antibióticos. Pigmentos.

Propiedades e indicaciones: adaptógena (aumenta la resistencia al estrés y la fatiga), reguladora del estado de ánimo, mejora las capacidades intelectuales. Estimulante metabólico, tonifica y regula el funcionamiento del aparato digestivo. Desintoxicante que compensa las carencias alimentarias y vitamínicas, está particularmente indicada en personas sobreesforzadas, convalecientes, fatigadas y combatiendo el envejecimiento. Descongestionante prostático, se aconseja en el hombre para prevenir afecciones de la próstata.

El propóleo

Es una materia resinosa recogida por las abejas sobre las yemas de las coníferas, álamos, alisos y abedules, utilizada como desinfectante de la colmena.

Principales constituyentes: 50 % de resina y bálsamos resinosos; 35 % de ceras; 5-10 % de A.E.; 5 % de polen; 5 % de materias diversas: ácidos orgánicos, ácido benzoico, fenoles, ácido cafeico, ácido cinámico; flavonoides, oligoelementos y vitaminas B, betacarotenos, polisacáridos inmunoestimulantes.

Propiedades e indicaciones: remarcable sustancia natural antiséptica, activa sobre numerosos gérmenes, bacterias, micosis y virus. Anestésica, antinflamatoria y cicatrizante. El propóleo refuerza las defensas inmunitarias y posee una acción antioxidante. Por tanto, está indicada en la prevención y cura de las afecciones invernales, bucales (anginas, glositis, estomatitis…) y digestivas, así como en el cuidado de la piel.

Modo de empleo: natural (como un chicle), en extracto (alcohólico o seco).

La Jalea Real

La jalea real es secretada por las glándulas hipofaríngeas de las abejas obreras. Tiene una consistencia gelatinosa, pH del 3,8. Está ligeramente azucarada y es de color blanquecino.

Principales constituyentes: 66 % de agua; 15 % de glúcidos (glucosa, fructosa). 4,5 % de lípidos y ácidos grasos diversos. 13 % de proteínas, de las cuales 8 son aminoácidos esenciales. Vitaminas del grupo B. Oligoelementos. Otros constituyentes: acetilcolina (mediador hormonal): 0,1 %. Factores antibacterianos y gonadótropos.

Propiedades e indicaciones: adaptógena, la jalea real es equilibrante psíquica y endocrina, reguladora de problemas de origen neurovegetativo. Es un complemento alimenticio valioso, suave estimulante de todas las funciones y particularmente indicada en el tratamiento antienvejecimiento, sin efectos secundarios.

Modo de empleo: producto fresco (conservar en frío a menos de 5 °C) o liofilizado.

La homeopatía

La homeopatía[2] es útil en ciertas afecciones inflamatorias. Utiliza sustancias del reino vegetal, mineral y animal, diluidas a dosis infinitesimales de D1 (1/10) a la millonésima, e incluso menores. Permite tratar afecciones correspondientes a patogénesis, es decir, síndromes que se corresponden con los síntomas provocados por la ingestión de la sustancia a altas dosis.

Noción de dilución: las bajas diluciones (4 o 5 CH) se indican en enfermedades agudas; las enfermedades crónicas o de campo son tratables con diluciones más altas (7-9 o 15-30 CH). Es un método individualizado. Así, dos individuos que presenten la misma dolencia requerirán de remedios diferentes según sus síntomas específicos y su terreno personal.

Conviene saber que existen tres grandes remedios homeopáticos para la inflamación: el acónito, la belladona y la bryonia.

---

2. Más información: *Guide d'Homéopathie pour l'Auto-prescription,* Dr. F. Chuffrut, Éditions Dangles.

Algunos remedios homeopáticos aplicados a dolores e inflamaciones articulares:

- Contusiones: *Arnica montana.*
- Dolores cervicales: *Actaea rasemosa, Dulcamara, Rhus toxicodendron.*
- Dolores dorsales: *Actaea rasemosa, Agaricus, Oxalic acidum, Kalium bichromicum.*
- Dolores lumbares: *Arnica, Actaea rasemosa, Berberis vulgaris, Ruta graveolens.*
- Dolores agravados por el movimiento: *Bryonia, Kalmia, Phytolacca.*
- Dolores mejorados con el movimiento: *Lendum palustre.*
- Dolores agravados por el calor: *Gaiacum, Pulsatilla.*
- Dolores agravados por la humedad: *Dulcamara, Natrum sulfuricum.*
- Dolores agravados por el tiempo frío y seco: *Causticum, Medorrhinum.*
- Dolores neurálgicos: podremos escoger entre *Bryonia, Chamomilla, Colocynthis, Dioscorea, Gelsemium, Gnaphalium, Hypericum, Kalmia latifolia.*

Quinta llave

Detección y cuidados de las causas físicas de la inflamación

Si la causa de la inflamación es física, es indispensable, si se quiere conseguir un resultado duradero, emplear tratamientos que actúen sobre el campo físico y no contentarse con remedios químicos que, aunque útiles para los síntomas, son ineficaces para solucionar la raíz del problema.

En esta parte del libro, encontrarás todas las explicaciones necesarias sobre aspectos indispensables para mantener la buena salud, envejecer sin enfermedades y curarse con máxima eficiencia en caso de enfermedad o accidente, ya que estos problemas jalonan nuestras vidas y tenemos que aprender a afrontarlos con coraje, determinación y conocimiento de causa tras haber accedido a la información básica tan objetivamente como sea posible.

La lista de aspectos aquí tratados no es exhaustiva y corresponde a lo que nos ha parecido indispensable. Para profundizar en otros aspectos, presentamos una lista de obras aconsejadas en notas a pie de página y en la bibliografía anexa.

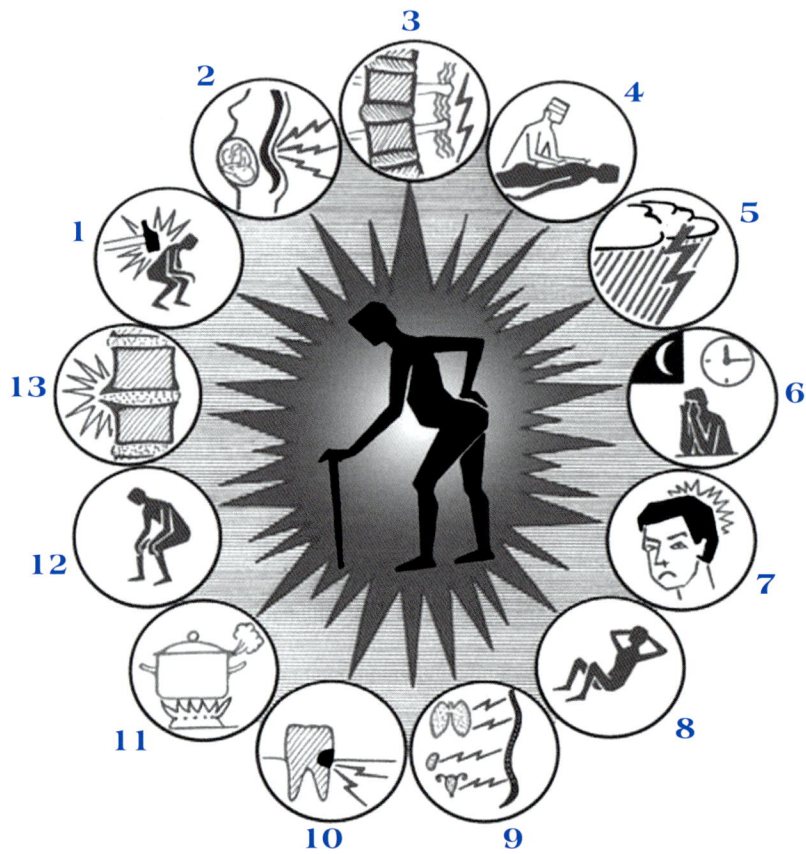

Causas del dolor de espalda

1 – Traumatismos
2 – Sobrecarga mecánica
3 – Contracturas musculares (malas posturas)
4 – Secuelas terapéuticas (cicatrices)
5 – Agresiones climáticas (viento, frío, humedad, ondas electromagnéticas)
6 – Sobrecarga física y mental
7 – Origen psicosomático
8 – Sedentarismo
9 – Dolor de origen visceral (riñones, intestinos, útero)
10 – Origen dental
11 – Desequilibrio alimenticio, deshidratación, intolerancias
12 – Malas posturas en el trabajo
13 – Lesiones artrósicas

ZOOM SOBRE LOS CAMPOS O FOCOS PERTURBADORES, ESPINAS IRRITATIVAS

Este capítulo es esencial para comprender la causa de exceso de inflamación local silenciosa, responsable de gran cantidad de problemas de salud incurables en tanto en cuanto no sean neutralizados o eliminados cuando todavía es posible. Los encontramos en todos los sistemas médicos del mundo bajo diferentes denominaciones: bloqueos energéticos, bloqueos osteopáticos, disfunciones somáticas, dolencia focal, espina irritativa, campos perturbadores, por citar unas cuantas.

La existencia de estos campos empezó a ser tenida en cuenta en Alemania, para la prevención y cura de dolores inexplicables, malestar general, fatiga y estrés.

Pero ¿qué es exactamente un campo perturbador?

Un campo perturbador es una zona del cuerpo (vértebra, articulación, diente, cicatriz…) fisiológicamente anormal que «perturba» la homeostasis local, como lo haría un parásito, al crear inflamación, irritación nerviosa, muscular, articular u orgánica por irritación del sistema nervioso vegetativo, ocasionando un auténtico corto-circuito permanente del cual el cerebro no es consciente.

El gran problema de campo perturbador: su carácter insidioso

En efecto, es mudo localmente (no duele) pero provoca sensación de incomodidad, de molestia, de malestar e incluso de dolor pero a cierta distancia del foco real, causando problemas generales como fatiga, vértigos, disminución de la resistencia inmunitaria, estado depresivo sin causa diagnosticada…

Silenciosamente, los campos perturbadores son auténticas «espinas clavadas en el cuerpo» que parasitan el sistema nervioso y el inmunitario, agotando progresivamente la energía (el «vacío de energía» de los orientales), lo que provoca el debilitamiento de las glándulas suprarrenales (baterías nerviosas del sistema simpático).

La búsqueda minuciosa llevada a cabo en el curso de un reconocimiento osteopostural, tanto en el interrogatorio como en las pruebas, permite ponerlos de manifiesto. Pueden situarse en numerosos lugares del cuerpo y a menudo se clasifican en la categoría de PME (problemas musculoesqueléticos) relacionados o no con el trabajo.

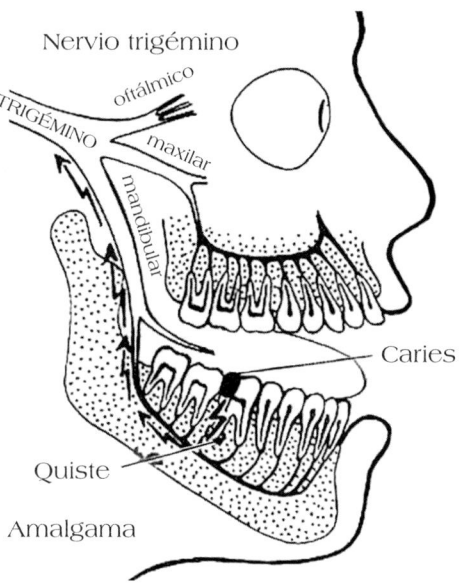

Campos perturbadores de origen dental (caries, quistes, granulomas, raíces rotas, placa dental en los senos maxilares...).

Puede tratarse:

1. De un «bloqueo osteopático» vertebral, craneal u orgánico no doloroso o que provoca molestias a distancia. Muy frecuente, suele ser ignorado por los médicos, que se concentran en el tratamiento de los síntomas locales y no practican un reconocimiento inicial profundo y holístico. ¿Su origen? Golpe antiguo de tipo caída o latigazo[1] (muy frecuentes e ignorados sistemáticamente),

---

1. Véase *Le Livre du Dos, op. cit.*

microtraumatismos, gestos repetitivos, posturas defectuosas (*véase* el capítulo sobre osteopatía).
2. De un problema en dientes y mandíbulas: infección larvada bajo corona antigua, inflamación gingival, infección de lengua por frotamiento, quiste, granuloma, caries, trozos de raíces, disfunciones mandibulares, bruxismo (dientes apretadas durante el día y rechinantes de noche). Es un problema frecuente y fácilmente detectable mediante pruebas especializadas.
3. De una cicatriz patológica quirúrgica o accidental (interna o externa) que haya comportado adherencias, o de bridas que aprisionan los nervios creando un auténtico parasitismo del sistema nervioso simpático de tipo corto-circuito. La movilización de tejidos mediante masajes especializados con aceites esenciales adecuados es fundamental para la regeneración de los mismos e impedir la instalación de retracciones y de problemas microcirculatorios que aceleran el envejecimiento de las estructuras (músculos, aponeurosis y fascias, articulaciones, nervios y plexos, órganos y vísceras). El tratamiento osteopático y/o cinesiterápico es esencial; en ocasiones es necesario practicar una cirugía de las cicatrices.

El estrés, un factor agravante

Los problemas inflamatorios locales se ven acentuados o sostenidos por la existencia de otras fuentes de estrés crónicas:

- Alimentarias, que crean un estado inflamatorio intestinal o general.
- Psicológicas, que aumentan las tensiones musculares.
- Físicas: sobrecarga de los músculos por gestos repetitivos o forzados.
- Presencia de campos perturbadores y/o problemas posturales.
- Agresiones ambientales (contaminación física, química, electromagnética, agresiones por energías climáticas: exceso de calor, de frío, de viento, de humedad o de sequedad).

El posturólogo trata personalmente, según sus competencias, los problemas detectados, o bien deriva a especialistas médicos o paramédicos.

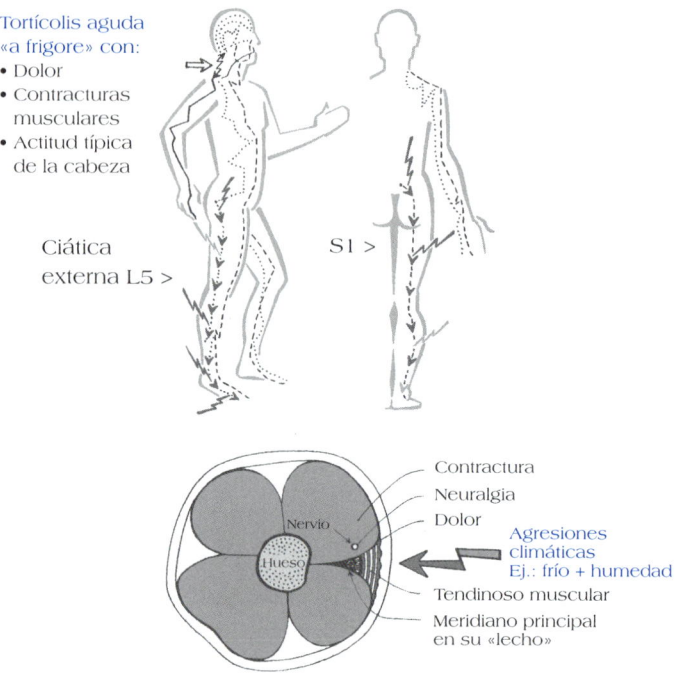

Efectos de las agresiones climáticas sobre el cuerpo: contracturas, inflamaciones, reumatismos (artrosis, artritis...).

Síntomas evocadores de un campo perturbador
- Fatiga crónica de origen inexplicable.
- Inflamaciones e infecciones repetitivas (tras haber eliminado una intolerancia alimentaria al gluten o a la lactosa).
- Hinchazón y/ o dolor de una articulación tras curas dentales (por ejemplo de una rodilla).
- Persistencia de dolores vertebrales o viscerales o de problemas nerviosos inexplicables, que no tienen un origen psicológico.

Una sintomatología muy variada se relaciona con un desequilibrio postural. En las diversas dolencias musculoesqueléticas (cervicalgias, cefaleas, dolor de espalda, dolor de brazos, dorsalgias, lumbalgias…) pueden añadirse síntomas tales como vértigos, sensación de desequilibrio, torpeza inhabitual y problemas cognitivos (fatiga mental, problemas de atención, de concentración, problemas del habla…).

Éstas son las principales patologías crónicas o recidivantes que pueden relacionarse con un desequilibrio postural crónico.

- Fatiga, disminución de la capacidad para acciones físicas o mentales, sin causa evidente.
- Contracturas musculares resistentes a todo tratamiento.
- Dolores vertebrales crónicos, bloqueos repetitivos: dolor de cabeza, cefalea.
- Cervicalgia, cervicartrosis, dorsalgia, neuralgia intercostal, ciática, hernias discales…
- Dolores de los miembros superiores: hombros (escapulalgia), codo (epicondilitis, epitroquelitis), muñecas, manos (tendinitis, artritis).
- Dolores de los miembros inferiores: dolores pélvicos, de cadera, de rodilla, de piernas, de pies y de dedos (hallux valgus, hallux rigidus, garra progresiva, espolones calcáneos, síndrome de Morton…), esguinces, tendinitis, dolores musculares y ligamentarios repetitivos…
- Dolores y heridas musculares y tendinosos recidivantes, dolores articulares que afectan a articulaciones diversas, fibromialgia…
- Instalación de escoliosis sin causa mecánica evidente.
- Persistencia de dolores tras la colocación de una prótesis articular (rodilla, cadera…).
- Problemas de aprendizaje: dislexia, disgrafía.

ZOOM SOBRE LA INFLAMACIÓN CRÓNICA POSTRAUMÁTICA

Se trata de un problema de salud con consecuencias a menudo subestimadas, estudiado y puesto de manifiesto por los osteópatas desde hace más de treinta años.[2] Los diversos trabajos al respecto han evidenciado un hecho muy fácil de comprender y sin embargo ignorado: la sucesión de ac-

---

2. «Rapport sur le rôle socio-économique des ostéophates en France» (*véase* bibliografía).

cidentes a lo largo de la vida va acelerando el proceso de envejecimiento de los tejidos duros y blandos: estructuras óseas, cartílagos, ligamentos, tendones, aponeurosis (fascias), vísceras y vasos sanguíneos y linfáticos.

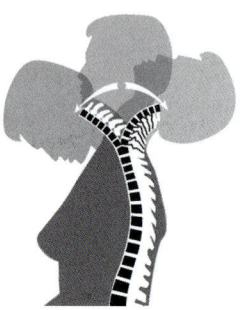

El «latigazo» o whiplash, *fuente de problemas e inflamaciones crónicas.*

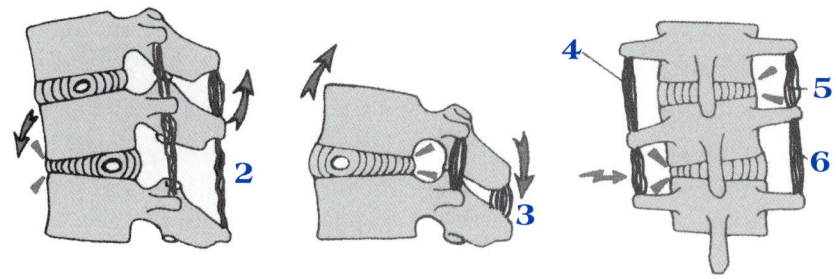

Las agresiones físicas provocan «lesiones» articulares que afectan a los músculos (4,5,6...), a los ligamentos (2,3...) y a los cartílagos. La persistencia de contracturas musculares, de microdesgarros, de malposiciones óseas y de distensión ligamentaria (esguinces) es la fuente de una inflamación crónica insidiosa, generadora de desgaste prematuro (artrosis, neuralgias, parálisis...).

Las «traumatopatías» funcionales con exactitud

Este término designa las dolencias («patías») secundarias tras un golpe («trauma»), de ahí el neologismo (palabra nueva) de traumatopatía. El término «funcional» se opone a «orgánico» (fracturas, luxaciones, desgarros).

Un problema funcional es reversible cuando es posible restablecer la fisiología («recolocación», desbloqueo de una articulación, normalización de tensiones en un músculo o movilidad de un órgano...). Por lo tanto, es fundamental, tras un traumatismo (golpe directo o indirecto, esfuerzo, choque, movimiento en falso) o microtraumatismo (mala postura, trabajo repetitivo que provoca molestias o dolores musculoesqueléticos, golpe de frío...), hacer un reconocimiento y aplicar los cuidados correspondientes a los problemas detectados para prevenir la reparación casi integral de la zona afectada.

Aún muy a menudo, los ligeros esguinces de tobillo, de rodilla, de muñeca y, sobre todo, de la columna vertebral –cervical, dorsal o lumbar– no se tratan lo bastante y dejan articulaciones inestables, creando focos inflamatorios crónicos localizados. Desde la óptica de una salud sostenible, la única solución viable consiste en tratar al mismo tiempo las causas del problema y sus consecuencias, sin contentarse con actuar superficialmente sobre los síntomas.

Consejos prácticos

No esperes nunca a ver aparecer una degeneración articular irreversible para tratar en profundidad un dolor de espalda, una antigua torcedura, un microdesgarro de hace tiempo, que han dejado una zona frágil que se resiente con el esfuerzo, la fatiga, el estrés o los cambios grandes de presión atmosférica.

Tras una crisis, cuando los dolores agudos empiezan a atenuarse, hay que revisarse la mecánica sin demora. Si el dolor desaparece, suele ser gracias a una compensación. El cuerpo está concebido para adaptarse a los cambios, pero siempre se paga un precio por ello. Cuando un problema mecánico no se repara en su totalidad, persistirá y se instalará en profundidad, alterando los tejidos profundos (cartílagos y huesos). Dicha adaptación forzada constituye una de las principales fuentes de enfermedades crónicas y degenerativas musculoesqueléticas y osteoarticulares.

El peor ejemplo, frecuentemente encontrado por los osteópatas, es el de una persona de más de sesenta años que ve aparecer dolores vertebrales tres o cuatro semanas después de haberse caído de culo o haber cargado con una maceta grande y pesada. Puede tratarse de una fractura silenciosa del cuerpo vertebral (sin desplazamiento y por engranaje).[3] ¿Por qué ese largo espacio de tiempo entre el traumatismo y la aparición del dolor? Sencillamente porque hay que esperar a la destrucción de las células dañadas (osteólisis) para que el cuerpo vertebral se hunda, pinzando o comprimiendo los nervios nociceptores locales. El principio de precaución requiere de un radio control y cuidados conservadores (como llevar un corsé) a la menor sospecha para limitar la amplitud de las lesiones.

IMPORTANTE: La revisión osteopostural tras un golpe importante, brutal, o un accidente de tráfico, en el trabajo, haciendo deporte o en actividades de ocio, no sólo está justificado a título de verificación, sino que permitirá prevenir y evitar la instalación de enfermedades llamadas «reumáticas», que no son más que secuelas de traumatismos, evitables en su mayor parte.

Para recordar

Si has sufrido una agresión corporal, aunque no haya signos radiológicos que muestren lesiones óseas, recuerda que tras traumatismos medios y ligeros tus estructuras blandas se han visto necesariamente afectadas (ligamentos, articulaciones, cartílagos, vértebras), lo cual no te causará problemas hasta meses, en incluso años después. El dolor que tienes hoy puede ser debido a un antiguo golpe que sufriste en la infancia o a aquel esfuerzo violento que hiciste cuando te mudaste de casa.

El historial de golpes y traumatismos diversos es capital para comprender tus actuales problemas.

---

3. Engranaje: interpenetración de fragmentos óseos tras una fractura (vértebras o epífisis del fémur, por ejemplo).

Vamos a ver un caso en el que los dolores se desencadenaron más de cincuenta años tras al traumatismo, a la edad de 81 años. La radiografía reveló una lesión ósea localizada en una sola vértebra.

La paciente, agricultora, recordó en la segunda consulta haberse caído de un taburete, dándose un golpe contra la esquina de una cocina de fundición cuando tenía 30 años, precisamente en la zona de la vértebra afectada. Estuvo guardando cama durante quince días, tras los cuales retomó sus actividades hasta la aparición de una ciática paralizante, precisamente en la zona del traumatismo inicial, que tuvo lugar cincuenta y un años antes.

Tras todo accidente, caída o golpe importante, hay que hacerse una revisión y poner remedio, si aún se está a tiempo, a las articulaciones lesionadas mediante tratamientos osteopáticos, posturológicos y cualquier otra técnica de regeneración vertebral en 12 tiempos.

ZOOM SOBRE LA POSTUROLOGÍA: CONTROL TÉCNICO Y REAJUSTE DEL CUERPO

La posturología es una disciplina basada en el estudio del equilibrio del cuerpo humano de pie, que busca perturbaciones de la postura, responsables de problemas musculoesqueléticos o viscerales diversos, así como la implementación de curas sinérgicas que permitan su corrección.

Asociada a la osteopatía, tiene por objetivo detectar y tratar problemas actuales para evitar enfermedades degenerativas o invalidantes en el futuro. La detección de problemas posturales debe efectuarse desde la infancia, al menos una vez al año hasta el final del crecimiento, para descubrir y tratar problemas que puedan deformar la columna o los pies.

En el adulto, la posturología permite arreglar un montón de problemas irresolubles mediante las aproximaciones tradicionales, yendo de un simple vértigo a la fatiga crónica, al estrés, las neuralgias y los dolores crónico sin motivo aparente. Cuando no se encuentra nada en los exámenes tradicionales, la posturología asociada a la osteopatía suele aportar una explicación y una solución.

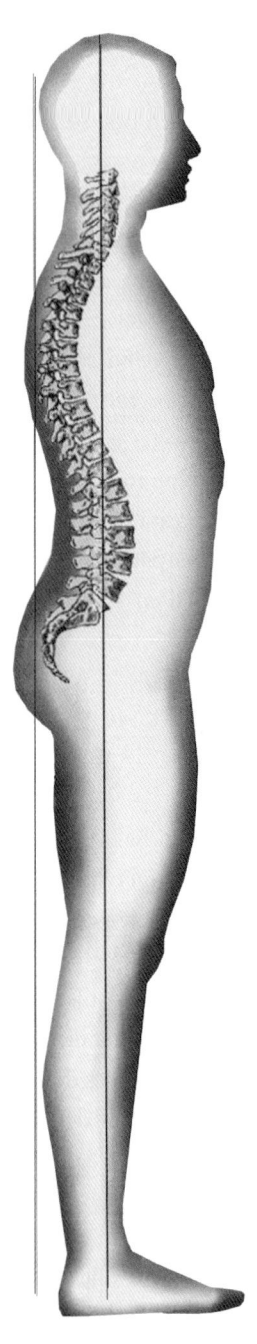

El centro de gravedad debe pasar por el canal auditivo y la parte anterior de la articulación del tobillo (peroné).

Qué más aporta la posturología

El posturólogo, de formación médica o paramédica, aplica un procedimiento a la vez científico y holístico. Su formación pluridisciplinar, sobre la base de conocimiento profundos de biología, le permite establecer relaciones entre las diversas disciplinas concernidas en biomecánica (anatomía, fisiología articular) y la neurofisiología (todo lo relativo al papel del cerebro y los nervios en el funcionamiento del cuerpo). Va más allá de cada disciplina anclándose a la globalidad del paciente y en busca del menor defecto del eje o de la postura.

El posturólogo lleva a cabo un examen completo de pies a cabeza, sin omitir ningún detalle porque, a menudo, el descubrimiento de un pequeño detalle casi desapercibido puede cambiarlo todo. En efecto, más allá de la columna vertebral, que será examinada en profundidad y con prioridad, el posturólogo otorgará una gran importancia de los problemas mal tratados o normalmente ignorados:

«Muéstrame cómo te pones de pie y te diré de qué sufres».

Conocer los puntos fuertes y los defectos posturales es esencial para elegir un oficio, escoger un deporte o simplemente vivir la vida diaria con normalidad. El cuerpo es una máquina ultraperfeccionada que podría estar en marcha ciento veinte años sin parar y sin cambiarle las piezas.

¿Conoces alguna máquina que funcione continuamente por un período tan largo? No, claro que no. ¿Tienes coche? Entonces controlarás cada día su funcionamiento, le harás revisiones periódicas y pasarás la ITV cuando toque. Y todo eso te parece normal. Toda máquina, por muy perfecta que sea, se desajusta con el uso, se encalla, se avería, se le rompen piezas y hay que prevenir averías importantes, por eso verificamos los niveles de agua, de aceite, la presión de las ruedas, la temperatura del motor... En cuanto se ilumina un piloto, corremos al mecánico a que detecte de dónde viene el problema y a que lo arregle.

Pero con el cuerpo ¿llevamos semejante control técnico en un posturólogo o un osteópata? Si respondes que sí, entonces ya sabes de la importancia de mantener tu salud en el nivel más alto posible para conseguir una salud sostenible. Pero si respondes que no y estás leyendo estas líneas, entonces tomarás conciencia de lo que deberías cambiar en tu vida, de que ya es hora de hacerte cargo de tu salud y ocuparte de tu propio bienestar.

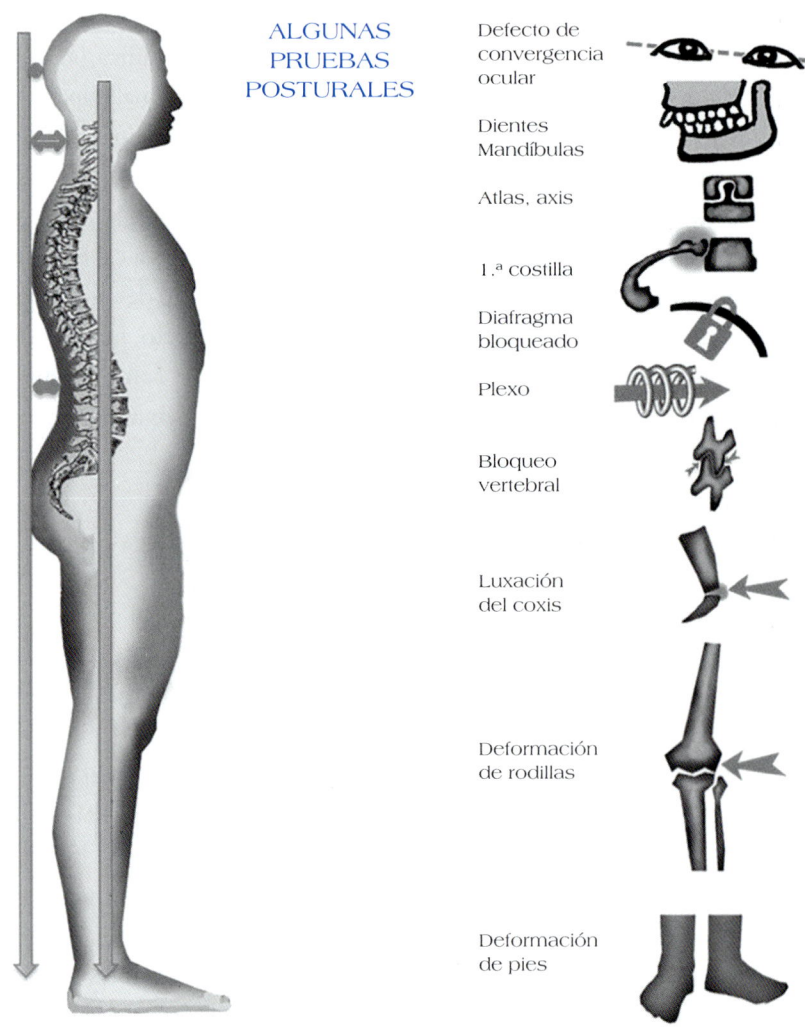

El examen osteopático y postural constituye un auténtico chequeo, al mismo tiempo global y detallado, sobre el equilibrio mecánico del cuerpo humano. Comprende un examen físico completo y pruebas de detección de disfunciones y malas posturas responsables de problemas actuales o futuros. Constituye el reconocimiento preventivo por excelencia, que debe practicarse periódicamente a lo largo de la vida en prevención de enfermedades degenerativas de origen mecánico o inflamatorio.

Ya hemos visto que no hay que dejarse ir hacia la zona de peligro donde convergen la acidificación y la oxidación orgánica, el deterioro postural o el debilitamiento de los músculos y articulaciones, porque dicha deriva conduce a la zona de envejecimiento orgánico acelerado.

También hemos visto que la ralentización de la microcirculación sanguínea, la asfixia de las células, la compresión y el desgaste de las articulaciones, órganos, nervios, pueden ser responsables de la pérdida de vitalidad, de tono y de dolores e inflamaciones localizadas, que aparecen de manera repetitiva.

El examen osteopático y postural debe ser un complemento al reconocimiento médico tradicional, no debe reemplazarlo. Se lleva a cabo en la consulta de un terapeuta especializado, osteópata y posturólogo.[4] Permite descubrir, antes de que se desencadenen lesiones irreversibles, los discretos síntomas que revelan la existencia de debilidades, malas posturas, pinzamientos, rigideces o distensiones musculares o ligamentarias, a menudo poco dolorosas e incluso totalmente mudas por habituales e integradas por el cerebro como «normales».

Sin entrar en detalle, para dar más elementos de autoevaluación e incitar al lector a tomar su propio cuerpo en consideración, vamos a ver algunos síntomas físicos importantes, fuente de problemas posturales y de inflamación crónica.

Para empezar, hay que medirse y comprobar si se han perdido centímetros en relación a la talla que se tenía a los 20 años (¡a veces la gente se lleva una sorpresa!). La pérdida de altura es un signo importante de envejecimiento y hay que descubrir las causas.

Éstos son los síntomas que buscará el posturólogo empezando por los pies:

- Deformación de los pies: el examen se efectúa sobre un podoscopio (pies planos, pies cavos, pie asimétrico, hallux valgus, garra progresiva, hundimiento de la bóveda plantar anterior…).
- Deformación de la rodilla: rodilla hinchada, desviada, rodilla que no puede estirarse del todo (flexo)…

---

4. *Véase* la lista de direcciones en el anexo.

- Deformación de la pelvis: pelvis en torsión, inclinada, asimétrica...
- Deformación de la columna vertebral: se curva hacia delante o de lado, ciertos movimientos se hacen difíciles o imposibles (girar la cabeza, inclinarse hacia delante...).
- Deformación del vientre que se abomba hacia delante con debilitamiento progresivo de la masa abdominal...
- Mal estado de dientes y encías, problemas mandibulares (bruxismo, asimetría, dientes apelotonados...).
- Fatiga ocular con dificultad para ponerse bizco (defecto de convergencia ocular).

Problemas funcionales de origen postural

Todos los problemas posturales pueden ser el origen de dolencias funcionales, inflamatorias o dolorosas, como los siguientes ejemplos:

- Un bloqueo en la primera costilla puede provocar problemas neurovegetativos y dolores diversos (a nivel de cabeza, hombro, brazo, pecho), vértigos, taquicardias (aceleración del ritmo cardíaco)...
- Un espasmo del músculo diafragma puede provocar angustia, opresión, problemas respiratorios, digestivos, circulatorios (responsable de numerosas hernias de hiato por desplazamiento, opresión, reflujo gastroesofágico...).
- Los bloqueos del plexo dan problemas locales nerviosos y orgánicos mejorables por bloqueo osteopático.
- El bloqueo vertebral es la fuente del 80% de los problemas llamados «funcionales» debidos al desequilibrio neurovegetativo que resulta.
- Un coxis[5] prominente será la primera víctima en una caída de culo. Su recolocación es indispensable para evitar problemas locales y generales (depresión) de origen neurovegetativo y circulatorio.
- Toda deformación de los miembros inferiores repercute hasta la parte alta del cuerpo.

---

5. La manipulación del coxis se lleva a cabo por vía intrapelviana (anal o vaginalmente) y requiere del consentimiento por escrito del paciente.

- La rodilla es una articulación particularmente frágil y hay que vigilarla muy de cerca. Su deformación angular o en flexión no tratada precozmente comporta, a corto y medio plazo, una destrucción de los cartílagos articulares que a la larga conduce a la necesidad de una prótesis.

¿Qué terapeutas incorporan la posturología a su praxis?

La mayoría de veces se trata de una especialización a partir de la osteopatía. El examen inicial no puede llevarlo a cabo un profesional que no haya recibido una formación completa en este ámbito, así que éste suele ser un osteópata o un médico, que actúa en equipo con otros terapeutas (kinesoterapeutas, dentistas, podólogos, ortopedista).

¿Cuánto tiempo dura un tratamiento osteopostural?

Un primer reconocimiento osteopostural no puede realizarse en menos de 30 o 45 minutos. Comprende un examen de la espalda (radiografías, pruebas de laboratorio, posibles intervenciones precedentes), un interrogatorio, palpación, medidas, pruebas, corrección osteopática de las lesiones encontradas. La consulta terminará con el aprendizaje de ejercicios correctores cuando sea necesario, así como consejos dietéticos y de higiene de vida.

Un antiguo problema crónico se puede mejorar entre pocos meses y veinticuatro meses. Un problema simple puede mejorar desde que se resuelve su causa (problema de convergencia, curas dentales, desbloqueo vertebral o de costillas). Cada caso es diferente y el terapeuta explicará el procedimiento que se debe seguir, realizando un auténtico *coaching* osteopostural.

Las siguientes consultas permitirán observar la mejoría funcional y medir las modificaciones de las zonas tratadas. Un tratamiento osteopostural global requerirá de varios meses, incluso de uno o dos años para obtener una consolidación duradera. Una evaluación intermedia puede practicarse trimestralmente. La desaparición de los dolores y problemas sólo constituye una etapa en la reprogramación postural global, que deberá seguirse hasta conseguir el mejor resultado.

DOSIER OSTEO-POSTURAL PERSONAL

FECHA:

Guy Roulier practicante DO autorizado ARS Pays de la Loire ADELI 49 0000 270

Apellido ....
Nombre ....
Fecha de nacimiento .... Hora ....
Lugar ....
Dirección ....
Población ....
Teléfono fijo ....
Teléfono móvil ....
Profesión ....
Dirigido por ....
Médico de referencia ....
Dirección ....
Teléfono ....

Estatura actual ....
Peso actual ....
Estatura 20 años ....
Peso 20 años ....
Tensión arterial:
Max: min:
Grupo sanguíneo ....
Diestro ❏ Zurdo ❏
Zurdo contrariado ❏
Casado ❏ Soltero ❏ Viudo ❏
Número hijos ....
Fechas nacimiento ....

Motivo de la consulta: ....
Motivo principal: ....
Otros motivos: ....

RECONOCIMIENTO COMPLETO OSTEOPÁTICO y POSTURAL ❏
Periódico ❏
Postraumático ❏ *fecha*
Del trauma: .... *Causa.* ....

RECONOCIMIENTO INTERMEDIO SIMPLE ❏

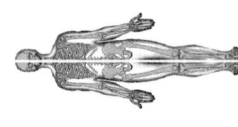
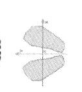
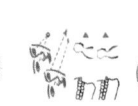
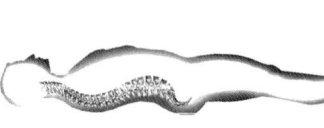

CHEQUEO POSTURAL

Flecha lumbar: Flecha cervical: Cabeza-tap:
Zona glúteos: = ❏ Ant ❏ Post ❏
Pelvis: = ❏Más alto Dcha ❏ Izq ❏   >   cm
Ileon Ant ❏ Post ❏ Dcha ❏ Izq ❏
Hombros: = ❏Más bajo Dcha ❏ Izq ❏
                Ant ❏ Post ❏ Dcha ❏ Izq ❏
Cervicales: rotación limitada Izq ❏ + ❏ ++ ❏ +++ ❏
                              Dcha ❏ + ❏ ++ ❏ +++ ❏
Pierna corta aparente: Izq ❏ Dcha ❏   cm
Pies: valgos ❏ vagos ❏ planos ❏ cavos ❏ Unilateral Dcha ❏ Izq ❏ Bilateral ❏
Asimétrico ❏ Disimétricos ❏
Ha llevado plantillas ❏ Sí ❏ No ¿Cuándo?   Duración
Ojos: Fallo de convergencia = + ❏ ++ ❏ +++ ❏ Dcho ❏ Izq ❏ Bilateral ❏
Ojo director: Dcho ❏ Izq ❏
Dientes: problema oclusal Sí ❏ No ❏ + ❏ ++ ❏ +++ ❏
Dientes ausentes: ❏ n.º:
Polimetalismo: ❏

Tests:
Romberg Dcho ❏ Izq ❏ Indif ❏ Caída
Fukuda: Dcha ❏ Izq ❏ Indif ❏ Imposible
Test de control neurofisiológico TEUP Ojos abiertos   Dcho   Izq
Ojos cerrados   Dcho   sec./   G   sec./

Obstáculos:
1.ª costilla Dcha ❏ Izq ❏ bilateral ❏
Coxis: ❏
Cicatrices ❏ Topografía:
Tests:
Tests Campos Perturbadores: +

Lesiones osteopáticas:
Cráneo
Cervicales
Dorsales
Lumbares
Costales
Miembros sup:
Miembros inf:

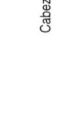

Modelo de ficha para examen osteopostural.

¿Con quién trabaja el osteópata-posturólogo?

Deberán trabajar con terapeutas de cada sector a fin de establecer un tratamiento sinérgico lo más eficiente posible:

- Un podólogo para la ejecución de plantillas posturales, según el caso.
- Oftalmólogos y ortopedistas para problemas graves de convergencia.
- Cirujano, dentista y estomatólogo para detectar y eliminar campos perturbadores dentales o problemas de oclusión.
- Cirujano ortopedista en casos de problemas mecánicos importantes.
- Kinesoterapeuta para una reeducación funcional justificada.

Cada uno de los terapeutas aportará sus competencias técnicas para resolver disfunciones en su campo. El posturólogo deberá hacer el seguimiento de la evolución tras cada intervención para medir el interés y la eficacia y, si fuera necesario, reorientar al paciente.

La posturología debería ser practicada desde la escuela primaria para la detección de afecciones osteoarticulares en los niños, sobre todo en los pies, la columna, los dientes y los ojos. Esta disciplina global, precisa y pluridisciplinar, simboliza el camino de la salud sostenible.

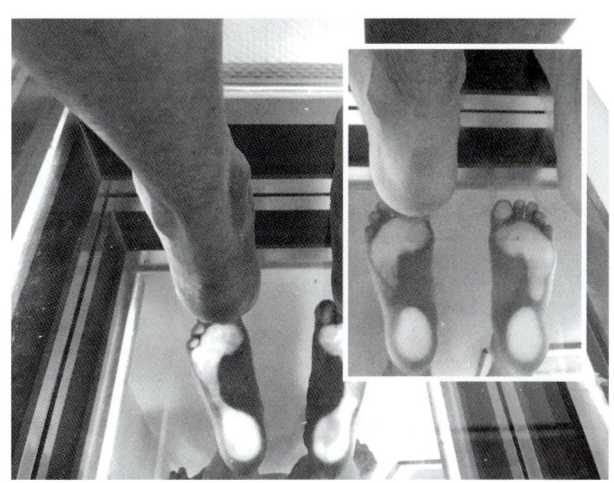

El examen en podoscopio permite detectar los defectos de apoyo, fuente de patologías en cadena (rodilla, pelvis, columna...). Su negligencia explica numerosos fracasos terapéuticos y recidivas.

Sexta llave

Las terapias manuales: osteopatía y quiropraxia

La osteopatía: búsqueda y eliminación de bloqueos

Gracias a estos resultados probatorios en el campo del dolor y la inflamación musculoesquelética y visceral, la osteopatía[1] ha obtenido reconocimiento oficial en Europa.[2] Aunque la osteopatía está en alza, aún no se sabe exactamente cómo actúa, cómo cura ni qué es un osteópata en realidad. Bien utilizada, esta disciplina es al mismo tiempo complementaria y alternativa a la medicina alopática, muy eficaz, resolviendo problemas más allá del campo de acción de la medicina tradicional, particularmente en el campo de los PME (problemas musculoesqueléticos) con componente inflamatorio.

La osteopatía nació en EE. UU. a finales del siglo XIX. Es un sistema diagnóstico y de curas creado por un médico, Andrew Taylor Still (1828-1917), el cual, a través de una comprensión global del cuerpo humano, estableció la relación entre los problemas mecánicos y numerosas enfermedades, e inventó un sistema completo de tratamientos manuales. A. T. Still estableció la estrecha relación existente entre la salud y el equilibrio

---

1. Del mismo autor: *L'Ostéophatie, deux mains pour vous guérir*, Éditions Dangles.
2. Ref.: «Rapport sur le rôle socio-économique des ostéophates en France» AFDO, FOF, 1991.

mecánico del cuerpo humano. Su aproximación estructural se enriqueció después con las técnicas de osteopatía sacro-craneal de William Garner Sutherland y de las técnicas viscerales de Thure Brandt.

La osteopatía fue introducida en Gran Bretaña por J.M. Littlejohn, en 1917, y acabó implantándose en el continente europeo, donde conoció, a partir de 1975, un rápido auge justificado por su remarcable eficacia asociada a una perfecta inocuidad. Se reglamentó e implantó en numerosos países anglosajones y europeos, como Francia.

¿Qué es un osteópata?

A fin de responder a las exigencias de la OMS, son necesarios cinco años de formación a tiempo completo (o a tiempo parcial para los licenciados en medicina), representando 4800 horas de estudios teóricos y prácticos sobre ciencias médicas y prácticas osteopáticas, y 1700 horas para médicos titulados oficialmente por el Estado.[3]

Un osteópata es capaz de practicar un examen completo de la mecánica corporal, pero también de «sentir» las diminutas modificaciones inscritas en la «memoria traumática de los tejidos corporales» y encontrar campos perturbadores escondidos en lo más profundo de los tejidos conjuntivos. A partir de dichas constataciones, el osteópata utilizará técnicas manuales necesarias para suprimir, en la medida de lo posible, las perturbaciones mecánicas encontradas, restableciendo el equilibrio postural y mejorando la movilidad de los diferentes tejidos (articulaciones, fascias, órganos…). También ofrecerá consejos de salud a fin de consolidar los resultados y/o evitar recaídas.

Las herramientas del osteópata

Usa a la vez el cerebro, porque el proceso empieza siendo intelectual (búsqueda visual y palpatoria de causas, exámenes diversos), y la mano, herramienta que constituye la prolongación natural del cerebro, a nivel sensitivo (recopilación de información) y motor (aplicación de gestos correctores). Este maravilloso instrumento terapéutico de alta precisión que es la mano puede ser capaz de percibir las más ínfimas modificacio-

---

3. Véase la web www.chambre-professions-sante-durable.fr

nes en los tejidos (inflamaciones, tensiones, rupturas, desplazamientos incluso microscópicos).

Para implementar un tratamiento, el osteópata utiliza, según el caso, conjunta o sucesivamente:

- Las técnicas estructurales osteoarticulares no forzadas, basadas en manipulaciones y movilizaciones activas y pasivas.
- Las técnicas funcionales osteoarticulares y/o viscerales tratan manualmente las diferentes partes del cuerpo para mejorar su funcionamiento: reajuste, mejora de la movilidad, supresión de espasmos (músculos, esfínteres, conductos tubulares…).
- Las técnicas craneales o craneosacras muy suaves, que se dirigen a niños pequeños y a problemas que afectan al sistema nervioso, los órganos de los sentidos y las fascias en general.

El osteópata y los problemas «funcionales»

Los problemas funcionales, campo de acción favorito de la osteopatía, representan el 80 % de los problemas de salud. Una gran parte de dichos problemas está directa o indirectamente relacionada con diversos agentes estresantes (estrés traumático, estrés en el trabajo, estrés psicológico con sus repercusiones somáticas, estrés de la vida cotidiana…). La osteopatía se usa, en este caso, para intentar responder a los problemas relacionados con dolores o molestias inexplicables (tras un examen profundo) que pueden estar ligados a la existencia de lesiones osteopáticas o posturales.

La práctica de la osteopatía

El examen inicial obligatorio que practica el osteópata completa las pruebas médicas tradicionales y le permite comprender el historial de su paciente, detectar contraindicaciones y orientar el tratamiento. Comprende un cuestionario completo sobre los antecedentes personales y familiares, que servirá para la búsqueda de causas mecánicas o traumáticas de los problemas presentados, lo que pasó después de intervenciones quirúrgicas o de enfermedades (*véase* sobre la memoria del cuerpo). El reconocimiento comprende también un examen preciso y completo sobre el paciente en posición de pie, primero inmóvil y luego en movimiento. Después se revisan articulaciones y músculos, en función de las necesidades, y se tratan con las manos suavemente.

La osteopatía es un método dinámico y evolutivo, al mismo tiempo suave y eficaz, conveniente en todos los casos, salvo contraindicación absoluta (inflamación aguda, cáncer evolutivo, fractura, desgarro, esguince grave, luxación, anomalía congénita, enfermedades infecciosas en curso, problemas cardiovasculares graves, lesiones orgánicas graves, hernia discal con problemas neurológicos…).

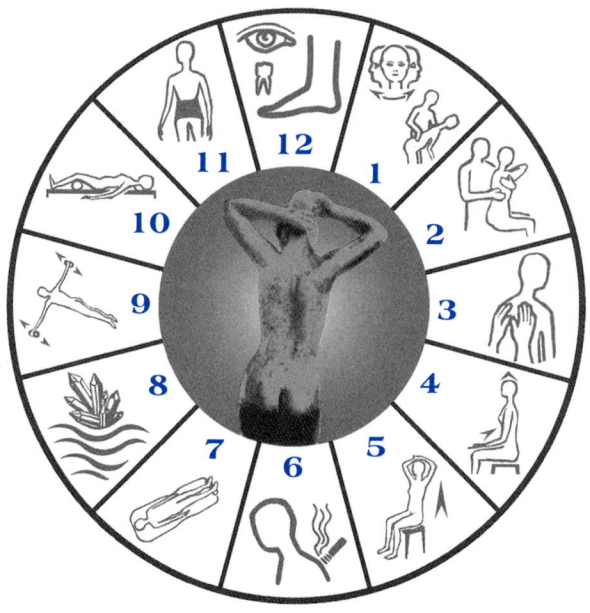

Los doce tiempos del tratamiento antidolor de espalda.

Respetando la fisiología humana, la osteopatía jamás utiliza maniobras forzadas. La osteopatía es un método que conviene tanto a bebés como a niños pequeños, a jóvenes y a personas mayores, sin límite de edad. El número de consultas depende de cada caso y varía según la importancia de la dolencia, la gravedad y la antigüedad de la misma.

- En el bebé, los terapeutas tratan problemas craneales en pocas sesiones (es muy importante en casos de nacimientos complicados y en ausencia de contraindicaciones formales).
- En niños y adultos, la media es de tres sesiones al año (media prevista por las mutuas de salud).
- En la gente mayor, la frecuencia puede ser mensual según necesidades, para conservar la máxima autonomía. En todo el mundo, un control anual sería lo más conveniente a título preventivo y, sobre todo, tras un golpe o traumatismo.

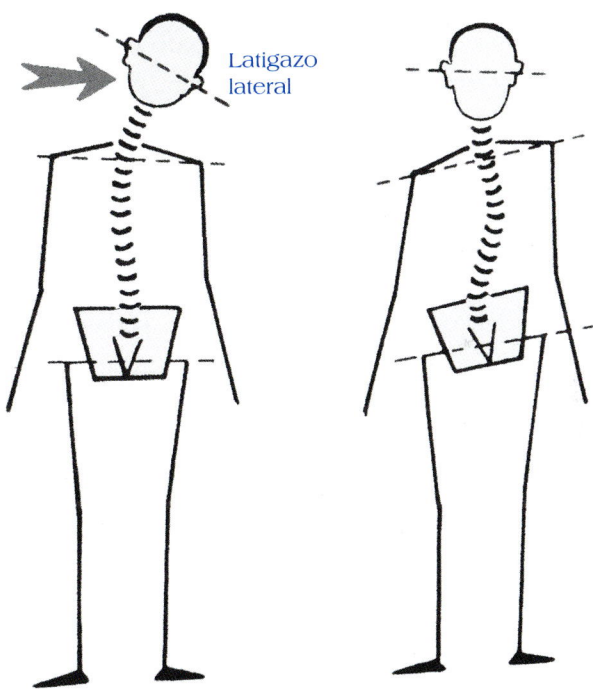

Adaptación del cuerpo a las agresiones mecánicas: golpes y traumatismos diversos provocan reacciones corporales de compensación y adaptación, más o menos bien soportadas al principio, pero que engendran inflamaciones crónicas destructivas de los tejidos orgánicos (artrosis, neuralgias, alteración del estado en general). El osteópata detecta las lesiones, reajusta las estructuras, relanza el movimiento y aconseja cuidados complementarios para un resultado duradero.

La osteopatía, respuesta adaptada tras traumatismos y a la inflamación crónica de origen mecánico

Se ha demostrado en varias investigaciones que los traumatismos representan el 70 % de las causas principales de problemas musculoesqueléticos, que pueden tratarse eficazmente mediante la osteopatía. Ello subraya la importancia capital de la práctica sistemática de un equilibrio osteopático sistemático tras todo accidente de circulación, deportivo u otros, a fin de prevenir la instalación de fenómenos degenerativos (articulares y musculares).

Nota 1: Tras todo accidente violento, directo o indirecto, de tipo caída sobre la cadera o en un esfuerzo violento, después de los sesenta años y/o en caso de osteoporosis, se necesita una radiografía de control para descubrir una eventual fractura, normalmente indolora, pero que debe tomarse muy en serio (*véase* Tercera parte).

Nota 2: Ciertas legislaciones obligan a los osteópatas a pedirle al paciente que firme un «consentimiento» para la práctica de determinadas actividades, para cortar de raíz toda ambigüedad (tratamientos en neonatos, tratamientos intrapélvicos). Dicho consentimiento permite efectuar actos médicamente justificados con la transparencia y serenidad indispensables para la eficacia del tratamiento.

Problemas funcionales con componente inflamatorio tratados en osteopatía

Aquí presentamos una lista de casos donde el osteópata puede intervenir solo o complementariamente con un tratamiento médico alopático.

- **El sistema osteoarticular y locomotor:** torceduras, tendinitis, miositis, contracturas, retracciones, lumbalgias, dorsalgias, cervicalgias, periartritis, dolores articulares, pubalgias, dolores de coxis, bloqueo mandibular…
- **El sistema nervioso:** neuralgia ciática, cruralgia, meralgia parestésica, neuralgia pudendal, neuralgia cervicobraquial, neuralgia de Arnold, neuralgia intercostal…

- **El sistema cardiovascular:** problemas circulatorios de los miembros inferiores, hemorroides, palpitaciones, opresión…
- **El sistema digestivo:** digestiones difíciles, hernia de hiato, problemas hepatobiliares, colitis, estreñimiento, gases, ptosis…
- **El sistema genitourinario:** dolores y disfunciones ginecológicas, cistitis, infertilidad funcional, problemas con la función sexual, enuresis, prostatitis…
- **El sistema O.R.L.** y problemas en la zona de la cabeza: rinitis, sinusitis crónicas, ciertos tipos de vértigo, ciertos acúfenos, cefaleas, migrañas…
- **El sistema nervioso vegetativo:** distonía, estado de hipernerviosismo, estados depresivos, ansiedad, estrés, problemas de sueño, espasmofilia…
- **Secuelas de traumatismos:** accidentes de coche, accidentes de trabajo, accidentes deportivos, accidentes de la vida cotidiana, esfuerzos…
- **En bebés:** el parto puede constituir el primer traumatismo y el origen de muchos problemas y enfermedades relacionados con la deformación del cráneo, el estrabismo, el reflujo gastroesofágico… Todos los recién nacidos deberían ser examinados por un osteópata cualificado a la salida de la maternidad para detectar los síntomas de futuros problemas infantiles y de la adolescencia.
- **Niños y adolescentes:** la detección y los cuidados precoces de las rinofaringitis crónicas, las otitis, retrasos en el desarrollo psicomotor, problemas de comportamiento, problemas de sueño, dislexia, deformaciones podales, de rodillas, epifisitis vertebral, actitudes escolióticas, escoliosis, mala oclusión dental… En ausencia de problemas, un control anual sigue siendo indispensable para velar por el correcto crecimiento.
- **Deportistas:** luxaciones, esguinces, torceduras, todas las patologías musculares (desgarros, elongaciones musculares…), caídas y golpes en cualquier parte del cuerpo, cráneo, coxis, seguimiento del entrenamiento y preparación para el esfuerzo.
- **Personas mayores (de 60 a 80 años):** seguimiento osteoarticular postural y visceral, prevención de deformaciones vertebrales y de los miembros inferiores, prevención del envejecimiento (ptosis, rigidez, deformaciones, atrofia muscular), mantenimiento de la autonomía.

- **Personas ancianas (de 80 a más de 100):** no hay diferencia con los anteriores. Hay que insistir particularmente en el mantenimiento de alguna actividad física y mental, prevención de caídas, hacer un seguimiento osteoarticular postural y visceral, insistir en la prevención de las deformidades vertebrales y de los miembros inferiores (pies, rodillas…), prevención del envejecimiento (ptosis, rigideces y deformaciones articulares, atrofia muscular), y polarizarse en el mantenimiento de la autonomía hasta el fin de sus días, en el mejor de los casos.

La quiropraxia

La quiropraxia[4] es una terapia manual reconocida por la Organización Mundial de la Salud. Con más de 100 000 quiroprácticos en el mundo, es una profesión de salud manual muy extendida a escala internacional. En Francia, la quiropraxia está reconocida desde 2002 por el Código de salud pública.

Nacidas más o menos en la misma época, la osteopatía y la quiropraxia presentan, en su origen, diferencias notables. El concepto de base de Palmer, fundador de la quiropraxia o quiropráctica, es diferente al de Still. Palmer tiene en cuenta, fundamentalmente, el neuroesqueleto. Igual que la osteopatía, es una disciplina a parte de la medicina, que utiliza como medio diagnóstico y terapéutico las intervenciones no invasivas y no medicamentosas, integradas plenamente en una aproximación moderna de la salud sostenible.

El quiropráctico (DC) dispone de una formación médica completa, así como de competencias de especialista en diagnóstico, tratamiento manual y prevención de disfunciones del aparato locomotor y de las consecuencias que se derivan.

Esta disciplina considera que toda perturbación articular afecta no sólo a la congruencia articular, sino a las tensiones de las estructuras nerviosas centrales, es decir, a las de la médula espinal y las raíces nerviosas que emergen por los canales de conjugación entre cada vértebra.

---

4. Más información: www.chiropraxie.com/

Todo desarreglo articular, llamado subluxación quiropráctica, comporta reacciones neurológicas. Los contactos son a base de palancas cortas, el contacto manual se toma directamente sobre cada vértebra y el ajuste debe ser específico, es decir, liberar dicha vértebra precisa y ninguna otra ni toda la región circundante.

Osteopatía y quiropraxia se desarrollaron separadamente, tanto desde el punto de vista de la enseñanza como en la lucha por un estatus legal. El nivel de estudios requeridos para ambas disciplinas es Bac+5 (correspondiente a unas 5000 horas). En ocasiones, estas dos técnicas han sido loadas y ensalzadas por los mismos que años antes las habían calificado de charlatanería inútil, cuando no peligrosa. Aisladas en su concepto básico, se vieron estranguladas, reducidas a simples masajes de interés limitado, sin ninguna medida en común con sus doctrinas originales.

La quiropraxia es, pues, una disciplina independiente de la medicina científica que desempeña un papel de primer orden en la prevención y cura de problemas musculoesqueléticos y del envejecimiento físico.

Séptima llave

La actividad física: antinflamatorio natural

Todos los programas de salud de tipo antienvejecimiento, antiartrosis, antidolor de espalda, antiobesidad, antienfermedades degenerativas o anticáncer adjuntan siempre un apartado de ejercicio físico. Puede practicarse solo, en grupo, con un entrenador cualificado, un *coach* deportivo, un maestro de yoga o un quiropráctico. El ejercicio físico constituye una clave esencial para la salud física y mental. Es inútil buscar programas sofisticados ni forzar situaciones.

Practicar una actividad física como la marcha, el *footing* o subir y bajar rápidamente escaleras procura una sensación de bienestar con el paso de los días gracias a **la secreción de endorfinas**, moléculas liberadas por el cerebro (en concreto por el hipotálamo y la hipófisis) cuya acción es similar a la del opio y la morfina.

Por qué es indispensable el ejercicio físico para la salud

Porque la actividad física moderada, regular y adaptada a cada caso:

- Permite conservar una buena condición física y mental, un buen tono y permanecer en forma en el trabajo, la vida cotidiana y el deporte (si se practica alguno).

- Favorece el funcionamiento de nuestros órganos masajeándolos y activando la microcirculación, disminuyendo así los riesgos de pstosis.[1]
- Permite disminuir el riesgo de sufrir enfermedades cardiovasculares (infartos, angina de pecho, AVC), a cualquier edad, irrigando bien el músculo cardíaco.
- Facilita la estabilidad de la presión arterial manteniendo en buen estado la red de capilares sanguíneos.
- Permite el mantenimiento de un peso ideal y disminuye los riesgos de deriva hacia la obesidad y la inflamación crónica que de ella resulta.
- Disminuye el riesgo de diabetes tipo 2 equilibrando la glucemia y participando en la regulación del peso.
- Permite mantener equilibrado el sistema nervioso simpático y prevenir o luchar contra el estrés, la ansiedad, la depresión nerviosa y el *burn out*.
- Reduce el riesgo de aparición de problemas musculoesqueléticos (lumbalgias, cervicalgias, dorsalgias, dolores de hombros, ciáticas, cruralgias…).
- Favorece el sueño regular y reparador.
- Permite ralentizar el proceso de envejecimiento físico, la compactación vertebral, previene o reduce considerablemente la pérdida de autonomía al final de la vida.
- Permite conservar la postura óptima y evitar la osteoporosis y la artrosis vertebral.
- Desempeña un papel determinante contra ciertos cánceres (mama, próstata, colon…), activando la microcirculación en terrenos mal irrigados y permitiendo a las defensas eliminar las células anormales y mutantes.

---

1. Ptosis: descenso de un órgano debido al envejecimiento, el debilitamiento de la musculatura y los esfuerzos violentos o repetitivos. *Véase* Tercera parte.

Qué ejercicios se pueden practicar sin riesgo cuando no se es un deportista

Y, sobre todo, cómo hacer que los ejercicios sean verdaderamente eficaces.

Para ser eficaz, un ejercicio físico debe practicarse según las reglas establecidas para ello. Todo programa de actividades destinado al mantenimiento, a la lucha contra el envejecimiento o para curar un problema vertebral o articular debe responder a reglas precisas. Si se ejecuta mal, pueden aparecer efectos inversos al objetivo buscado.

¡Mucho cuidado con los abdominales, que estropean las vértebras lumbares, y con los ejercicios que fuerzan la columna vertebral! Adopta un programa sencillo y fácil. Que haya pocos movimientos y que los puedas controlar lo mejor posible. La multiplicidad de movimientos puede llevarte a confusión, precipitación y dispersión de la energía.

Los ejercicios de musculación suave deben aprenderse de un profesional competente. Hay que practicar **ejercicios activos** donde la musculatura se contraiga y se relaje a voluntad o de manera refleja. Puede ser dinámico o estático. También se pueden practicar **ejercicios pasivos**, en los que el músculo se mueve mediante aparatos o por la manipulación de otra persona.

La forma de contracción determina el efecto que se quiere conseguir muscularmente:

- *La contracción isométrica* es la contracción básica que permite el mantenimiento de la postura, de pie o sentados, y la reacción rápida a una solicitud. El músculo conserva su longitud aunque esté sometido a una fuerza creciente.
- *La contracción isotónica*: el músculo se contrae desarrollando una fuerza constante; ésta es la técnica fundamental de la musculación, destinada a aumentar el volumen muscular.
- *La contracción isolítica*: el músculo se contrae de manera isotónica moderada contra una resistencia suave y fija. La fase de decontracción se aprovecha para estirar el músculo.

Ésta última forma de contracción proporciona resultados notables y se utiliza mucho en la reabsorción de contracturas dolorosas, rigideces articulares y retracciones aponeuróticas. Es un método suave y eficaz, muy utilizado por osteópatas en dolores agudos y en reumatismos artrósicos.

En los ejercicios internos (contracción), el músculo se contrae plegándose, sus extremos se acercan el uno al otro. Este tipo de ejercicios, bien ejecutados, permite conseguir una buena musculatura abdominal, no importa la edad que se tenga (salvo en caso de eventraciones que requieren de cirugía reconstructiva), así como rodillas tónicas y estables (refuerzo y mantenimiento del músculo interno que permite la extensión de la rodilla).

En los ejercicios externos (estiramiento), el músculo se estira en una posición en la que sus extremos se alejan uno del otro, de manera que el músculo se alarga. Son ejercicios indispensables para estirar contracturas o músculos retractados.

La alternancia de estos ejercicios mejora la resistencia a las heridas.

EL MÉTODO DE ESTIRAMIENTO AXIAL O *STRETCHING* POSTURAL

Stretching significa estiramiento, elongación. Nuestros músculos posturales tónicos, sobre todo a nivel de columna vertebral, tienen la desagradable tendencia, bajo la insidiosa influencia de las posturas laborales o el peso corporal, a encogerse. Las técnicas de estiramiento son muy beneficiosas, sean cuales sean los problemas que tengamos.

El interés de los estiramientos (*stretching*)

Permite luchar contra la instalación de contracturas y reacciones de los músculos y las aponeurosis. Estira el conjunto del cuerpo que, sometido a la gravedad y a posturas de trabajo que nos inclinan hacia delante, tiene tendencia a enrollarse sobre sí mismo y contraerse.

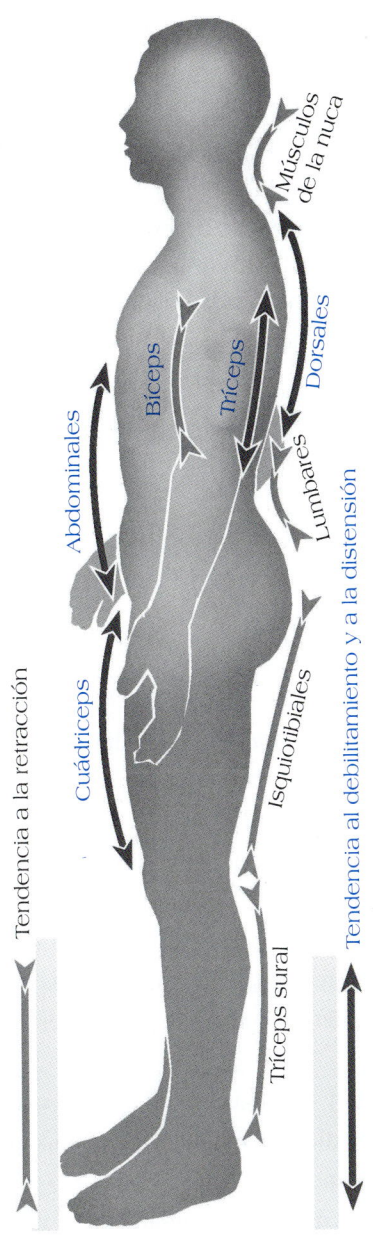

El equilibrio postural es tributario del equilibrio entre las fuerzas antagonistas y complementarias de los músculos posturales tónicos y fásicos.

Practicados varias veces al día, los estiramientos globales activan la microcirculación sanguínea y reducen la tensión de los músculos, retardando la aparición de la fatiga. Será útil para los escolares a la hora del patio e incluso durante las clases; para el empleado sedentario que se pasa horas delante del ordenador y cuya espalda se contractura a mitad de jornada provocando dolor; para la madre de familia cuyos gestos, casi todo el tiempo, se hacen en posición inclinada hacia delante. Estos ejercicios deberían practicarse unos cinco minutos cada hora para un resultado óptimo.

Durante los momento de ocio, en el curso de un paseo, antes de todo esfuerzo o deporte, aprende a estirarte: con eso evitarás accidentes musculares como elongaciones, desgarros, contracturas y calambres, así como los PME crónicos (tendinitis, dolores inflamatorios, calcificaciones, neuralgias…).

Los estiramientos mejoran y estimulan la circulación arterial, venosa y linfática, ralentizando los efectos del envejecimiento muscular, articular y discal.

Los grandes principios del autoestiramiento

Lo que no hay que hacer: forzar, hacerse daño, cansarse, mantener una postura demasiado tiempo o, por el contrario, no esforzarse nada y no hacerlo en mucho tiempo.

Lo que hay que hacer: practicar poco en cada sesión, pero haciendo que las sesiones sean regulares y a menudo. La mejor técnica es la del gota a gota.

Es importante que la respiración esté coordinada con los movimientos: inspiración en la extensión del tronco y apertura del tórax, y expiración en la fase de relajación.

No te fuerces nunca y no llegues a la fatiga. Haz los ejercicios de una manera natural y distendida, manteniendo la concentración en el movimiento que estás efectuando.

Con la práctica, te sentirás estupendamente y verás cómo tu espalda parece estar liberándose, junto con piernas y hombros. Llegado a ese punto, el ejercicio se convertirá en una droga natural muy beneficiosa sin la que no podrás pasar y sin sufrir ningún efecto secundario negativo. Entonces habrás franqueado la frontera definitiva.

Puedes practicar este método hasta más allá de los cien años sin ningún inconveniente.[2]

DESCOMPRIME TUS DISCOS PARA RALENTIZAR SU ENVEJECIMIENTO (PINZAMIENTOS)

La postura erecta, distintivo de la especie humana, al liberar las manos ha permitido el desarrollo del cerebro y, por lo tanto, el aumento de la inteligencia. Pero también nos trajo algunos problemas mecánicos, articulares y musculares debidos a la presión vertical de la fuerza de gravedad, fuentes de estrés, enfermedades de adaptación postural y de inflamación crónica (*véase* el capítulo sobre posturología).

La pesadez «encajada» a lo largo de todo el día por los discos vertebrales, amortiguadores viscoelásticos situados entre cada vértebra, comporta su compactación progresiva, pudiéndose observar objetivamente por la pérdida de hasta 2 cm de altura entre la mañana y la noche. Este fenómeno acentúa los problemas mecánicos en las articulaciones vertebrales posteriores, responsables de dolores de espalda al final del día. El descanso nocturno permite a los discos rehidratarse y recuperar su volumen inicial, aunque con la edad la deshidratación discal provoca una pérdida progresiva de talla acompañada de la acentuación poco armoniosa de las curvaturas vertebrales.

Ésta es una causa mecánica de inflamación sobre la que todos podemos actuar personalmente con eficacia, practicando estiramientos vertebrales, suspensiones y descompresiones.

---

2. Para saber más sobre el método, véase del mismo autor: *La Méthode Naturelle Anti-Age* y *Le Livre du Dos*, Éditions Dangles.

¡Cuélgate para aliviar los nervios articulares!

La presión vertical se ejerce a la vez sobre los discos intervertebrales cervicales (¡recordemos que la cabeza pesa 5 kg!), dorsales y lumbares, sobre las articulaciones vertebrales posteriores (interapofisarias), pero también sobre los cartílagos de las articulaciones de los pies, las rodillas, la cadera y los órganos torácicos y abdominopélvicos, que tienen tendencia a aplastarse con el envejecimiento.

Para luchar contra la atracción terrestre (gravedad) que nos aplasta y nos comprime y para aliviar los cartílagos y las tensiones musculares, combatiendo así la destructora inflamación que se deriva, tenemos que aprender a liberar cotidianamente las presiones en las zonas que más sufren aplastamiento, con ayuda de ejercicios de estiramiento y descompresión.

Además de los cuidados osteopáticos, posturales y gimnásticos, aconsejo practicar varias veces al día ejercicios de inversión de gravedad con múltiples efectos beneficiosos para la salud y la forma física.

¿Cuáles son los mejores ejercicios?

1. Las suspensiones por los brazos son las más sencillas y fáciles de ejecutar:
   - En una barra para dintel de puerta.
   - En una espaldera sueca clavada a la pared.
   - En suave suspensión sentados.
   - En suspensión por los codos en silla romana (aparato gimnástico).
2. Las suspensiones antigravedad:
   - Sobre un simple plano inclinado.
   - Sobre una mesa de inversión.
   - Sobre un aparato de autoelongación, de rodillas o sobre el vientre.

¿Quién puede o debe practicar la descompresión vertebral? Todo el mundo, desde los siete años hasta los cien y más, adaptando bien la técnica a cada edad, a la condición física y a los inconvenientes médicos.

La respiración ventral, un ejercicio antiestrés esencial

El espasmo (bloqueo) del músculo diafragma toracoabdominal es frecuente, ocasionando problemas nerviosos (angustia, opresión), respiratorios (asma, disnea), cardíacos (opresión), digestivos (hernia de hiato, esofagitis) y vertebrales (dolor dorsolumbar) que crean un terreno propicio a las inflamaciones crónicas.

El diafragma, músculo de la vida, que nos acompaña de 12 a 20 veces por minuto desde el primer grito al nacer hasta el último suspiro (más de 750 millones de veces), merece un capítulo dedicado sólo para él.

Aprende a respirar

Además del aporte de oxígeno fundamental para nuestras células y para la eliminación del gas carbónico, la correcta respiración activa el funcionamiento de los órganos digestivos, facilitando la absorción y la eliminación, además de regular el equilibrio ácido-básico de la sangre.

Además, y no es poco, un buen equilibrio respiratorio participa en la estabilidad de la columna vertebral y en el equilibrio general.

¿Para qué sirve el diafragma?

El diafragma es el músculo esencial de la respiración, pero no sólo eso. Separando la caja torácica del abdomen, deja paso al esófago y a las arterias, venas, vasos linfáticos y nervios. Ciertos órganos reposan debajo y otros se apoyan en él. En cada respiración realiza un movimiento de pistón que, como una bomba, aspira y expulsa líquidos al tiempo que masajea los órganos.

Es víctima frecuente de espasmos, normalmente debidos a una postura defectuosa, una ptosis abdominal o un estado de estrés. Los síntomas evocadores del espasmo en el diafragma (frenoespasmo) son: dolor u opresión en el plexo solar, espasmos y compresión de todos los órganos de la cavidad abdominal (hígado, vesícula, páncreas, riñones, suprarrenales, intestino delgado, vejiga, ovarios, útero, próstata…). No es nada sorprendente que se presenten problemas de salud con componente inflamatorio.

Respiración invertida, fuente de muchos problemas

Muchas personas respiran de forma paradójica, es decir, a la inversa. Cuando inspiran, meten el vientre en lugar de sacarlo e hinchan el pecho, y cuando expulsan el aire, sacan tripa. Las consecuencias negativas de este extraño modo de respirar son numerosas:

- Respiración limitada porque sólo se llena la parte alta de los pulmones.
- Plexo solar comprimido, causando molestias o dolor.
- Compresión que crea sensación de ansiedad, de angustia, de opresión, una molestia parecida a tener una bola en la garganta.
- Rigidez, molestias o dolores debidos a una contractura muscular de la espalda al nivel de los anclajes del diafragma (pilares).
- Emotividad, respiración cortada al menor estrés.
- Fatiga, dificultades para dormirse.
- Despertares nocturnos con sensación de malestar o con calambres.
- Tendencia a la ptosis, debida a que el diafragma, permanentemente apoyado en las vísceras abdominales (hígado, estómago, riñones, bazo, páncreas, intestinos), distiende los ligamentos suspensores y los empuja hacia abajo, afectando luego a los órganos pélvicos (vejiga, útero, recto…).

Intentemos educar la respiración abdominal si sufrimos algunos de estos problemas (*véase* práctica en la Tercera parte).

LA ERGONOMÍA, BASE DE LA LUCHA CONTRA LOS PME

El término **ergonomía**,[3] nacido en Inglaterra en 1949, viene del griego *ergôn*, «trabajo», y *nomos*, «ley». En la actualidad, la ergonomía consiste en adaptar el trabajo, las herramientas y el entorno al ser humano (y no al contrario). Ergonómico es todo aquello que se adapta a la fisiología y la salud del ser humano. Nace del antagonismo entre dos corrientes de

---

3. Véase la web: www.ergonomie.eu.com

pensamiento surgidas en el siglo XIX: la corriente higienista, cuyo principal precursor fue el médico Luis René Villermé (1782-1863), que intentaba preservar la buena salud y la higiene en el mundo laboral; y la corriente productivista de Taylor (1856-1915), inventor de la organización científica del trabajo, esto es, trabajo en cadena, llamado taylorismo. La ergonomía se ha convertido hoy en día en una práctica profesional de nivel máster.

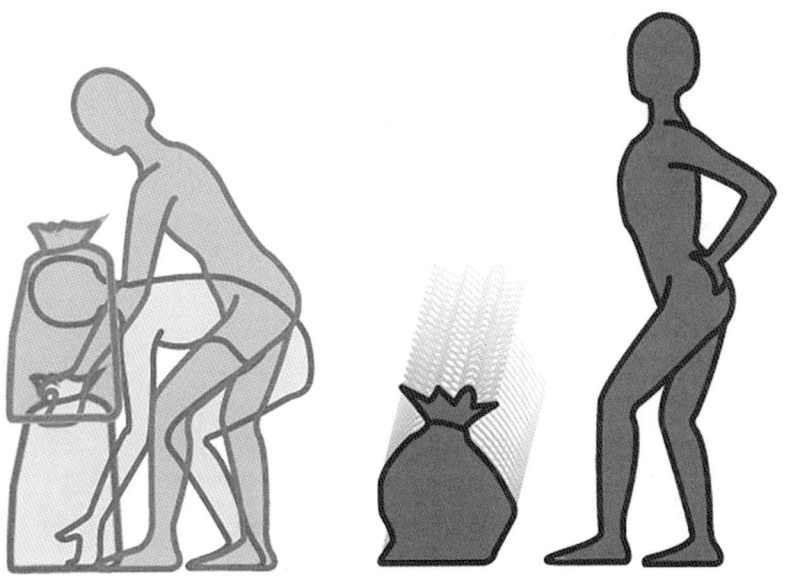

Malos gestos responsables del desgaste y de las hernias discales.

La ergonomía se aplica a dos ámbitos:

- Concebir las herramientas y sistemas más apropiados para el uso que se le vaya a dar, que sean fáciles de usar al tiempo que eficaces y sin riesgos.
- Mejorar los puestos y situaciones de trabajo en vistas a preservar la salud y el bienestar de los operarios, aumentando así su capacidad productiva para la empresa.

¿Por qué la ergonomía contribuye a la lucha contra los PME y los PPS?[4]

Simplemente porque adapta el puesto de trabajo a las capacidades fisiológicas de cada individuo de manera personalizada. La localización del ordenador, la posición de la pantalla, el sitio del que se cogen los documentos, la iluminación, la institución de pausas cortas pero regulares, la práctica de movimientos de descompresión y estiramiento, así como la hidratación, son factores ergonómicos esenciales que deben tenerse en cuenta para disminuir la incidencia de dolencias relacionadas con el trabajo.

Por otra parte, prestar atención a la salud en el trabajo mejora notablemente la productividad de los empleados, consiguiendo así ganancias sostenibles para la empresa.[5]

Los profesionales ergónomos, osteópatas clínicos de orientación para la salud sostenible, aportan respuestas eficaces para mejorar la salud de los trabajadores y la productividad de las empresas en un espíritu de salud sostenible.

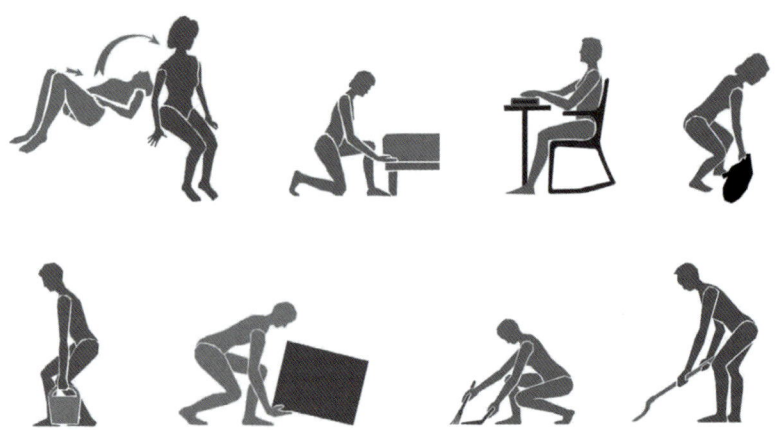

Pequeña lección de ergonomía: buenas maneras de tratar las vértebras.

---

4. PME = Problemas musculoesqueléticos. PPS = Problemas psicosociales (estrés, *burn out*…).
5. Véase *Le Livre du Dos, op. cit.*

Octava llave

Masajes y reflexoterapia

El masaje es, en efecto, la forma más antigua de terapia que nuestros ancestros aplicaban de forma instintiva tras un golpe, una caída o un esfuerzo grande. Actualmente, sus virtudes están confirmadas por la ciencia, tanto respecto a dolores e inflamaciones musculares como para la prevención del envejecimiento, sobre todo en cicatrices y retracciones.

El masaje puede ser tonificante, calmante, analgésico y antinflamatorio por el relanzamiento de la microcirculación sanguínea y la reducción del edema. Se lleva a cabo con las palmas de las manos, la yema de los dedos o la ayuda de instrumentos específicos. El uso de un producto a base de aceites vegetales y aceites esenciales aumenta su eficacia.

El vibromasaje es particularmente eficaz para tratar los puntos contracturados. Esta técnica es más simple y está al alcance de todos.

El masaje actúa de manera inmediata cuando está bien hecho y toca el lugar preciso.

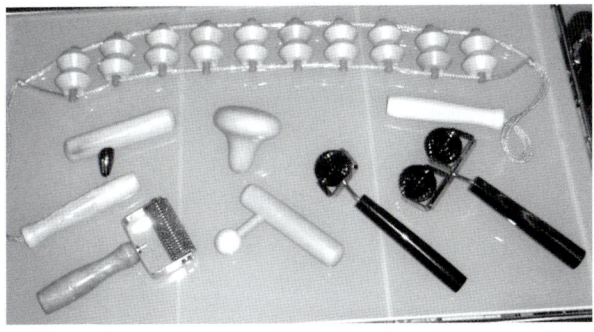

Aparatos de masaje.

Efectos beneficiosos del masaje

El masaje, por su acción mecánica de presión/descompresión activa la microcirculación sanguínea arterial, venosa y linfática. Practicado tras un esfuerzo o una competición, relaja los músculos, elimina toxinas acumuladas y disminuye las agujetas. Los deportistas en general, y los ciclistas en particular, se benefician de ellos tras cada competición.

Se ha demostrado científicamente, por comparación tras un esfuerzo y por biopsia de los músculos de una pierna masajeada y otra sin masaje, que las moléculas proinflamatorias (TNF e interleuquina-6 o IL-6) se concentran menos en la pierna con masaje.[1] La estimulación mecánica del masaje hace, pues, el mismo efecto que un medicamento antinflamatorio, pero sin sus inconvenientes. Además, se ha puesto de manifiesto que el masaje activa la expresión de una proteína implicada en la síntesis de las mitocondrias, esos orgánulos encargados de aportar energía a las células, mejorando así la eficiencia de la musculatura.

Un estudio reciente, concerniente a 400 pacientes con edades entre los 20 y los 65 años, los cuales sufrían dolores lumbares crónicos, reveló que un tratamiento a base de masajes durante diez semanas reducía el dolor mejor que los medicamentos o los ejercicios, y que sus efectos duraban seis meses.

Contraindicaciones de los masajes: infecciones en fase aguda, sospecha de tumor maligno.

Las técnicas del masaje (lista no exhaustiva)

El masaje espinal
El masaje espinal, o vertebral, se lleva a cabo con los pulgares. El sujeto está tumbado boca abajo, con un cojín bajo el vientre para aplanar las lumbares, o bien sentado en una silla de masajes o sobre un taburete delante de una mesa donde apoyarse, con la frente entre las manos.

---

1. Trabajos del equipo de Mark Tarnopolsky, Departamento de Medicina de la Universidad McMaster (Canadá). «Science Translational Medecine», 2012.

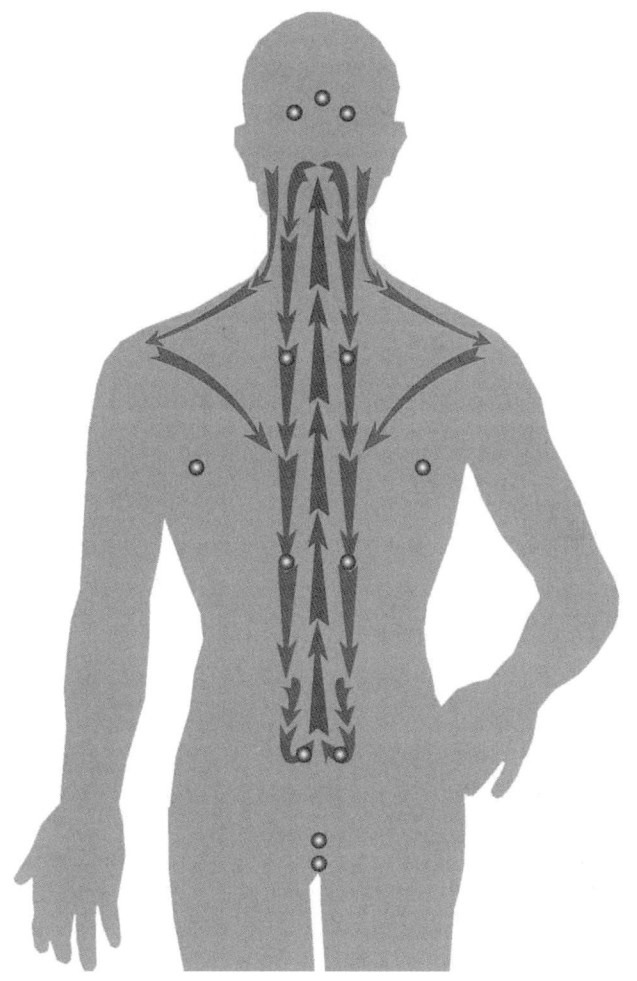

Técnica de masaje reflejo utilizando los trayectos de los meridianos.

El masaje se efectúa suavemente con la yema de los pulgares.

El resto de dedos se apoya con suavidad a los lados de la columna. Los pulgares harán lentos movimientos en espiral a lo largo de la columna, por los músculos y las vértebras.

Indicaciones: fatiga general, tensiones musculares, dolores musculares.
Precauciones: nada de masajes si hay dolor agudo o desgarro.

Fórmulas aromáticas para los masajes

Principio general: diluir de 5 a 10 gotas de aceite esencial por cada cucharadita de aceite vegetal (o mantequilla vegetal). No sobrepasar esta dosis para los masajes.

Utilizar preferentemente aceite vegetal bio de primera prensada (semillas de uva, girasol, oliva, colza, avellanas, rosa mosqueta, macadamia, cassis, borraja, onagre) o manteca de cacao o de karité, con virtudes regenerantes y antienvejecimiento.

- Fórmula relajante: Petitgrain + lavanda vera + mandarina, 3 gotas de cada.
- Fórmula tónica: A.E. de espino negro o A.E. de pino silvestre, 3 gotas + A.E. de romero, 3 gotas + A.E. de jengibre, 2 gotas.
- Fórmula antinflamatoria y analgésica: A.E. de gaulteria, 3 gotas + lavanda, 3 gotas + copaiba, 3 gotas + A.E. de menta piperina, 1 gota.
- Otra fórmula: A.E. de mirra o incienso, 3 gotas + A.E. de eucalipto, 3 gotas + A.E. de katafray. También puedes elaborar tu propia fórmula según tus gustos.[2]

El masaje de los puntos energéticos

El masaje de los puntos y zonas reflejas, como en la acupuntura, ejerce una doble acción:

- Local, estimulando la microcirculación y deshaciendo las tensiones musculares u orgánicas.
- General, liberando endorfinas, sustancias naturales secretadas por el cerebro, fuente de bienestar y serenidad.

Este masaje se efectúa con los pulgares, siguiendo los meridianos de la acupuntura. La presión debe ser ligera pero firme. La duración puede variar de uno a tres minutos.

---

2. Véase, del mismo autor, *Les Huiles Essentielles pour votre Santé*, Éditions Dangles.

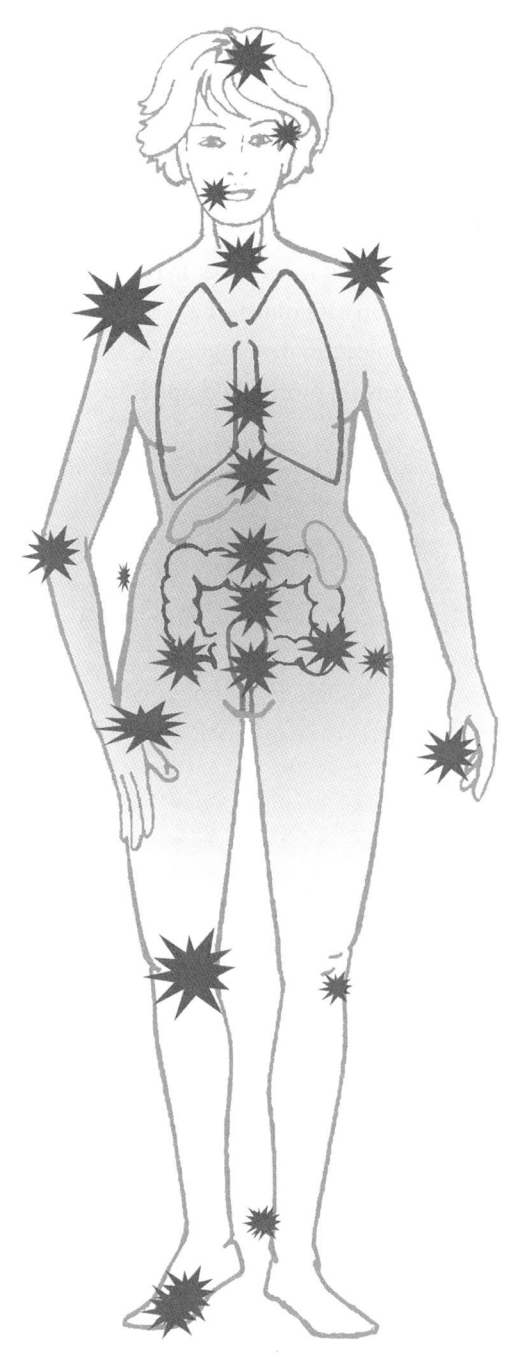

Principales zonas de inflamación crónica.

El masaje de los plexos

Un plexo es un cruce nervioso donde se encuentran vías provenientes del cerebro y que van hacia los órganos, así como otras que conducen los influjos sensitivos y motores de los órganos hacia el cerebro.

Los plexos son zonas que pueden compararse a fuentes de energía. Accesibles en la superficie, se van hundiendo más o menos profundamente en el cuerpo. Corresponden a las redes nerviosas (energía nerviosa) y vasculares (microcirculación sanguínea). La estimulación de un plexo por masaje puntual actúa espoleando de manera que se reactiva la circulación nerviosa superficial primero, y profunda después.

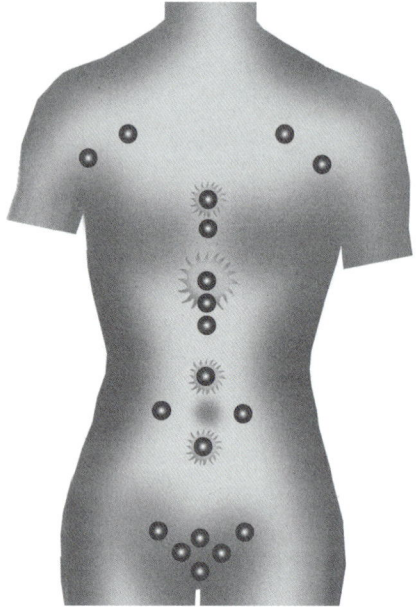

Algunas zonas reflejas y plexos de la parte anterior del cuerpo.

El masaje de puntos clave

Cada punto reflejo corresponde a un punto de acupuntura. Desempeña un papel específico local (se trata localmente, eliminando la inflamación o el estancamiento sanguíneo) y ejerce una acción general relanzando la circulación sobre las vías nerviosas, lo que explica su acción a distancia.

Otras técnicas de masaje en puntos clave

Los profesionales de la salud utilizan diferentes técnicas: el masaje chino, el shiatsu japonés, el masaje reflejo manual o instrumental, el masaje de puntos de activación (*trigger points*) o el masaje de puntos de Knap.

Estos métodos son muy eficaces para desbloquear una zona, relanzar la energía nerviosa, a condición de ir precedidos por un desbloqueo osteopático de las zonas craneales, vertebrales o viscerales, etapa más importante para el éxito.

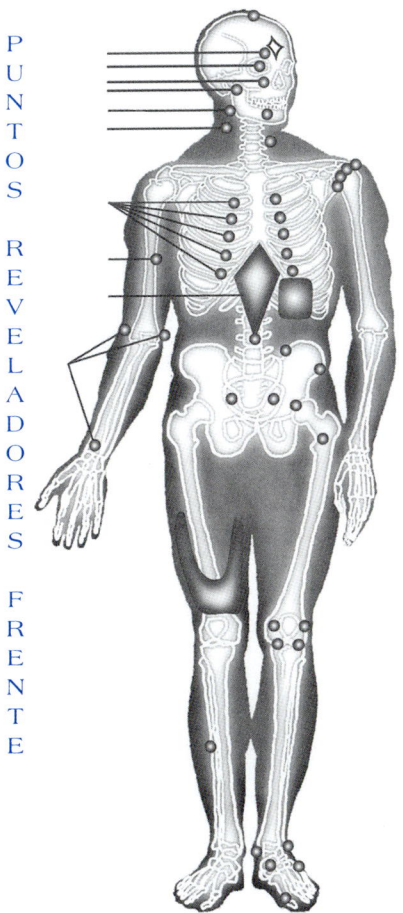

Puntos y zonas de la parte anterior del cuerpo, utilizadas en diversas técnicas de masaje. Actúan sobre los órganos correspondientes.

El aromasaje o unción puntiforme es fácil de aprender y de practicar. Basta con aplicar sobre el punto sensible una gota de la aromasinergia escogida y de hacerlo penetrar por «punción» suave con las puntas de los dedos durante un minuto. En caso de estrés, hay que masajear preferentemente el punto solar (S) (*véase* la ilustración del plexo).

Precauciones: un punto «bloqueado» es sensible o doloroso a la presión. Su masaje debe ser suave pero prolongado durante un minuto hasta que el dolor desaparezca.

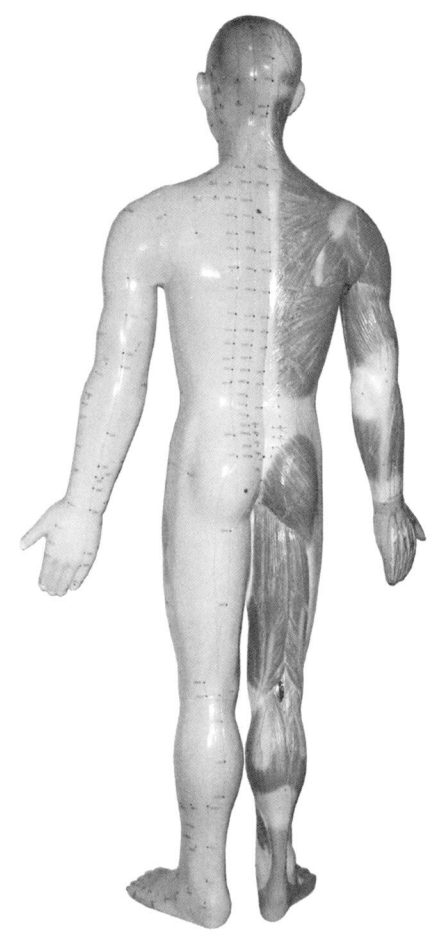

Los meridianos y los puntos de acupuntura y masaje energético de la espalda.

El masaje shiatsu

El shiatsu es un método de cuidados holístico de origen japonés cuyo objetivo es mejorar y restablecer la salud mediante la aplicación de presiones manuales que actúan sobre los puntos del cuerpo, mejorando la circulación energética nerviosa y de líquidos orgánicos (sangre y linfa).

El tratamiento es particularmente relajante gracias a la eliminación de tensiones musculares y a la estimulación de la circulación general. La presión sobre puntos específicos, o zonas que se vayan a tratar, puede hacerse con las palmas de las manos, los pulgares, los puños cerrados, los codos e incluso las rodillas. El grado de presión variará en función del estado y de las necesidades del sujeto, así como de su sensibilidad. Este método debe ser dispensado exclusivamente por practicantes seriamente formados en la técnica (*véase* anexo).

El masaje de puntos en la oreja: auriculoterapia

Se trata de una reflexoterapia basada en el masaje de puntos específicos de las orejas que actúa sobre el sistema nervioso simpático y parasimpático. El mero hecho de masajearse el pabellón auditivo o el lóbulo estimula o calma las funciones correspondientes.

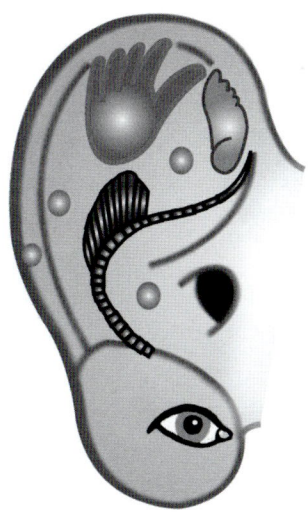

Esquema de las zonas de tratamiento de auriculoterapia.

La estimulación de puntos específicos se usa en medicina natural en el marco del tratamiento de dolores y problemas funcionales. Practicamos instintivamente el masaje auricular masajeándonos el lóbulo cuando reflexionamos (zona del ojo y estimulación general). Se puede masajear el pabellón auditivo con dos dedos, insistiendo en las zonas sensibles que generalmente corresponden a zonas de órganos deficientes. La acción refleja es a menudo espectacular; útil en dolores vertebrales, problemas psicosomáticos, tratamientos contra el tabaquismo y otras toxicomanías.

Estos cuidados los practican médicos, osteópatas o kinesioterapeutas formados en el método. Puedes hacértelo a ti mismo masajeando delicadamente los puntos con un punzón romo o una punta suave, como una torunda de algodón.

El masaje en la planta del pie: reflexología podal

El masaje de la planta de los pies es fundamental para la salud. Estimula las funciones orgánicas, activa la circulación venosa y linfática, mantiene la flexibilidad de la planta del pie y de los dedos, y lucha contra la deformación de las articulaciones.

Contribuye a combatir el envejecimiento físico que suele empezar por el hundimiento de las bóvedas plantares y la deformación de los dedos.

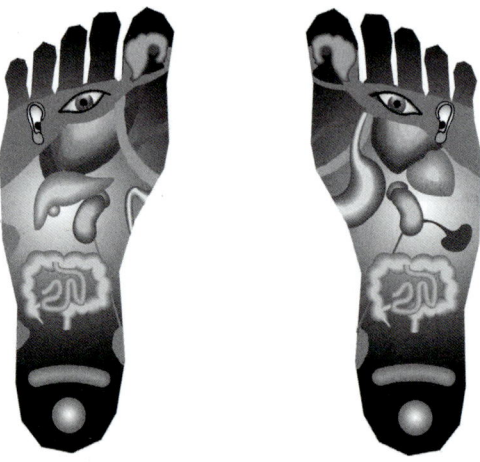

Zonas de masaje y correspondencias de la reflexología podal (correspondencias orgánicas).

El masaje de los puntos de activación o *trigger points*

El descubrimiento y el tratamiento de minicontracturas musculares que provocan dolor a distancia es el fruto del trabajo de la Dra. Janet Travell, la médica del presidente John F. Kennedy.

El *trigger point* es una zona muscular inflamatoria percibida mediante palpación como una zona contracturada localizada, un nudo muscular, una fina cuerda, que desencadena un dolor radiante con su presión. El origen de dicha minicontractura suele ser una pequeña lesión intramuscular, secuela de un desgarro pequeño, que crean en la zona un «campo perturbador».

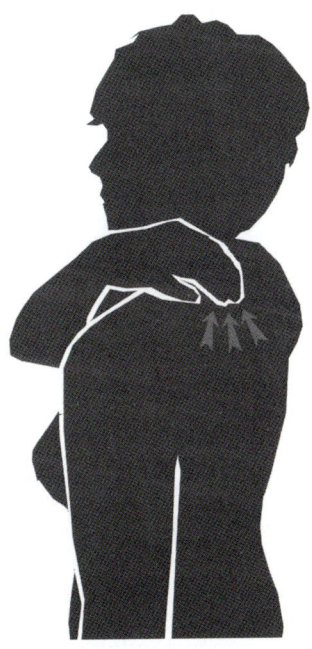

Técnica de automasaje del punto mayor del hombro (ángulo del omóplato).

Los puntos se vuelven mudos y se despiertan con la presión, o bien son activos y espontáneamente percibidos por el individuo. Todos los músculos del cuerpo son susceptibles de contener puntos «gatillo» (o de activación); un mismo músculo puede contener varios. Las técnicas han ido evolucionando con el tiempo. Inicialmente el punto en cuestión se trataba por inyección medicamentosa. El tratamiento puede ser efectuado por un practicante, antes o después de un tratamiento osteopático o kinesioterápico: masaje, acupuntura, ventosas magnéticas.

El vibromasaje de los puntos de activación constituye una técnica simple y eficaz. Puede ser practicado en automasaje[3] según una técnica fácil de realizar e inmediatamente eficaz, pudiéndola practicar incluso en el trabajo. La presión digital –o con un instrumento–, profunda y decidida, dura sólo diez segundos, debiendo repetirla varias veces. El uso local de un aceite esencial de gaulteria, copaiba o katafray prolonga el efecto del masaje.

Masaje de los puntos de Knap

Esta técnica de masaje consiste en punzar diversos puntos del cuerpo con el objetivo de aliviar dolores diversos. Esos puntos cartografiados están situados en zonas musculares que constituyen cruces nerviosos y circulatorios. Dichos puntos clave son sistemáticamente tratados por los profesionales de salud osteopática y kinesioterapeutas, igual que los *trigger points*, los puntos de reflexoterapia o la acupuntura.[4]

La reflexología endonasal o simpaticoterapia

Otra forma de actuar rápida y eficazmente sobre los desequilibrios del sistema nervioso y hormonal consiste en masajear con varillas metálicas, de punta redondeada, o con bastoncillos de algodón, la parte interna de la nariz, con o sin un aceite esencial diluido (escoger aceites suaves, no agresivos, sin fenoles).

Este tratamiento, normalmente llamado «nasoterapia» o «simpaticoterapia endonasal», es completamente indoloro e incluso agradable. No hay ningún efecto secundario negativo (prudencia en los alérgicos) y se integra

---

3. Para saber más, véase: *Soulagez vos Douleurs par le Trigger Points* de Clair y Amber Davies. Éditions Thierry Souccar.
4. Para saber más, véase: *Les Points de Knapp*, Lionel, Clergeaud, Éditions Recto Verseau.

perfectamente en cualquier tratamiento natural, asociando los efectos de la reflexoterapia y la aromaterapia.

La nasoterapia es practicada por numerosos terapeutas, como aromaterapeutas, osteópatas, homeópatas y acupuntores. El automasaje es posible con un bastoncillo de algodón empapado en aceite aromático.

Atención: los aceites esenciales usados en este procedimiento deben diluirse al 1 o 2 % como máximo en aceite vegetal de primera prensada en frío (de semillas de uva, onagre, borraja, *Rosa rubiginosa*…).

Remarcable técnica natural para:

- Humectar los ojos secos.
- Drenar la sinusitis.
- Equilibrar el sistema nervioso simpático.

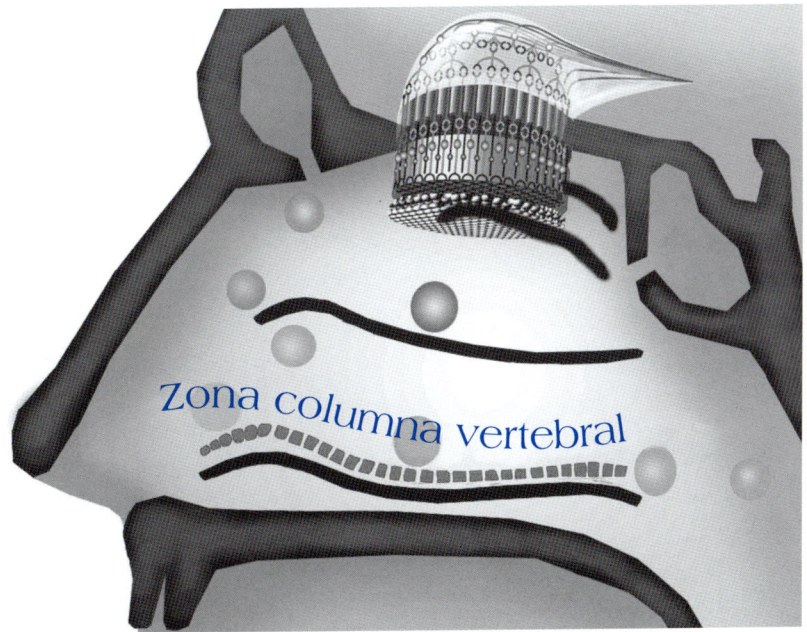

Zonas de masaje y correspondencias de la terapia nasosimpática.

El masaje linfático manual
(*Véase* la circulación linfática, Primera parte)

El drenaje linfático manual es una técnica utilizada para estimular la circulación de retorno, acelerando o forzando la linfa a circular propulsándola con ayuda de presiones suaves hacia los ganglios linfáticos de la ingle, las axilas y hasta la vena subclavia.

Esta técnica contribuye a la lucha contra la inflamación y la esclerosis tisular gracias a su efecto sobre la eliminación de toxinas metabólicas acumuladas tras una herida, una intervención quirúrgica o una radioterapia. El sistema linfático asegura la eliminación de desechos que no pueden ser fagocitados y cuya presencia en contacto con otras células provoca la instalación de inflamaciones crónicas en los tejidos, llegando incluso a su destrucción.

Indicaciones del drenaje linfático:

- Inflamaciones (tras traumatismos, aunque sean antiguos, edema postoperatorio, etc…).
- Cicatrices tras cirugías, tras radioterapia.
- Edema postoperatorio, retención de líquidos.
- Úlceras varicosas…

Novena llave

Los cuidados «energéticos»

Las técnicas chinas

Acupuntura y técnicas derivadas

La concepción oriental de la salud, que reposa sobre un sistema de cuidados ecológico procedente de la Antigüedad, está sorprendentemente de moda. Su eficacia y su inocuidad le han valido la integración en muchos sistemas de curas modernas (osteopatía, fitoaromaterapia, kinesioterapia).

La concepción china de la salud, global, une al ser humano con su entorno y las diversas partes del cuerpo entre sí. Su originalidad reside en su método centrado en la individualización y la personalización del equilibrio en la salud. Todo tratamiento se adapta a las condiciones y a la propia evolución del sujeto, favoreciendo así la puesta en marcha de las fuerzas vivas de autocuración.

La medicina china se basa en una visión natural del cuerpo y sus desórdenes.

- Su fisiología se fundamenta en una visión del cuerpo dividido en doce sistemas orgánicos, centrados cada uno de ellos en un órgano o una función, alrededor de los cuales se articulan circuitos llamados meridianos, que son caminos de energía. A cada función corresponden tejidos, zonas, órganos sensoriales, estados emocionales, etc.
- La energía, noción fundamental, es el principal conductor de la información entre las diferentes partes del cuerpo y entre el cuerpo y su entorno.

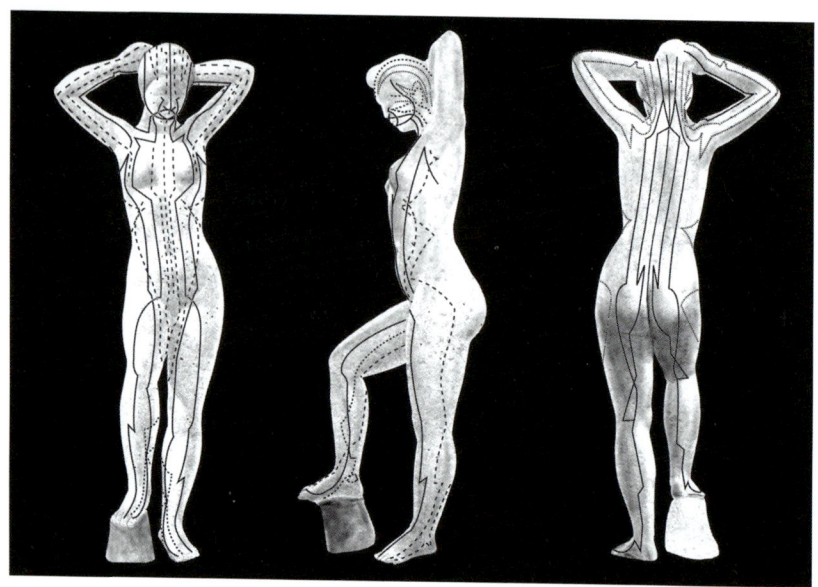

(De Mayol) Los meridianos de la acupuntura corresponden a las proyecciones en superficie del sistema nervioso vegetativo y microcirculatorio sanguíneo. Los puntos situados en su trayectoria pueden ser tratados mecánicamente para relanzar la circulación de la sangre y de la energía nerviosa.

La fluidez de la circulación (de sangre o de otros líquidos orgánicos) y de la energía (vehiculada por planos de división muscular, cambios mediante mediadores químicos y hormonales) es la clave de una buena salud.

Por el contrario, la ralentización o el bloqueo de la circulación de la energía nerviosa o de los fluidos están en el origen de la mayoría de afecciones corrientes. La función primera de la medicina china es, por tanto, buscar y prevenir todo obstáculo en dicha circulación, asegurando la nutrición de los tejidos, y si es necesario, nutrir, tonificar, hidratar y vivificarlos para solucionar los problemas observados.

Las múltiples técnicas derivadas de la acupuntura

La medicina energética china es un sistema completo que comprende la alimentación, la fitoterapia china y la gimnasia (Taichi). Se pueden aplicar solas o como complemento en tratamientos médicos tradicionales, y permiten tratar preventivamente las dolencias más habituales o bien atajarlas desde los primeros síntomas.

El tratamiento de los puntos chinos se lleva a cabo de maneras diversas:

- La punción mediante agujas (por un terapeuta competente y cualificado).
- La moxibustión (tratamiento de los puntos de acupuntura mediante calor).
- El masaje: shiatsu y micromasaje chino (*véase* masajes).
- La estimulación mecánica de los puntos mediante instrumentos diversos (como el «martillo de siete estrellas»).
- Ventosas simples o magnéticas.
- Vibraciones mecánicas o sonoras.

En estados inflamatorios crónicos, para los niños, las personas mayores o la gente muy débil, estos tratamientos representan la elección principal.

El tratamiento de medicina china se apoya en reglas simples y lógicas.

- Se trata de equilibrar el yin y el yang (que corresponden al sistema neurovegetativo), y después órganos y vísceras en la zona de los puntos de control cartografiados que actúan acelerando o ralentizando una función.
- Puede tratarse de liberar una zona bloqueada por puntos específicos actuando sobre el sistema nervioso y la circulación sanguínea utilizando el calor por infrarrojos (moxas), ventosas magnéticas, el martillo de siete estrellas o las agujas, o sencillamente un masaje puntual.
- Puede ser necesario:
  – tonificar un órgano débil aportándole energía por medio del calor (moxas), ventosas magnéticas, el martillo de siete estrellas o las agujas, o digitopuntura;
  – evacuar un exceso, drenar un órgano a través de puntos específicos;
  – activar la circulación ralentizada a través de puntos específicos, masajes o ventosas magnéticas.

La moxibustión, las moxas

Este método ancestral de estimulación de puntos de acupuntura con ayuda de brasas de una especie de cigarros de artemisa (moxas), que pueden ser reemplazados por generadores de infrarrojos A (800 nanómetros).

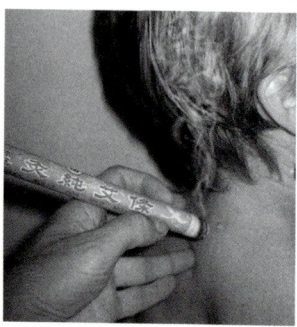

Técnica de calentamiento de puntos con ayuda de una moxa (cigarro de artemisa incandescente, o cualquier fuente de infrarrojos A). Este aporte energético está indicado en el tratamiento de dolores y fatiga.

Esta longitud de onda es muy energética pero no quema (a condición de permanecer a cierta distancia de la piel). Al excitar las moléculas de las células cutáneas, las moxas activan la microcirculación local, favoreciendo los intercambios y reduciendo la inflamación. Por efecto de difusión, esta energía se extiende al conjunto del cuerpo.

Efecto local: energético y reflejo en los ganglios nerviosos a los que estimula, provocando una descarga de neuromediadores que actúan en el conjunto del territorio neurovegetativo.

Esta reflexoterapia suave requiere de conocimientos de anatomía y acupuntura. Suele asociarse a la osteopatía y a la aromaterapia en casos de fatiga.

Efecto general: aporte de energía vía infrarrojos A.

Nota: Es necesario un aprendizaje completo para la práctica de las moxas.

> **Atención:** jamás deben aplicarse las moxas directamente sobre la piel, pues hay riesgo de quemadura grave (¡la brasa está a 700 °C!).

ZOOM SOBRE LOS IMANES, CAMPOS MAGNÉTICOS FIJOS

La palabra «magnetismo» viene de la isla griega de Magnesia, donde hay magnetita, óxido de hierro (Fe_3O_4), que es una forma de imán natural. Este mineral tiene la propiedad de atraer objetos de hierro o de acero.

La magnetita o piedra imán fascinó a las grandes mentes de la Antigüedad, como Platón, que se dio cuenta que la magnetita podía comunicar su poder de atracción al hierro. Desde esa época, los médicos encontraron numerosas aplicaciones curativas para esta piedra. Galeno, el célebre médico griego, recomendaba el imán para curar el estreñimiento.

En el siglo XVIII, el famoso magnetizador Mesmer amplificó su «magnetismo animal» poniéndose ropa rellena de imanes. Y para recargar ese magnetismo, se sentaba cada mañana en una silla cuajada de multitud de imanes incrustados en ella.

En nuestra época, el uso de imanes con fines terapéuticos ha sido objeto de investigaciones en la antigua URSS y en Japón, y más tarde en Francia con el equipo de posturólogos del Dr. Baron. Durante la Segunda Guerra Mundial, los médicos soviéticos emplearon imanes para calmar dolores de miembros fantasmas en los soldados amputados. Igualmente estudiaron las propiedades cicatrizantes de los imanes. Los japoneses fueron los pioneros en la fabricación de los imanes modernos. Idearon imanes a base de ferrita o de tierras raras y llevaron a cabo investigaciones sobre magnetoterapia, método reconocido oficialmente en su país.

En Francia, la investigación sobre magnetoterapia se ha realizado en diversos hospitales por iniciativa de los profesores Henry Baron del CNRS e Yves Rocard.

La polaridad del imán

Un imán posee un polo norte (-) y un polo sur (+). La forma habitual de los imanes es una barrita recta, una aguja de brújula o una herradura, pero se pueden encontrar muchas otras formas, como los planos y los redondos para usos terapéuticos.

La Tierra puede considerarse como un gigantesco imán cuyo polos magnéticos se ubican cerca de los polos geográficos (a 1300 km del polo norte geográfico, que está encima del eje rotatorio del planeta).

Usos de los imanes para la salud

En este ámbito aún difícil de explicar, hay que mantener el sentido común. Cierto es que los imanes dan resultados clínicos probados para un cierto número de problemas, pero no hay que olvidar que lo importante es tratar las causas y no los síntomas. El tratamiento sintomático en medicina natural es inadmisible.

Indicaciones corrientes:

- Dolores articulares, tendinosos y musculares (artrosis, lesiones osteopáticas, campos perturbadores…).
- Tensiones musculares, espasmos, contracturas, agujetas…
- Esguinces y heridas tisulares traumáticas.
- Defectos de convergencia ocular (usados en posturología).

Queda por descifrar un vasto campo de estudio, porque esta técnica es a la vez totalmente inofensiva (si se respetan sus contraindicaciones y precauciones de empleo) y muy eficaz.

Todos los imanes tienen dos caras diferentes:

- Una cara negativa, casi siempre marcada con color negro u oscuro o el signo (-).
- Una cara positiva, marcada de blanco, dorado o un color claro o el signo (+).

Dichos imanes tienen una imantación constante, estable y duradera. La potencia de los imanes utilizados se sitúa entre 1000 gauss como mínimo y 3000 gauss como máximo (gauss, símbolo G: unidad de inducción magnética remanente en el sistema CGS electromagnético).

Contraindicaciones: total y absolutamente prohibidos a personas con estimulador cardíaco (marca pasos). Desaconsejados a mujeres embarazadas y a enfermos de psicosis.

ZOOM SOBRE LAS VENTOSAS

Cada técnica antigua que forma parte de las técnicas naturales más eficaces, igual que el uso de sanguijuelas, ha rejuvenecido gracias al desarrollo de técnicas curativas chinas.

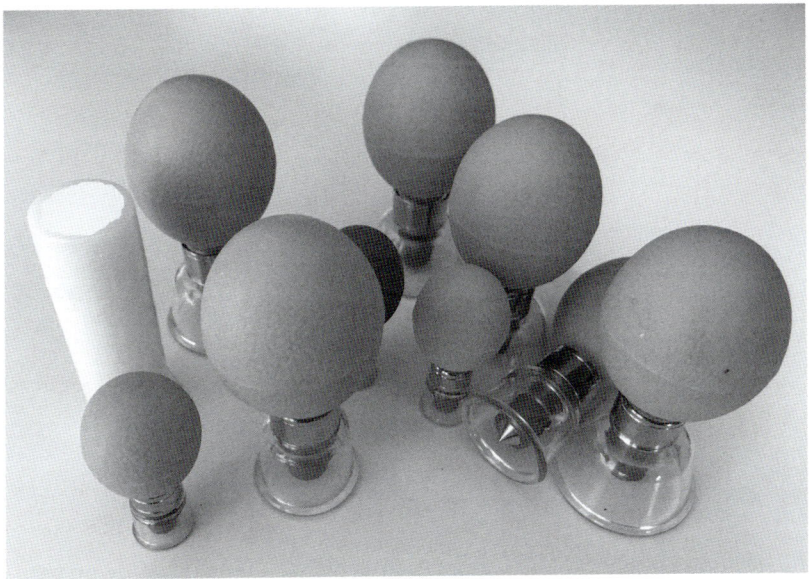

Ventosas magnéticas de acupuntura que asocian la estimulación mecánica, la circulatoria y el efecto magnético (polaridad + o -).

Actualmente encontramos en el mercado ventosas de aspiración manual muy prácticas, que reemplazan las agujas de acupuntura, autorizando un uso familiar sin el riesgo de las técnicas milenarias. Las nuevas ventosas, dotadas de puntas magnéticas centrales, asocian tres efectos:

- Efecto de succión de la ventosa, que provoca, según las zonas, una acción nerviosa refleja sedante y circulatoria descongestionante.
- Efecto de estimulación de una parte central, en la zona cutánea escogida, esencialmente neurovegetativa reflejo metamérica (ac-

ción sobre músculos, articulaciones, órganos y vísceras de la zona tratada –puntos Yu-Mo–).
- Efecto magnético de la punta central, imantada y polarizada + o -, acoplada a otra ventosa en sentido opuesto (activación del metabolismo, efecto sedante, antiedematoso y antinflamatorio).

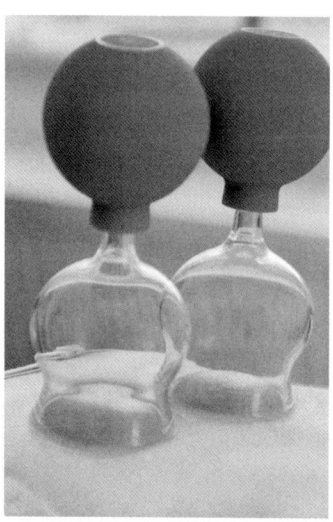

El efecto es tan rápido que a veces es inmediato, acompañado de una sensación de bienestar local. Es posible regular la presión para provocar una estimulación o una dispersión de efecto sedante. Hay que mantener las ventosas en el sitio unos minutos (de 5 a 10). Puede aparecer un morado si los capilares son frágiles y si se deja en la zona la ventosa más tiempo del necesario.

La sensación no debe ser desagradable nunca. Como mucho se debe sentir la succión. Luego se pueden aplicar una o dos gotas de aceite esencial en la zona para prolongar el efecto del tratamiento (lavanda vera y lavanda aspic, copahu, katafray, incienso, mirra, gaulteria, abedul…).

Indicaciones:
Las patologías tratadas de esta forma son cada vez más numerosas gracias a los efectos beneficiosos registrados. El terapeuta es quien nos aconsejará si es necesario proseguir el tratamiento en nuestro caso.

- Estados de estrés: opresiones, angustia, sensación de bola en el plexo solar o en la garganta. Aplicación sobre los puntos del plexo (*véase* masaje del plexo).
- Dolores musculares, articulares y nerviosos: artrosis vertebral, de rodilla, cervicalgias, dorsalgias, lumbalgias, ciáticas, periartritis de hombro, epicondilitis del codo, dolor de pies (espolón calcáneo) por efecto activador de la microcirculación que oxigena los tejidos y por lo tanto tiene efecto antinflamatorio.
- Dolor de cabeza: neuralgias de Arnold (occipitales), cefaleas congestivas (sensación de presión en la cabeza), simpatalgias (dolor o molestia en el trayecto del nervio simpático, en casco), dolor de la cara, dolores de sinusitis (frontal y maxilar).
- Vías respiratorias: es la gran indicación tradicional para el uso de ventosas, en casos de asma, para ciertas alergias, bronquitis, gripes, sinusitis, patologías ORL, etc., asociadas a oligoelementos, yemoterapia, aromaterapia (fórmula del aceite al 2% con base de A.E. de menta piperita, niaouli, eucalipto, lavanda aspic…).
- Problemas viscerales: estreñimiento, colopatías, dolores ginecológicos (espasmos viscerales y lumbalgias durante la regla).
- Problemas deportivos: agujetas, contracturas, desgarros, esguinces, tendinitis, asociados con masajes y aceites esenciales e imantoterapia.

Las ventosas modernas se han convertido en herramientas indispensables para los terapeutas de la salud sostenible. Un botiquín familiar que aconsejo adquirir.

La balneoterapia aromática

Esta técnica,[1] asociada al aporte energético de los aceites esenciales, consiste en el calor de los baños.

Los baños aromáticos constituyen una técnica ideal y simple para relajarse, recuperarse de una larga jornada de trabajo, descansar las piernas, aliviar las tensiones musculares, las vértebras y las articulaciones inflamadas.

---

1. Para saber más, léase *Les Huiles Essentielles pour votre Santé, op. cit.*

Se pueden practicar baños locales o parciales: baños de manos, de pies, baños de asiento o baños completos. Se deben añadir de 5 a 50 gotas de aceites esenciales mezclados en una base neutra sin espuma (comprar en farmacias o tiendas bio).

La temperatura del agua condiciona el efecto sobre la microcirculación y el estado general.

- El agua caliente (37 a 42 °C) es relajante, reduce los dolores y las tensiones musculares, dilata los vasos capilares. Debe durar de 15 a 20 minutos.
- Nota: el baño hipertérmico de Salmanoff (baño Scapidar a base de aceites esenciales rubefacientes) provoca una intensa vasodilatación. Sólo debe utilizarse por recomendación médica.
- El agua tibia (30 a 36 °C) permite estar mucho tiempo en el agua sin molestias. Se usa con fines de relax y dura de 30 a 45 minutos.
- El agua fría (10 a 25 °C) es estimulante y secundariamente relajante. Se recomienda sólo para baños locales (asiento o pies). Su duración debe ser corta. El agua fría no permite la penetración de aceites esenciales. Aquí actúa sólo la temperatura del agua.

Baños alternativos: provocan una auténtica gimnasia capilar local para pies y manos. Aconsejo que se utilice fundamentalmente para estimular la circulación local, para eliminar toxinas y derrames locales (edemas residuales de esguinces, por ejemplo).

Efectos del baño caliente aromático

Los baños calientes dilatan los capilares, provocando una intensa circulación de la sangre en la superficie del cuerpo. Esta aceleración circulatoria, unida al aumento de la temperatura corporal, provoca la rápida eliminación de las toxinas por exudación.

La temperatura del baño debe variar en función de la resistencia de cada individuo. Evitemos excesos y respetemos las indicaciones siguientes.

La mezcla de aceites esenciales que se vayan a utilizar dependerá de las necesidades de cada momento: fórmula muscular, estimulante, circulatoria… Añadir de una a dos medidas de mezcla A.E./dispersante natural en el momento de meterse en el baño. Mezclar bien.

Técnica del baño: para evitar el choque térmico, se aconseja calentar el agua del baño a 35-37 °C (usar un termómetro). Meterse en el baño e ir subiendo la temperatura paulatinamente. En cuanto sintamos el sudor en la frente, podemos cerrar el grifo del agua caliente. Hay que permanecer en el agua de 10 a 15 minutos, no más. Al salir del agua, hay que taparse de inmediato con una toalla. Descansa de 15 a 30 minutos bajo una manta. Seca bien tu cuerpo y cabello para no resfriarte.

Precauciones y contraindicaciones: estos baños se desaconsejan en personas con patologías cardíacas serias, con varices y con insuficiencias venosas o úlceras varicosas. En caso de enfermedad constatada, hay que seguir el consejo del médico.

Décima llave

Técnicas mentales antiestrés

Estas técnicas son esenciales para armonizar la mente y el cuerpo, equilibrar los dos sistemas nerviosos, al mismo tiempo antagonistas y complementarios, el simpático y el parasimpático.

En caso de estrés acompañado de hipertonía simpática, estas técnicas permitirán obtener efectos positivos tales como: la ralentización del ritmo cardíaco y respiratorio, disminución de la tensión arterial, mejora de la irrigación y relajación de los músculos periféricos (miembros, cara, columna vertebral, diafragma, perineo…), mejora del sueño, de la concentración y de la capacidad de recuperación.

El resultado global es una mejoría en el bienestar general, mayor rendimiento en el trabajo, en el deporte y en la vida personal. Las técnicas de relajación y de control mental deben integrarse en todo programa de salud sostenible, asociadas a una alimentación equilibrada de calidad y a un mantenimiento físico y osteopostural en un entorno favorable.

El entrenamiento autógeno de Schultz

Esta técnica es la más sencilla de llevar a cabo, sea con ayuda de un terapeuta o sólo en casa. Se trata de aprender –mediante sensaciones de pesadez y calor– a conseguir un estado de relajación muscular, de los miembros y de todo el cuerpo. Este descanso aparece rápidamente en la respiración y el corazón, que se ralentizan, induciendo en pocos minutos una sensación de bienestar físico y mental, cercano a un estado hipnótico.

La práctica cotidiana de este método de autocontrol permite practicar técnicas de sugestión positiva que mejoran el control de uno mismo y el impacto de los problemas existenciales. Si tu estado de estrés es importante, debes consultar imperativamente a un especialista (psicólogo o psicoterapeuta formado en técnicas cognitivo-comportamentales de relajación). Si tu estrés es ligero, puedes practicar la técnica siguiente en un lugar tranquilo, con el móvil en modo avión y, si fuera necesario, con tapones en los oídos y un antifaz en los ojos.

Practica desde ahora mismo ¡es fácil!

- Túmbate sobre una alfombra o una cama firme, donde estés cómodo.
- Aflójate la ropa. Ponte un cojín debajo de la cabeza y otro debajo de las rodillas para relajar bien los músculos de la columna vertebral. Separa ligeramente los brazos del tronco y deja las manos reposar en el suelo.
- Empieza por concentrarte en las sensaciones percibidas en el brazo izquierdo, que intentarás notar pesado.
- Luego pasa al brazo derecho, luego a una pierna y a la otra. Sobre todo no te muevas, y en cada etapa, piensa en las diversas partes del cuerpo sintiéndolas muy pesadas.
- Finalmente pasa al tronco y a la cara. En este momento ya sentirás el calor recorriendo todo tu cuerpo.

Según tus necesidades, tu terapeuta podrá indicarte un programa más desarrollado.

La relajación progresiva de Jacobson

Este método permite conseguir la relajación muscular a través del aprendizaje de la alternancia contracción/relajación de la musculatura. La relajación se consigue tras la percepción de contracción y la relajación automática que le sucede. En cada sesión, se pasará revista a todos los músculos para destensarlos uno por uno. Esta relajación, muy eficaz, se integra generalmente en un concepto global de la salud. Es practicada por numerosos psicoterapeutas. El control de la respiración abdominal (control del diafragma) es una técnica indispensable que debe conocerse (*véase* respiración).

La sofrología caycediana

La sofrología (de *«sos»*, armonía, *«phren»* consciencia y *«logos»* estudio) fue creada por el profesor A. Caycedo. Es una síntesis de las tradiciones orientales y los modernos conocimientos de la psicología occidental. Reposa sobre el principio de la unidad del cuerpo, el espíritu y las emociones, que dicta que cuando uno de ellos está afectado, el conjunto se resiente.

La sofrología enseña a redescubrir el cuerpo a través de las sensaciones, dándole una existencia psíquica; en resumen, enseña a reapropiarse del ser mental. Sobre la base física de un esquema corporal consolidado, se organiza la reestructuración de la personalidad. El método se fundamenta en técnicas de relajación y concentración sobre las sensaciones corporales, permitiendo intervenir en la mente y el comportamiento.

El método Vittoz

El Dr. Vittoz[1] percibió una constante en los enfermos que sufrían problemas nerviosos: la falta o inestabilidad del control cerebral. El objetivo de su método pretende recuperar el control del cerebro. Éste reposa sobre nuestros actos, sensaciones y pensamientos. La falta de control es la consecuencia de un defecto del equilibrio entre la emisividad y la receptividad.

---

1. www.vottoz.org/

El método Coué

El método Coué[2] es una aproximación eficaz para reforzar la confianza en sí y disminuir el impacto del estrés en la vida cotidiana. Sale de las investigaciones del farmacéutico y psicólogo francés Émile Coué de la Châtaigne (1857-1926).

Coué descubrió el poder de la sugestión, que cuando sale de la persona misma, se llama autosugestión. Su método se basa en la repetición de frases positivas del tipo: «Cada día, y en todos los ámbitos, mejoro más y más». Una frase como esta, repetida al menos veinte veces seguidas, tres veces al día, permite obtener gran número de mejoras y curaciones en enfermedades crónicas.

Su método, fundamentado en la sugestión y la autohipnosis, está en el origen del pensamiento positivo y de la aproximación de las terapias breves. Tan preventivo como curativo, intenta conseguir la adhesión del sujeto a ideas positivas que se impone a sí mismo. El aprendizaje del pensamiento positivo permite aprovechar al máximo el potencial vital: pensamientos, emociones, comportamientos, a fin de obtener mejora psicológica o física sin el estrés cotidiano.

La hipnosis

La hipnosis[3] y la hipnoterapia son métodos que completan las aproximaciones más cercanas a las profesiones médicas, paramédicas y psicoterápicas. Se utilizan complementariamente en problemas crónicos de salud, particularmente en el ámbito del dolor en general y en temas inflamatorios, así como en la gestión de problemas de ansiedad de cualquier origen. También se usa la hipnosis para desengancharse del tabaco y en ciertos problemas alimenticios.

---

2. www.methodecoue.com/
3. Para saber más, léase: *Agir pour sa Santé. Comment Développer ses Resources Personnelles*, de Paul Zveguinoff, Éditions Vie. http://agirpoursasante.free.fr/livre/liv1.html

Existen dos corrientes:

- La primera, tradicional, heredada de la hipnosis de los espectáculos, que se basa en la sugestión directa, autoritaria y cerrada.
- La segunda, la hipnosis eriksoniana, que utiliza la sugestión indirecta, permisiva y abierta, y que requiere la participación del paciente. Su objetivo es crear un estado de consciencia modificada gracias a la cual el sujeto tendrá acceso a sus recursos internos, a menudo inconscientes. El terapeuta utiliza un lenguaje adaptado específicamente a su paciente: simbólico, gráfico o metafórico para guiar su inconsciente y llevarlo a encontrar, por sí mismo, soluciones a sus problemas. El terapeuta enseña al paciente técnicas de autohipnosis que podrá usar por su cuenta a fin de consolidar sus resultados.

Ciertas hipótesis explican los efectos positivos de la hipnosis:

- Sobre el estrés: la hipnosis permite conseguir rápidamente un estado de relajación, disminuyendo el impacto de agentes estresantes sobre el sistema nervioso vegetativo.
- Sobre el dolor: en estado hipnótico, la producción de endorfinas se ve estimulada. Estas sustancias naturales secretadas por el cerebro vegetativo tienen el mismo efecto que la morfina, pero sin sus inconvenientes. Pueden permitir la disminución de las dosis de analgésicos y antinflamatorios, en caso de dolor crónico visceral, dolor de espalda, migrañas, etc.

Nota 1: La hipnoterapia y la autohipnosis deben ser utilizadas en sinergia con los métodos físicos y bioquímicos necesarios para tratar al mismo tiempo causas y efectos.

Nota 2: La hipnoterapia debe ser practicada por terapeutas cualificados. La autohipnosis debe ser enseñada por el terapeuta para que sus pacientes puedan hacerse cargo de sí mismos en su vida cotidiana.

Meditación con plena consciencia

Esta técnica ancestral es corrientemente utilizada en Oriente, en la práctica del budismo, y cada vez más practicada en Occidente. La plena consciencia (llamada en inglés *«mindfullness»)* consiste en acostumbrar la mente a concentrarse en las sensaciones experimentadas en el momento presente.

La práctica se lleva a cabo sentado o tumbado. Se trata de centrarse naturalmente, sin esfuerzo, en las sensaciones inmediatas, la respiración por ejemplo, o en un punto del cuerpo, un movimiento, una emoción, un pensamiento, sin hacer juicios de valor. Uno de sus efectos positivos se basa en la relajación de las tensiones nerviosas y musculares, lo que permite un mejor equilibrio psicosomático. Esta técnica es utilizada en psicoterapia comportamental y cognitiva para reducir el estrés, la ansiedad y el dolor o para luchar contra las recidivas de una depresión.

Beneficios de la tacto y caricioterapia

La soledad y la falta de relaciones sociales constituyen uno de los venenos de nuestra salud física y mental. Tenemos necesidad de comunicarnos, de hablar, y también de tocar y ser tocados, simplemente para recordarnos a nosotros mismos que seguimos existiendo para los demás, que somos apreciados e incluso amados. Mostrar empatía o afecto o dar placer a otra persona mediante el contacto físico (tocar, besar, abrazar, acariciar), por la razón que sea, mientras que el gesto sea sincero y adaptado a la situación, tiene siempre un impacto positivo en el bienestar y la salud del que da afecto y del que lo recibe, a condición de que el intercambio sea espontáneo y aceptado.

Todos tenemos necesidad de alimento emocional que pueda expresarse mediante intercambios físicos, comunicación no verbal que compensa el vacío sideral provocado por la era de la desmaterialización de Internet, que han deshumanizado las relaciones sociales, amistosas y familiares. Los efectos positivos de las demostraciones afectuosas físicas son la sensación de bienestar físico y emocional, el sentimiento de reconocimiento, de calma y seguridad moral, en un contexto profesional, amistoso, fraternal o amoroso.

A esta sensación de plenitud se añade el efecto positivo sobre el estado general, el sistema nervioso simpático, gracias a la secreción por parte del hipotálamo y la hipófisis de la oxitocina, una hormona cuyo papel está reconocido en sentimientos tales como la confianza, la empatía, la generosidad y la sexualidad. Secretada durante el parto y la lactancia, crea un lazo afectivo muy estrecho entre madre e hijo. Reduce el estrés, refuerza el sistema nervioso y hormonal, así como las defensas inmunitarias.

Una vida sexual satisfactoria, con apareamientos regulares, es muy beneficiosa para ambos sexos. La descarga del orgasmo favorece el equilibrio hormonal en las mujeres, la relaja y le da confianza en sí misma. En los hombres, reduce el riesgo de inflamación, de hipertrofia y de cáncer de próstata.

La risa (risoterapia): antídoto del estrés ambiental

La risa y el sentido del humor constituyen armas eficaces[4] en la prevención de las crisis cardíacas. Es la conclusión de un estudio realizado por la Universidad de Maryland, en Baltimore. Dicho estudio revela que los cardíacos son personas muy serias y estresadas; el 40 % de ellos no son capaces de reír en situaciones cómicas o extrañas de la vida, cuando los demás se parten a mandíbula batiente.

La risa puede ser considerada como una terapia, igual que la relajación o las plantas relajantes y antiestrés, siendo no sólo preventiva de enfermedades cardíacas, sino de todas las dolencias que acarrea el estrés. La risa es un ejercicio que pone en funcionamiento, automáticamente, músculos que normalmente no se solicitan, como el diafragma torácico-abdominal. La contracción/relajación de los abdominales y del diafragma libera el plexo solar, masajea los órganos internos, regula la circulación de retorno, relaja la columna vertebral y los músculos de la cara.

---

4. Véase *Rire pour Vivre* de Bernard Raquin. Éditions Dangles.

En resumen, la risa y el humor son antídotos naturales para los estados de ansiedad, al alcance de todo el mundo y sin costo alguno. Permite desbloquear un montón de situaciones. Además, la risa es contagiosa. Una persona feliz y divertida relaja cualquier ambiente y hace que todo su entorno se beneficie de su buen humor.

La risoterapia es una técnica practicable individualmente o en grupo. La risa provocada proporciona los mismos efectos que oír chistes o ver películas cómicas.

OTRAS TERAPIAS (LISTA NO EXHAUSTIVA)

Todas estas técnicas o disciplinas participan en el control del cuerpo, de la mente y del sistema nervioso simpático.

- Artes marciales, taichichuan, qigong, meditación tántrica, budista o zen, coherencia cardíaca, EMDR y otras terapias breves...
- Psicoterapias, análisis transaccional, programación neurolingüística, pensamiento positivo...
- Psicoterapias para el cuerpo: bioenergía, terapia Gestalt, risoterapia, cromoterapia, *rebirthing*, terapia primal (o grito primal)...

Advertencia: dirígete siempre a profesionales cualificados y reconocidos.

Undécima llave

Técnicas médicas locales

La mesoterapia y la terapia neural

Estas dos técnicas médicas permiten actuar directamente sobre la zona afectada.

La mesoterapia

Inventada por el Dr. Pistor, este método consiste en administrar medicamentos con ayuda de microinyecciones múltiples cerca de la zona que se vaya a tratar. Es un tratamiento sintomático de gran utilidad en fenómenos inflamatorios, sobre todo musculares y articulares. No nos ahorra tener que tratar la causa mecánica o bioquímica de los problemas, pero sí que permite aliviar los síntomas rápidamente, eliminando el dolor, acelerando el proceso de curación y, en casos antiguos, suavizando las cicatrices y previniendo las retracciones y las esclerosis.

La inyección se pone en el tejido conjuntivo intradérmico. El interés del método es poder utilizar dosis débiles con el máximo de eficacia. El alivio es rápido y permite evitar la ingesta de medicamentos por vía interna, con sus efectos secundarios sobre el estómago, el intestino y el hígado. El médico que emplea la mesoterapia no usa jamás cortisona, sino otros productos antinflamatorios, vitaminas, oligoelementos y extractos de plantas. La cortisona está formalmente prohibida porque puede provocar necrosis y cicatrices indelebles. La mesoterapia puede ser utilizada eficazmente en todas las partes del cuerpo.

La terapia neural

La terapia neural es un método de curación natural muy conocido en Alemania. Este método, desprovisto de efectos secundarios, existe desde hace setenta años. Consiste en buscar y tratar las zonas llamadas «campos perturbadores» o núcleos tóxicos, que se consideran los responsables de dolores ubicados a distancia en el cuerpo. Un núcleo tóxico dental constituido por un quiste o un granuloma indoloro es susceptible de provocar dolores ciáticos, inflamaciones a distancia o artritis en las rodillas, así como en cualquier parte de la columna vertebral. La zonas que se deben tratar, llamadas «zonas reactógenas», también pueden ser cicatrices de antiguos núcleos infecciosos.

La gran dificultad del método consiste en detectar los campos perturbadores. Esta detección se lleva a cabo durante un examen general de la salud con la ayuda de diferentes métodos.

- Detección por el pulso radial: el terapeuta barre las zonas sospechosas con un haz luminoso. La modificación de amplitud de la arteria radial (palpada con el pulgar) señalará la existencia de una perturbación neurovegetativa local.
- Técnica energética de Voll.
- Detección termográfica (termoescáner).

El campo perturbador detectado se tratará, primeramente, eliminando la causa de la perturbación (intervención de un dentista especializado, eliminando un quiste granulomatoso dental, por ejemplo, buscando la infección bajo una corona, etc.). El tratamiento de las cicatrices se hará mediante inyecciones de procaína. Otra técnica consiste en tratar por irradiación con láser o con acupuntura.

En ciertos casos, la curación es espectacular y el dolor desaparece instantáneamente. Otras veces, el campo perturbador no es sino una de las múltiples causas que generan problemas, pero hay que detectarlo y eliminarlo para que un tratamiento sea efectivo. Los campos perturbadores articulares se tratan preferiblemente mediante mesoterapia, como complemento a las curas osteopáticas (*véase* Tercera parte).

Duodécima llave

Los medicamentos antinflamatorios

Los medicamentos presentan ventajas e inconvenientes. Pueden ofrecer grandes servicios al paciente que sufre. Pero hay que saber que los tratamientos medicamentosos tienen siempre efectos secundarios llamados «efectos iatrogénicos». Por lo tanto, es indispensable conocer tanto los efectos beneficiosos como los efectos secundarios indeseados de cada medicamento para poder escogerlos con conocimiento de causa.

Hay que tener prudencia con todos los medicamentos:

- Nada de automedicarse.
- Tomar estrictamente las dosis necesarias y prescritas.
- Evitar por completo los medicamentos en mujeres embarazadas (particularmente en el primer trimestre) o en lactantes.
- Mucho cuidado con la asociación de medicamentos.

Respeta escrupulosamente las indicaciones de tu médico, y si tienes varios médicos, no sigas varios tratamientos a la vez sin advertir a cada uno de ellos de lo que ya estás tomando. Recuerda, además, que los medicamentos que alivian el dolor no eliminan su causa y que lo importante es actuar sobre el origen de la dolencia, no sobre su síntoma.

1. Los analgésicos o antálgicos (algia = dolor)

Pueden ser o no antitérmicos (antipiréticos) o antinflamatorios. Si es legítimo eliminar un dolor o una inflamación, no lo es menos remontarse a la causa que los provocan para eliminarla también, siempre que sea posible.

A) Los antipiréticos

1. Antipiréticos/Antinflamatorios (no esteroideos)
   - La aspirina o ácido acetilsalicílico: es el medicamento más extendido en el mundo, al mismo tiempo analgésico y antinflamatorio, que antiguamente se tomaba a partir de infusiones de plantas como el sauce blanco o la reina de los prados (en latín *Spirea Ulmaria*, de donde deriva el nombre de «aspirina»). La aspirina es un remedio tradicional muy eficaz en dolores moderados, porque empieza a actuar a los treinta minutos de su ingesta. Los efectos de este medicamento persisten varias horas.

   Efectos secundarios:

   - El principal inconveniente del ácido acetilsalicílico está en el estómago. Al ser muy ácido, a dosis fuertes, repetidas y poco diluidas, puede provocar ulceraciones en la pared estomacal, con hemorragias (por el efecto anticoagulante de la aspirina).
   - Casa mal con ciertas sustancias medicamentosas: anticoagulantes, antinflamatorios (no corticoides), antidiabéticos orales y anti ácido úrico.
   - Algunas personas son alérgicas. Hay que abstenerse de tomarla si sale una urticaria con su ingesta o un edema de Quincke.

   - La indometacina: más activa que la aspirina en inflamaciones y en analgesia, pero con efectos secundarios más graves.

2. Antipiréticos no antinflamatorios
- El paracetamol.

   Ventajas: bien tolerado por la mucosa gástrica, sin acción anticoagulante (puede ser prescrito a pacientes con medicación anticoagulante).

   Contraindicaciones: da alergias, puede provocar insuficiencia hepática. Tóxico hepático en caso de ingestas prolongadas.

- La noramidopirina: antálgico muy potente pero peligroso, presenta toxicidad frente a ciertos glóbulos blancos (riesgo de granulocitosis mortal).

B) Los no antipiréticos

1. Antinflamatorios
Ácido niflúmico: potente antálgico, poco tóxico, interesante en pomadas y cremas (antálgico local).

2. No antinflamatorios
- Clometacina.
- Dextropropoxifeno: antálgico de acción rápida.

   Contraindicación absoluta: embarazo y lactancia.

2. LOS MEDICAMENTOS MIORRELAJANTES O DESCONTRACTURANTES

Los productos descontracturantes o miorrelajantes se prescriben para aliviar las tensiones musculares llamadas contracturas y provocar relajación general (función sedativa). Dichas tensiones musculares suelen ser debidas a una reacción defensiva del organismo y suele ser nefasto hacerlas desaparecer artificialmente, porque una contractura protege la articulación y la encierra en un líquido protector, ciertamente doloroso, pero capaz de evitar la agravación de las lesiones impidiendo determinados gestos y movimientos. Atención a los efectos secundarios de tipo somnolencia, agravados con la ingesta de alcohol.

3. Los medicamentos antinflamatorios

Existen dos categorías, los antinflamatorios esteroideos y los no esteroideos.

A) Los antinflamatorios esteroideos: la cortisona y los corticoides

La cortisona suele ser acusada de muchas cosas, sin embargo ha salvado la vida a un número incalculable de enfermos. Lo importante es saber utilizar los medicamentos con mesura y de manera justificada. El organismo secreta cortisona permanentemente a través de las glándulas corticosuprarrenales, participando del sistema de defensa antinflamatorio.

Se puede utilizar la cortisona o sus derivados (más de veinticinco). Son raramente utilizados por vía general porque presentan inconvenientes, sobre todo en tratamientos repetitivos. Por el contrario, son muy utilizados en técnicas locales como las infiltraciones articulares.

El interés de la cortisona. En afecciones en las que se corre un riesgo vital, el uso de cortisona está plenamente justificado. En dolencias reumáticas, donde el riesgo de destrucción articular o nerviosa es importante, su uso es capital a condición que el tratamiento sea corto para no agotar las suprarrenales y provocar efectos secundarios.

Inconvenientes y efectos secundarios. Los efectos secundarios de la cortisona son lo bastante importantes como para recordar que no hay que recurrir a esta droga nada más que en caso de fuerza mayor:

- Problemas digestivos: en el estómago y el duodeno (gastritis, ardor de estómago, úlcera gástrica o duodenal que puede conducir a hemorragia y perforación).
- Problemas metabólicos: retención de agua que da una cara con aspecto lunar y una obesidad general por edema, agravación de la diabetes,

retraso de crecimiento, aumento de los glóbulos blancos, fugas de potasio (fatiga muscular, calambres).
- Problemas psíquicos: euforia o excitación, aumento del apetito, aumento de problemas mentales en terrenos predispuestos (depresión).
- Complicaciones a nivel dérmico: acné, equimosis (morados), aumento de la pilosidad, aparición de estrías.
- Complicaciones cardiovasculares: agravación de la hipertensión arterial.
- Complicaciones óseas: fragilización de la trama ósea, desmineralización con riesgo de fractura de los huesos largos, compactación vertebral y necrosis.
- Complicaciones infecciosas: la ingesta de cortisona disminuye las defensas contra las infecciones y favorece la aparición o resurgimiento de herpes, herpes zóster, hongos (micosis) o bacterias (tuberculosis).

Prohibiciones (contraindicaciones formales) si sufres de:

- Úlcera de estómago o de duodeno.
- Estado infeccioso en curso de evolución (sobre todo herpes de la córnea).
- Cirrosis o hepatitis.
- Problemas psíquicos conocidos (psicosis).
- Insuficiencia renal.

Lo mismo cuando hay embarazo o se está siendo tratado para:

- Hipertensión arterial, insuficiencia cardíaca.
- Osteoporosis.
- Tuberculosis.
- Psoriasis…

Reglas que se deben seguir en caso de tratamiento de cortisona:

- Adoptar imperativamente una dieta sin sal con extra de potasio en caso de tratamiento prolongado o cuando sea necesario utilizar grandes dosis.

- Supervisar estrictamente el peso en los tratamientos de larga duración (el rápido aumento de peso puede provocar compresión vertebral).
- Supervisar la presión arterial y los parámetros sanguíneos.
- No interrumpir bruscamente un largo tratamiento con cortisona, bajo ningún concepto. La interrupción debe hacerse progresivamente para evitar problemas de abstinencia (corticodependencia: recidiva inmediata de síntomas inflamatorios debido al bloqueo de las suprarrenales).

B) Los antinflamatorios no esteroideos

Atención: estos medicamentos, que no presentan los inconvenientes de la cortisona, tienen efectos antinflamatorios, antálgicos y antipiréticos. Su inconveniente principal reside en sus efectos iatrogénicos en ciertos órganos:

- Efectos secundarios digestivos: ardor de estómago, náuseas, diarreas. Los efectos secundarios no siempre son percibidos por el paciente (ulceración y úlcera gástrica y duodenal indoloras), hepatitis tóxicas en tratamientos de larga duración.
- Efectos sobre el sistema nervioso: náuseas, vértigos, zumbido en los oídos, problemas de vigilancia (cabeza brumosa, somnolencia…).
- Efectos secundarios sobre la piel: erupciones con picor, manifestaciones de tipo alérgico.
- Efectos secundarios sobre los riñones: cuidado si tienes insuficiencia renal, particularmente con más de sesenta años: hay que hacerse un chequeo de riñones antes y durante el tratamiento (buscando albúmina, creatinina).
- Efectos secundarios sobre el corazón y los vasos: el bloqueo parcial puede provocar o agravar la hipertensión arterial.
- Efectos secundarios en la sangre: como es el caso de la fenilbutazona, cuyo empleo requiere de la estrecha supervisión de la fórmula sanguínea (riesgo de importante bajada de los glóbulos blancos).
- Efectos en el ámbito ginecológico: ¡si se lleva DIU mucho cuidado! Los antinflamatorios pueden tener el efecto contrario y favorecer un embarazo no deseado.

El empleo de antinflamatorios requiere de prudencia y sensatez. En efecto, las enfermedades iatrogénicas constituyen un riesgo evitable si estamos en guardia contra complicaciones y si se conocen los signos de detección. Estos son los productos contraindicados:

- Si eres alérgico a estos productos (riesgo de reacción alérgica como edema de Quincke con la aspirina, erupción cutánea, etc.).
- Si estás embarazada o estás lactando.
- Si llevas DIU (se puede añadir otro método anticonceptivo por precaución, preferentemente un preservativo).
- Si tienes insuficiencia cardíaca o renal.
- Si padeces del estómago (si sufres o has sufrido de gastritis o de úlcera gástrica o duodenal).
- Si tienes el hígado frágil (hepatitis o cirrosis).

Lo mismo para personas muy jóvenes o ancianos, que requerirán supervisión biológica del estado renal.

Los primeros signos de complicación deben comportar la parada inmediata del tratamiento en caso de:

- Problemas nerviosos de tipo dolor de cabeza, vértigos o acúfenos.
- Ardores de estómago.
- Hemorragias (vomitar sangre roja o echar heces negras).
- Erupción en la piel o ulceración en la boca.

Conclusión: Estos medicamentos deberían ser utilizados con precaución y por cortos períodos de tiempo. Hay que conocer sus efectos secundarios y evitar emplearlos en casos de riesgo. Es preferible aplicar tratamientos naturales sin efectos iatrogénicos.

4. Los medicamentos antiartrósicos

Se proponen numerosas especialidades para intentar limitar la evolución de la artrosis y regenerar el cartílago articular:

- Compuestos a base de sílice, yodo y azufre.
- Extractos de cartílago y médula ósea.
- Extractos de cartílago y glándula paratiroidea.

Éstos representan complementos interesantes para tratamientos físicos.

5. Los medicamentos contra la osteoporosis

- Calcio.
- Fósforo.
- Flúor.
- Vitamina D.
- Hormonas (justificación impugnada por ciertos oncólogos en el tratamiento preventivo de la postmenopausia).

Las infiltraciones

Son inyecciones que permiten aportar una cierta cantidad de cortisona sobre una zona afectada. Se pueden usar diversas técnicas. Sea cual sea, la técnica debe ser siempre precedida por exámenes complementarios que eliminen posibles contraindicaciones mayores (tuberculosis ósea, tumores…). Esta técnica no debe utilizarse si se presenta tendencia a la úlcera de estómago o de duodeno, a la hipertensión arterial o si se tiene diabetes. Hay que evitar infiltraciones repetitivas para no provocar los efectos secundarios debidos a la cortisona. No siempre se utiliza cortisona, sino derivados con propiedades idénticas.

A) La infiltración en articulaciones interapofisarias se usa en brotes inflamatorios debidos a la artrosis vertebral.

B) La infiltración epidural consiste en inyectar el producto en la zona llamada «epidural». Estas infiltraciones se practican en la consulta y no requieren de hospitalización.

C) La infiltración intrarraquidiana, practicada en el medio hospitalario, que debe respetar las reglas de asepsia quirúrgica para evitar el riesgo de infección. El producto (derivado de la cortisona) se inyecta en el canal medular.

La inmunoterapia

Este nuevo tratamiento médico,[1] destinado sobre todo a la lucha contra el cáncer, consiste en movilizar y activar las propias defensas del paciente contra la enfermedad a través de la estimulación de la respuesta inmunitaria global, un bloqueo de los receptores que frenan el sistema inmunitario frente a los tumores de las interleukinas-2 o interferones para enseñar al sistema inmune a reconocer los tumores malignos, normalmente desapercibidos por las células inmunitarias, que los dejan proliferar durante años.

La inmunoterapia designa también a los tratamientos que utilizan proteínas fabricadas por el sistema inmunitario (anticuerpos) para luchar contra ciertas enfermedades autoinmunes invalidantes, tales como la esclerosis múltiple, la poliartritis reumatoide y la espondiloartritis anquilosante (pelviespondilitis reumática).

---

1. www.ligue-cancer.net/article/7497_l-immunotherapie

TERCERA PARTE

La práctica de los cuidados naturales sinérgicos antinflamatorios

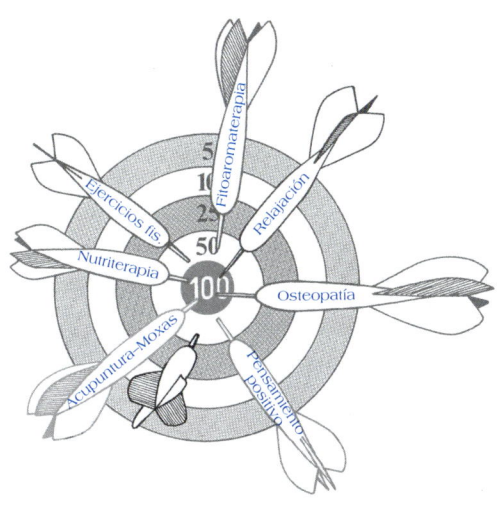

Las sinergias antinflamatorias.

Este glosario no pretende tratar todos los problemas. No reemplaza en ningún caso la consulta al médico, porque la inflamación silenciosa puede tener efectos mortales (enfermedades cardiovasculares, cánceres…). Las enfermedades infecciosas declaradas, las enfermedades autoinmunes y las dolencias inflamatorias agudas necesitan ser controladas, imperativamente, por el médico especialista.

El glosario está destinado a ofrecer un complemento informativo y dotar de los elementos y consejos necesarios para utilizar con seguridad las curas naturales más respetuosas para tu naturaleza a través de la Naturaleza, fundamentos para una «salud sostenible», en complemento con la medicina tradicional.

> **Programa «sinergias contra la inflamación crónica insidiosa»**
>
> **Primer principio**
> Buscar y eliminar, si es posible, todas las causas de inflamación, alimentarias, tóxicas, físicas, químicas, psíquicas, ambientales. Este paso es esencial y no respetarlo es fuente de fracasos y recaídas.
>
> **Segundo principio**
> Utilizar todos los recursos higiénicos y terapéuticos sinérgicos que permitan eliminar o reducir la inflamación: dieta alimentaria antiinflamatoria (régimen ancestral o Kousmine) enriquecida con vitaminas, minerales y flavonoides, curas probióticas, mantenimiento físico (osteopatía, ejercicios adaptados), relajación, plantas y extractos adaptógenos y antiinflamatorios (vía interna y externa), técnicas energéticas...

Para empezar, vamos a revisar la clave del éxito: la sinergia de las curas. Léase atentamente.

Para una máxima eficacia, opta por sinergias de salud sostenible

Sea cual sea tu problema, para obtener una máxima eficacia deberás buscar y corregir todas las causas responsables de tus problemas, por tu cuenta o con la ayuda de un terapeuta cualificado:

- utilizando de forma coherente y coordinada las mejores sinergias existentes,
- y participando tú mismo, de manera activa, en el tratamiento.

El principio de sinergia es la asociación lógica de cuidados complementarios cuyos efectos se acumulan y refuerzan (principio de salud integrativa).

Si tu problema es físico, deberás tratar simultáneamente:

- las causas físicas (microtraumatismos, gestos repetitivos...), traumatismos considerables, malas posturas laborales, exceso de sedentarismo, obesidad, exceso de deporte o de actividad física...

Pero también:

- las causas psíquicas (estrés, ritmo de vida, entorno familiar, entorno laboral…);
- las causas bioquímicas (alimentación desequilibrada, carencias o excesos, deshidratación, fitoaromaterapia, suplementos alimenticios…);[1]
- las causas medioambientales (contaminación del aire, del suelo, del agua, de los alimentos, campos electromagnéticos, contaminación sonora, exceso de exposición al sol…).

Si tu problema se debe a la asociación de tres causas (bloqueo vertebral + mala postura en el trabajo + poca actividad física), deberás tratar las tres causas; de lo contrario el problema reaparecerá agravándose cada vez más y generando una dolencia degenerativa.

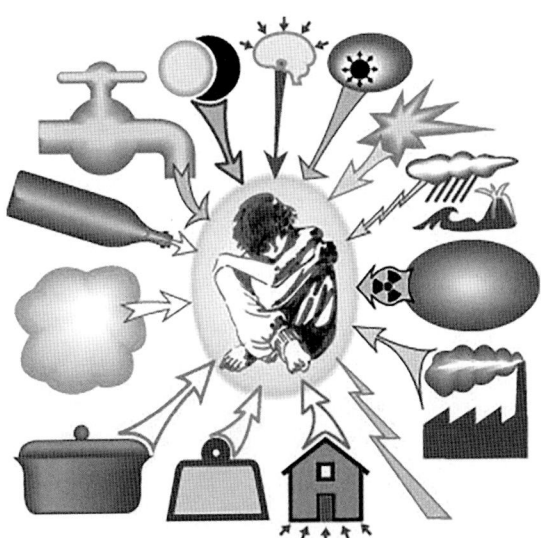

Causas en las que buscar y tratar los PME (cervicalgias, dolor crónico de espalda, artrosis…).

---

1. Las plantas, extractos o suplementos alimenticios citados se detallan en la Segunda parte.

> Si, por ejemplo, sufres de una cervicalgia debida a la asociación de un principio de artrosis, de un bloqueo cervical tras un tirón, de una postura de trabajo defectuosa, con la cabeza echada hacia delante, hombros encogidos, gestos repetitivos, si tienes mucho estrés laboral, si te da un golpe de frío, lo que deberías hacer es: calentar los músculos del cuello, llevar un collarín cervical durante unos días, consultar a un osteópata, corregir las posturas de trabajo, obligarse a hacer pausas para descansar cada media hora, aprender a controlar el estrés practicando ejercicios de relajación varias veces al día.
>
> Si olvidas una de las etapas de estos cuidados, todas ellas esenciales, el problema parecerá atenuarse con el tiempo, pero el mal se instalará progresivamente y en profundidad, los discos cervicales se pinzarán, la artrosis irá llegando retrayendo todos los canales de conexión por donde pasan los nervios cervicales y provocando dolores radiantes en los hombros, los brazos y la cabeza.

La negligencia en el tratamiento de una de las causas conduce indefectiblemente al fracaso, la recidiva o la agravación de los problemas, sean cuales sean y en la parte del cuerpo que toque. Veremos, a través de algunos ejemplos, la importancia de la complementariedad de las diversas técnicas de la salud sostenible.

Este glosario se divide en categorías por sistema, un tratamiento general sinérgico preconizado para cada una de ellas y consejos particulares cada vez que sea necesario.

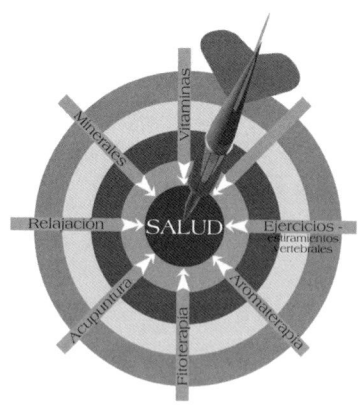

Ejemplo de sinergias antinflamatorias.

Curas naturales para los problemas musculoesqueléticos (PME) relacionados o no con el trabajo

Artrosis en la columna y los miembros, artritis, tendinitis, bursitis, periartritis, capsulitis, miositis y mialgias, contracturas, microdesgarros y desgarros, elongaciones, etc.: los problemas que atañen a los huesos, las articulaciones, los tendones, los músculos y las fascias representan un drama que afecta a cientos de millones de individuos en todo el mundo y que necesita que se replantee su aproximación priorizando la prevención, la detección sistemática y la generalización de la ergonomía.

Principios generales

Tanto si eres deportista aficionado, profesional o nada deportista, las reglas básicas del tratamiento preventivo son las mismas.

Consejos para todos (sedentarios y deportistas)
- En caso de accidente agudo, pon la zona herida en reposo para evitar que se agrave y para no comprometer la cicatrización completa y evitar la instalación de fibrosis.
- Aplica asiduamente los cuidados indicados por el terapeuta: médico, osteópata, quiropráctico, etc.
- Una vez que se obtenga la consolidación, debes prevenir recaídas evitando las malas posturas y los movimientos repetitivos.

- Aprende a relajar las zonas frágiles y practica la musculación suave y controlada varias veces al día.
- Adopta una alimentación alcalinizante y antioxidante.
- Cuida de tu ergonomía en el trabajo y en casa.
- Practica masajes aromáticos.
- Hazte controles osteopáticos y posturales por los menos una vez al año cuando todo va bien, y cada trimestre para un seguimiento simple, o mensualmente como prevención activa en caso de problemas.
- Una revisión biomecánica por un osteópata es la mejor garantía de ausencia de recaídas tales como una artrosis precoz, artritis, bursitis, miositis (contractura e inflamación permanente de los músculos), pubalgia, tendinitis, etc.
- El uso de aceites esenciales aplicados por vía externa es interesante en la práctica deportiva porque actúan rápidamente sobre los lugares con problemas, como si fueran imanes polarizados.

CUIDADOS NATURALES DE LAS ARTICULACIONES

Artrosis: tratamiento general de la artrosis, prevención y curación

La artrosis[1] es una enfermedad incapacitante y sin embargo evitable a condición de detectarla y tratarla precozmente y con asiduidad. La artrosis es un reumatismo degenerativo considerado como no inflamatorio, secundario al desgaste articular acelerado debido a la sobrecarga local, a secuelas de traumatismos ignorados o a esfuerzos repetitivos de compresión o cizallamiento.[2]

Los tratamientos medicamentosos sintomáticos alivian transitoriamente el dolor, pero no tratan las causas mecánicas o nutricionales. Si el punto de partida es completamente mecánico, puede existir una microinflamación a nivel celular en el cartílago lesionado por los problemas

---

1. Véase, del mismo autor, *Stop Arthrose*, ebook PDF, Éditions Naturemania.fr
2. Véase, del mismo autor, *L'Ostéophatie, deux mains pour vous Guérir* y *Le Livre du Dos*, op. cit.

mecánicos que se ejercen sobre él. Este fenómeno insidioso debe ser tratado mecánicamente de manera sinérgica para conseguir un resultado sostenible.

La artrosis asocia un desgaste anormal de los cartílagos, la constitución de osteofitos, que son como unos picos de pájaro (osteofitos) y la aparición progresiva de rigidez y dolores desencadenados por el movimiento durante el día, y también en la noche por los cambios de postura. A dicho desgaste se asocia la inflamación provocada por la irritación y la destrucción de las células cartilaginosas, los condrocitos, cuyos desechos no evacuados provocan un círculo vicioso inflamatorio por la actividad de las citoquinas. Las razones de esta inflamación son traumatismos y microtraumatismos debidos a gestos repetitivos, manejo de herramientas tipo secador, pinzas e incluso juegos electrónicos con movimientos repetitivos, deportes asimétricos o forzados...

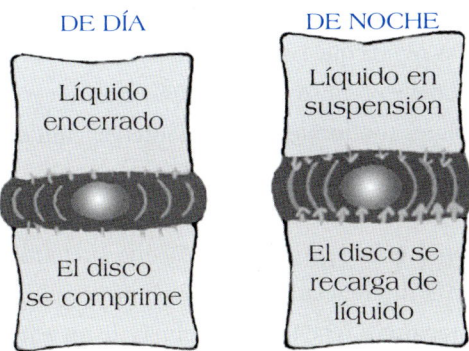

El desgaste discal se ve acentuado por microtraumatismos y por la deshidratación.

Esos microtraumatismos afectan también a las articulaciones de la mano, los hombros y las vértebras, las rodillas o los pies. Calzar zapatos demasiado apretados o con tacones muy altos es un factor decisivo para desarrollar artrosis y deformación en los dedos (garra progresiva, juanetes...).

El aumento de peso es una causa de inflamación de los condrocitos por el hecho de que aumenta permanentemente la presión a nivel de articulaciones vertebrales, discos lumbares, caderas, rodillas, tobillos y pies. Los efectos de un peso suplementario anormal sobre las articulaciones aumentan por la existencia de secuelas, incluso ligeras, de esguinces o fracturas antiguas.

Las «crisis» de artrosis manifiestan un pico inflamatorio que se agrava en la evolución de las lesiones artrósicas, acompañado de hinchazón y dolores en la cápsula articular, que reacciona a los mediadores liberados por las células inmunitarias circundantes.

El cartílago va disminuyendo porque las células cartilaginosas no se regeneran, las fibras de colágeno se agotan, la articulación va perdiendo progresivamente su movilidad y se vuelve hipersensible, comportando rápidamente la impotencia funcional y una susceptibilidad marcada a los cambios de tiempo (frío, humedad, viento, calor, sequedad…) y al menor esfuerzo o golpe. Contrariamente al hueso, el cartílago se regenera muy poco y cicatriza difícil y lentamente.

Los condrocitos tienen un tiempo de renovación largo (300 días) y su destrucción es más rápida que su reconstitución, el hueso nutrido no cumple más con su papel y en unos meses o años, el cartílago se ve totalmente destruido, los dolores son intolerables y la intervención quirúrgica se hace necesaria por completo.

Parece que se va perfilando una vía de salida: la medicina regeneradora. Se trata de una estrategia terapéutica que pretende utilizar células madre que vayan a diferenciarse o inducir una respuesta adaptativa del organismo para reparar o regenerar las células de un tejido o de un órgano enfermo o accidentado.

Cuidados naturales comunes a toda localización: tratar al mismo tiempo (en sinergia) los tres sectores clave

1. **Cuidados físicos:** antes de nada, hay que hacerse un chequeo articular con un osteópata para verificar si hay problemas de postura. En efecto, toda pérdida del eje, toda sobrecarga anormal, acelerará el proceso de envejecimiento articular por desgaste prematuro de los cartílagos y reacción proliferativa de las partes articulares adyacentes, evolucionando por brotes acompañados o no de un proceso inflamatorio.

Tratar los problemas mecánicos detectados para recolocar y remuscular lo que sea. En posturología, osteopatía y kinesioterapia se recomiendan aceleradores de la microcirculación: masajes especializados (Cyriax, Vogler, puntos de anclaje, masaje reflejo del tejido conjuntivo, masaje chino, aplicación de aceites esenciales, imanes polarizados, ventosas magnéticas, cataplasmas de arcilla u hojas del col, cataplasmas de capsicum, mostaza, rábano…).

Hay que practicar regularmente una actividad física de intensidad moderada (½ hora al día): por ejemplo marcha rápida, subir y bajar escaleras, *stretching* postural, musculación…

2. **Adoptar una alimentación alcalinizante**, remineralizante, antioxidante y antinflamatoria (*véase* Segunda parte).

   Toda sobrecarga de peso acelera el desgaste de los cartílagos: la dieta mediterránea, sin gluten ni lácteos, permite la pérdida de peso sobrante. Si fuera necesario, ir a un nutricionista que practique este método.

Principios básicos de una dieta ideal para perder peso
- Bebe 1,5 litros de agua al día. Evita las bebidas carbonatadas y las azucaradas.
- Limita los alimentos de índice glucémico elevado (azúcar blanco, harina blanca, patatas…).
- Aumenta el consumo de fruta y verdura (de 400 a 500 g al día).
- Limita los ácidos grasos omega-6 contenidos en los aceites de maíz, girasol, comida precocinada, bollería… y aumenta el consumo de omega-3 del aceite de lino, de nuez, del pescado azul (sardinas, caballa, arenque, salmón salvaje…).
- Utiliza muchas especias antioxidantes (ajo, cebolla, chalotas, cúrcuma, jengibre, laurel, pimienta, romero, tomillo…) que son antinflamatorios naturales.
- Mantén tu tasa de vitamina D (exposición regular y moderada al sol, complementos alimenticios de origen animal o vegetal).

Cuidados complementarios:
- Plantas remineralizantes y antinflamatorias
- Aceites esenciales y baños aromáticos
- Yemoterapia
- Homeopatía, oligoterapia
- Acupuntura, masajes aromáticos
- Gimnasia y reeducación
- Curas termales, talasoterapia

Tratamiento de la artrosis
Además de una alimentación antinflamatoria, de la osteopatía o la quiropraxia, de la posturología y los masajes de puntos de anclaje y de movimientos de recalibrado y descompresión articular, se aconseja hacer una **cura a base de suplementos alimenticios** de larga duración:

- Extractos naturales de productos marinos ricos en sulfatos de glucosamina y condrotina + MSM (metil-sulfonil-metano + *Lithotamnium calcareum* micronizado + vitamina D3).
- Oligoelementos de largo recorrido: Mn, Co, Au, Ag (según el consejo del oligoterapeuta).

Tratamiento local con objetivo antinflamatorio y circulatorio:
Masaje de las zonas periarticulares con aceite esencial de gaulteria, de abedul amarillo, de copaiba destilada o de katafray, activando la circulación con el añadido de A.E. de eucalipto, citronela o ciprés.

Consejos prácticos
Aquí se muestran dos fórmulas aromáticas para masajes:

- Ungüento de copaiba destilado (50%) + A.E. de lavanda o lavandín (20%) + A.E. de eucalipto citriodora (20%) + A.E. de abedul (10%).
- Ungüento de copaiba destilado (50%) + A.E. de lavanda o lavandín (20%) + A.E. de gaulteria (20%) + A.E. de mirra (10%).

Estas mezclas deben diluirse entre un 20 y un 50% en aceite vegetal.

Otras técnicas: curas termales, curas de talasoterapia
Localmente: cataplasmas de arcilla, de arcilla con A.E.,[3] hojas de col, de harina, de mostaza, de rábano fresco rallado. Parafango (lodo volcánico caliente).

La artritis y la poliartritis

Se trata de reumatismos articulares inflamatorios que se manifiestan mediante enrojecimiento, calor y un dolor más o menos intenso, ocasionalmente incapacitante. En ciertas formas de artritis, la articulación llega a deformarse, se deteriora y se bloquea. En casos muy evolucionados, la cirugía ortopédica es la única salida para recuperar una movilidad aceptable (como en el caso de la poliartritis reumatoide). Los tratamientos químicos son decepcionantes y sus inconvenientes superiores a las ventajas (antinflamatorios, cortisona).

Cuidados naturales
Pueden dar resultados sorprendentes con la condición de conjugar diversas técnicas sinérgicas.

- Dieta antinflamatoria y eliminación de tóxicos (alcaloides del café, tabaco, alcohol, metales pesados), de los productos lácteos y del gluten (sobre todo en intolerantes y alérgicos), reducción de las carnes, aumento de vitaminas y minerales, restauración de la flora intestinal con levaduras vivas.
- Drenaje fitoterápico: infusiones de fresno, cassis…
- Acupuntura tradicional para aumentar y hacer circular la energía en los órganos y meridianos, armonizar el yin y el yang, regular el sistema neurovegetativo y la microcirculación local…
- Cuidados naturales locales para aliviar el dolor y la inflamación: cataplasmas de arcilla verde, imanes permanentes polarizados en las zonas dolorosas. Hay que poner por lo menos dos imanes alternando los

---

3. Léase *Les Huiles Essentielles pour votre Santé, op. cit.*

polos sobre la piel (efecto antálgico y antinflamatorio por activación de la microcirculación local). Puedes dejártelos día y noche en caso de necesidad, sin problemas. Es sensato colocarlos en un saquito pegado a la ropa, por ejemplo, cerca de la zona que haya que tratar. Los imanes, por el movimiento imprimido, se vuelven más activos.
- Aromaterapia: aplicación de A.E. antinflamatorios específicos localmente, como aquilea milhojas, ungüento de copaiba destilado, abedul amarillo, eucalipto, katafray, gaulteria, lavanda, citronela, litsea…

La poliartritis reumatoide (PR)

Nombre antiguo: Poliartritis crónica evolutiva (PCE)

Es una enfermedad autoinmune en la que la inmunidad natural ataca a los tejidos que debería proteger. Afecta a un 0,25 % de la población, sobre todo a mujeres de más de cuarenta años, en el 75 % de los casos. Se manifiesta mediante una inflamación visible por la hinchazón, el dolor y la limitación de movimientos que afecta a diversas articulaciones de las manos (dedos), muñecas, rodillas y pies, aunque también puede darse en mandíbulas, vértebras cervicales, hombros, codos, caderas y tobillos. La deformación de las articulaciones se agrava en cada brote y pueden ser muy incapacitantes. Para tratarlas, hay que suprimir todas las causas de inflamación.

La enfermedad se desencadena por numerosos factores cuyos efectos se acumulan: la predisposición genética,[4] los factores medioambientales (contaminación) y psicológicos (estrés crónico que agota las reservas hormonales y nerviosas) y la alimentación: exceso de sustancias proinflamatorias (aceites polinsaturados, carnes grasas, exceso de azúcares, productos refinados como harinas blancas, exceso de acidez, insuficiencia de nutrientes antinflamatorios, toxicomanías…).

Un diagnóstico precoz permite implementar un tratamiento capaz de detener la evolución de la enfermedad y evitar la pérdida del empleo, las incapacidades y las complicaciones.

---

4. Numerosos factores genéticos responsables de la PR se han puesto de manifiesto, tales como el HLA-DRB1 y el PTPN22.

Tratamiento médico: el seguimiento médico de las patologías inflamatorias articulares autoinmunes, tales como la poliartritis reumatoide, la espondiloartritis y el reumatismo psoriásico, tienen por objetivo modular la inmunidad y la inflamación utilizando, por ejemplo, la citoquina IL-38 (interleuquina 38), regulador antinflamatorio que podría constituir un medicamento en el futuro.

Cuidados naturales: la adopción de una alimentación equilibrada, antinflamatoria y antitóxica es fundamental, con una reducción drástica de azúcares refinados y alimentos con índice glucémico elevado, grasas saturadas, al menos en los primeros momentos, y una exclusión total de los lácteos y del gluten a fin de tratar intolerancias alimentarias que han pasado desapercibidas. Reemplazar la carne por pescados azules ricos en omega-3 es imperativo.

M. P. L., 35 años, funcionario de correos, llevaba sufriendo una poliartritis reumatoide desde hacía cinco años. Tenía los dedos de las manos deformados y sufría crisis que lo obligaban a coger la baja laboral cada vez con más frecuencia. La estricta adopción de la dieta ancestral (paleo) asociada a la acupuntura, a las plantas y a los aceites esenciales antinflamatorios detuvo las crisis por completo. Actualmente, pasados doce años, no ha vuelto a tener más brotes. El cambio de alimentación fue decisivo.

Las espondiloartritis

Las espondiloartritis son reumatismos inflamatorios difíciles de diferenciar y cuyos síntomas son cercanos: ataque del raquis a las articulaciones de los miembros.

Además de la espondiloartritis anquilosante (50% de los casos), encontramos estas otras variantes:

- reumatismos relacionados con enfermedades inflamatorias crónicas del intestino (MICI): enfermedad de Crohn, rectocolitis hemorrágica;
- reumatismo psoriásico;
- artritis reactivas a enfermedades inflamatorias o infecciosas.

> La existencia de una relación entre la constitución de la flora intestinal y la aparición de enfermedades articulares inflamatorias, de tipo espondiloartritis, ha sido conformada por un equipo de investigaciones del Inserm.[5] Un desequilibrio de esta flora ha sido observado en pacientes con estas patologías, en particular se ha visto la presencia anormalmente importante de bacterias *Ruminococcus gnavus*, que son normales en el intestino. Esta bacteria degrada el moco intestinal que protege el epitelio, favoreciendo así la inflamación del epitelio intestinal con todas sus consecuencias (*véase* el capítulo sobre la flora intestinal).

La espondiloartritis anquilosante

La espondiloartritis anquilosante es una inflamación crónica de las articulaciones que alterna crisis dolorosas con períodos de calma total. Suele ser de origen genético (gen HLAB 27). Puede evolucionar en pocos años hacia una anquilosis (rigidez completa) de las zonas afectadas. El diagnóstico precoz permite mejorar el pronóstico (prevención terciaria).

Cuidados naturales

Las causas de la enfermedad siguen siendo desconocidas, pero los científicos han identificado varios factores que la favorecen, tales como las intolerancias alimentarias no detectadas, la acidosis, el exceso o las carencias alimentarias y la disbiosis intestinal…

- La adopción de una dieta antinflamatoria se aconseja vivamente, así como la eliminación total de lácteos y de gluten.
- Curas de probióticos.
- Fitoterapia antinflamatoria como complemento.

La gota

El exceso de ácido úrico en la sangre, a menudo de origen hereditario, provoca dolores articulares muy violentos, acompañados de enrojecimiento y calor intenso, normalmente localizados en el dedo gordo del pie, pero

---

5. Fuente: M. Brevan *et al.*, «Faecal microbiota study reveals specific dysbiosis in spondyloarthritis», en Ann Rheum Dis, edición online del 12 de junio de 2017.

que pueden aparecer en otras articulaciones y en la columna vertebral. El exceso de ácido úrico se debe a un exceso de producción de origen hereditario o a un exceso de aporte alimentario, ya sea por una deficiencia en la capacidad de eliminación urinaria, por insuficiencia renal o por tratamientos largos a base de corticoides.

Cuidados naturales

- Además del tratamiento tradicional: dieta antinflamatoria estricta, sin carnes ni menudillos, limitando las legumbres y los alimentos del mar, suprimiendo el alcohol y practicando una cura de eliminación renal: fruta fresca, cruda o poco cocida, ajos, cebollas (de amplio consumo culinario).
- Beber grandes cantidades de agua bicarbonatada e infusiones de cassis + fresno + ortosifon + reina de los prados (o salvia o erígero de Canadá).
- *Harpagophytum* en cápsulas con mucha agua (de 6 a 12 cápsulas de 250 mg al día).
- Yemoterapia: *Ribes nigrum* (cassis) en yemas, macerado madre + *Betula pubescens* (abedul) en yemas, macerado madre + *Fraxinus excelsior* (fresno) en yemas, macerado madre.
- Aromaterapia: A.E. de enebro, limón (1 gota tres veces al día por vía interna). Por vía externa: A.E. de gaulteria.
- Para evitar recidivas, perder peso, hacer ejercicio moderado regularmente y revisar los aporte alimentarios.

Cuidados naturales de la artrosis, según localización[6]

Artrosis vertebral

Sin los cuidados adecuados, la enfermedad se agrava rápidamente. El tratamiento necesita aplicar el método general en doce tiempos, teniendo en cuenta todas las causas encontradas en el examen: alimentación antinfla-

---

6. Para más detalles, véase *Stop Arthrose*, libro numérico, Éditions Naturemania.

matoria, desbloqueo osteopático, ejercicios físicos de descompresión y estiramiento axial, flexibilidad y musculación, masajes, plantas y suplementos alimenticios específicos.[7]

Artrosis en los miembros

— *Artrosis de caderas (coxartrosis):* a menudo de origen congénito, debe ser tratada ortopédicamente cuando es incapacitante o a modo preventivo (a veces en sujetos muy jóvenes o desde el nacimiento mismo).

El problema de la longitud de los miembros es fundamental. Un seguimiento mecánico osteopático es muy aconsejable para prevenir las deformaciones ocasionadas por la retracción de los músculos (psoas ilíaco) y las compensaciones o adaptaciones patológicas de las vértebras, de la pelvis y de los miembros inferiores.

> **Atención:** una cruralgia o un dolor de rodilla persistente sin esguince puede señalar el inicio de una coxartrosis. Debe tratarse inmediatamente.

— *Artrosis en las rodillas (gonartrosis) o tobillos:* a menudo secundarios a traumatismos o deformaciones mal curadas (o no curadas en absoluto), fruto de accidentes de tráfico, de deportes, de pasos en falso, de esguinces, de esfuerzos… Su detección precoz es esencial para evitar el desgaste irremediable de los cartílagos articulares.

> Atención a la deformación de la rodilla o flexum en flexión (la rodilla no puede extenderse al 100%). Es fuente de inestabilidad ligamentaria, de desgaste del cartílago rotuliano (síntoma de desgaste) y tibial. Debe corregirse con urgencia mediante estiramientos y una musculación intensiva del músculo vasto interno.

---

7. Para saber más, véase *Le Livre du Dos, op. cit.*

El reajuste osteopático asociado al uso de plantillas correctoras y reeducativas permite en la mayoría de los casos ralentizar o estabilizar la artrosis. La artrosis en tobillos es consecuencia de fracturas articulares o de esguinces graves que han hecho perdurar la inestabilidad articular (diástasis tibioperonea, por ejemplo). El tratamiento es complejo y debe ser lo más precoz posible porque el cartílago en esta zona se erosiona rápidamente.

> ¡Atención al sobrepeso! Perder peso es la primera de las medidas.

En casos evolucionados, la cirugía ortopédica es el único tratamiento posible.

— *Artrosis en los pies:*, el hallux valgus (juanete) y la garra progresiva imponen una corrección precoz de la planta y del conjunto mecánico. El tratamiento osteopostural es muy eficaz si empieza en los primeros síntomas de deformación,[8] incluso cuando la lesión artrósica ya está instalada. El uso de contenciones elásticas, de ortosis y/o plantillas ortopédicas o posturales completa el tratamiento.

— *Artrosis en las manos, muñecas, codos y hombros:* a menudo secundaria a traumatismos violentos o microtraumatismos profesionales o deportivos. Hay que suprimir la causa si se trata de microtraumatismos y tratar la rigidez utilizando contenciones elásticas u órtesis asociadas a técnicas osteopáticas, reeducativas, así como a un tratamiento general antiartrósico.

En ciertos casos se requiere de cirugía.

---

8. Véase el vídeo en YouTube.

Bursitis rotuliana

Dolor inflamatorio ubicado en la parte inferior de la rótula.

Cuidados naturales
- Verificación osteopática de las articulaciones vecinas.
- Aplicación de hielo sobre la zona dolorida para disminuir la inflamación. Unciones suaves con 3 o 4 gotas de ungüento de copaiba o A.E. de gaulteria, de tres a cuatro veces al día.
- Cataplasmas de hojas de col o de arcilla.
- Colocar dos imanes polarizados.

Bursitis subacromial

Inflamación de la articulación acromioclavicular: se trata de secuelas de alguna torcedura o subluxación secundaria a una caída sobre el hombro o el brazo.

Cuidados naturales
- Verificación de los cuidados osteopáticos.
- Aplicación de hielo en la zona dolorida para reducir la inflamación; unciones suaves con 3 o 4 gotas de ungüento de copaiba o A.E. de gaulteria, de tres a cuatro veces al día. Si existe subluxación, colocación imperativa de una tirita correctora elástica.
- Colocación de dos imanes polarizados en la zona dolorida (alternando los polos + y -) Si existe un pico subacromial, la solución es quirúrgica.

Capsulitis del hombro

La capsulitis del hombro es una inflamación de la envoltura articular del hombro (articulación glenohumeral). A falta de cuidados precoces, puede agravarse hasta desembocar con mayor o menor rapidez en un hombro rígido, con bastante dolor y pérdida de fuerza muscular que bloquean el movimiento del hombro.

Su origen puede tener causas diversas, cuyos efectos se van acumulando: traumatismos y microtraumatismos, movimientos repetitivos, artrosis cervical… El estado inflamatorio generalizado, las toxicomanías (alcohol, tabaco…), el estrés, la deshidratación, la diabetes, la edad, el sedentarismo, exceso de solicitación del hombro, predisponen a su aparición.

La duración varía de unos cuantos meses a algunos años, en función de la precocidad y la eficacia de los cuidados. Ambos hombros se ven afectados en el 20 % de los casos.

Cuidados naturales

El tratamiento, complejo, debe asociar:

- Alimentación antinflamatoria y rehidratación.
- Osteopatía para descontracturar los músculos (puntos de anclaje), liberar las vértebras cervicales y las costillas bloqueadas, armonizar las articulaciones periféricas y las fascias.
- Kinesioterapia suave para masajear y reeducar la musculatura.
- Relajación y reflexoterapia antiestrés.
- Acupuntura, ventosas magnéticas para disminuir los espasmos microcirculatorios relacionados con la excitación del sistema simpático.
- Uso de plantas y A.E. antinflamatorios.

Discopatías crónicas

La discopatía o discopatía degenerativa es un proceso de envejecimiento prematuro o acelerado del núcleo discal. Sus causas son múltiples: traumatismos, microtraumatismos, deshidratación ligada a una mala postura que provoque el aplastamiento, como una esponja que se seca. La discopatía puede ocurrir en cualquier disco cervical o dorsal, pero lo más frecuente es que sea lumbar. El aplastamiento discal entraña una inflamación crónica de los tejidos periféricos (huesos, cápsulas, ligamentos, músculos, aponeurosis).

Cuidados naturales

Programa en doce tiempos[9] tras examen osteopostural.

- Desbloqueo articular (osteopatía o quiropraxia).
- Descompresión, suspensión, ejercicios de *stretching* vertebral varias veces al día.
- Alimentación antinflamatoria.
- Complementos alimenticios ricos en condroitina y glucosamina. Cúrcuma.
- Programa ergonómico y postural. Uso de un cinturón lumbar escogido en función de las necesidades para disminuir la presión sobre el disco afectado.
- Adaptación del trabajo y de la posición para aliviar las vértebras deficientes. Cambiar de postura cada treinta minutos.

Sophie P. sufría de un dolor crónico incapacitante en las lumbares que la obligó a dejar su trabajo como dentista tras una fractura de la primera vértebra lumbar. El IRM mostraba la consolidación de la fractura y la persistencia de un pinzamiento severo de los discos vertebrales, situados por debajo y por encima de la vértebra fracturada y ligeramente deformada en forma de punta, en hundimiento del núcleo discal en el cuerpo vertebral, perfectamente visible. El diagnóstico osteopostural ponía de manifiesto un bloqueo total de las articulaciones posteriores de la vértebra fracturada, que le provocaban hipertensión sobre el disco cuya retracción ejercía una presión permanente sobre los nervios periféricos. El desbloqueo mediante una técnica de decoaptación liberó instantáneamente la compresión de las articulaciones posteriores que duraba, a pesar de todos los intentos, cinco años. Una reprogramación postural y física, así como una mejor ergonomía, permitieron la recuperación funcional progresiva con la esperanza, en última instancia, de una recuperación de la actividad profesional.

---

9. Véase *Le Livre du Dos, op. cit.*

Esguinces

Lesión articular que estira los ligamentos articulares producida tras un golpe o un movimiento en falso forzado o indirecto.

Hay que actuar sin tardanza: asegurarse que no hay una fractura asociada (en caso de dudas, hay que hacer radiografías).

Cuidados naturales
- Aplicar inmediatamente hielo o una bomba refrigerante y un vendaje apretado para impedir la hinchazón.
- Previamente, se habrá aplicado A.E. de menta piperina o de menta arvensis (2 a 5 gotas en unciones suaves).
- Consultar urgentemente al osteópata para la recolocación de la articulación y la aplicación de una contención elástica (*strapping*).
- Aplicar previamente tintura de benjuí para proteger la piel. Esto es válido para toda torcedura leve y media.

+++ Para esguinces graves, es preferible una contención rígida; las intervenciones osteopáticas llegarán en un segundo momento, tras la fase inflamatoria.

+++ Para los esguinces de las falanges, la contención rígida evitará la deformación del dedo.

Derrame sinovial (hidratrosis)

Se trata de un derrame del líquido sinovial en una articulación (rodilla, tobillo, codo, muñeca, dedos), posterior a un esguince o golpe directo cerca de la articulación, provocando una hipersecreción de las bursas sinoviales y ocasionalmente una reacción a distancia de un campo perturbador dental.

Cuidados naturales
- Tanto como sea posible, vendar fuertemente la articulación y enfriarla mediante la aplicación de hielo (interponiendo un paño entre el hielo y la piel).

- Consultar, pero evitar la punción si es posible (salvo en caso de derrame sanguíneo), porque ni trata la causa ni el desequilibrio mecánico.
- Aplicación de hojas de col en cataplasmas durante la noche, sujetas con vendas. Preservar hasta la curación.
- Contención flexible si es necesario.
- Colocación de imanes polarizados en las zonas inflamadas.

Epicondilitis (inflamación de la zona externa del codo) y epitrocleitis

Verificación osteopática de las articulaciones vecinas y de las vértebras cervicales.

- Aplicación de hielo sobre la zona dolorida para disminuir la inflamación.
- Unciones suaves con 3 o 4 gotas de bálsamo de copaiba o A.E. de gaulteria, de tres a cuatro veces al día.
- Tratamiento de los puntos de anclaje.
- Colocación de dos imanes polarizados en la zona dolorida (alternando los polos).
- Codera para estabilizar las articulaciones del codo.

Cuidados naturales de los músculos y los tendones. La contractura muscular

Una contractura es una contracción involuntaria y permanente de un grupo de fibras musculares en el seno de un músculo, que se percibe como un bulto duro y doloroso a la presión y al movimiento. Puede ser fácilmente confundido con un microdesgarro (*véase* tensión muscular y microdesgarro).

Su origen puede ser psicosomático, relacionado con el estrés, físico (mala postura de trabajo, postura prolongada, fatiga, sobresfuerzo, traumatismo deportivo…), bioquímico (alimentación con carencia de minerales tales como el magnesio, calcio, vitamina D…), climático (golpe de frío, humedad, viento, golpe de calor, deshidratación) o infeccioso (contracturas febriles de la gripe, por ejemplo).

La persistencia del dolor debe hacer pensar en una microlesión de las fibras, siendo en ese caso la forma de protección del músculo contra un eventual estiramiento que puede agravar las lesiones.

Cuidados naturales
- Corregir las causas.
- Estiramientos regulares y suaves de los músculos. Respetar la ergonomía en el lugar de trabajo.
- Aplicar calor y jamás frío (con un secador de pelo o una bolsa de agua caliente…), búsqueda de los puntos de anclaje, masaje local suave con aceites esenciales descontracturantes (lavanda, lavandín, gaulteria, copaiba, katafray…).

Nota: Una contractura muscular que se hace perenne corre el riesgo de transformarse en una lesión inflamatoria crónica e insidiosa, responsable de un PME incapacitante. Deberá tratarse hasta la desaparición de los problemas (*véase* tensiones musculares).

Contusiones, equimosis

Una contusión es una herida sin desgarro en la piel producida por un golpe directo. Los cuidados precoces limitan las consecuencias en los tejidos y aceleran el proceso de reparación. En este caso no se trata, como en todos los demás, de lesiones musculoesqueléticas, de detener el proceso inflamatorio, indispensable para la restauración de los tejidos dañados, sino de limitar la expansión del mismo, el dolor y el edema.

La región afectada es sensible al tacto y dolorosa al movimiento, con una coloración entre azul y morada como señal del derrame interno (que es la equimosis) debido a la ruptura de los microvasos sanguíneos. Puede instalarse un coágulo de sangre (llamado hematoma) y deformar la región afectada.

Debido a un golpe (deportivo, un golpe con un objeto, un choque directo, una caída…), el traumatismo puede provocar lesiones musculares, de tendones, de vasos sanguíneos, de nervios…

Cura de emergencia: consultar al médico si no se puede andar, si no se puede mover una parte del cuerpo o si aparece una hinchazón importante, si la zona se pone caliente y roja, además de dolorosa, y sobre todo si el golpe ha afectado a un ojo o a la cabeza, o si el miembro está deformado (por riesgo de fractura o luxación).

Curas naturales en casos de poca gravedad, actuar inmediatamente.

- Reposo de los músculos afectados.
- Aplicación de una bolsa de hielo durante 20 minutos, de cuatro a seis veces al día, durante dos días. Proteger la piel con un paño antes de aplicar el hielo.
- Vendado de la zona lesionada sin apretar, con ayuda de una venda elástica, en elevación, permitiendo limitar el dolor y la hinchazón.

Estos cuidados deberán implementarse lo más rápidamente posible, dentro de las 24 a 48 horas siguientes al traumatismo:

- Evitar forzar la articulación dolorida durante 48 horas (con vendas, cabestrillo o lo que sea necesario).
- Mantener la región lesionada por encima del corazón para disminuir la hinchazón.
- Fitoaromaterapia: si la piel no está lesionada, se puede aplicar un gel o crema a base de árnica o tintura madre, o un A.E. de helicriso italiano (árnica aromática) y menta piperina o menta del campo para aliviar el dolor (por su acción analgésica).

Cuidados físicos: hacer verificar la movilidad de la zona al cabo de ocho días por el osteópata o el kinesioterapeuta para evitar la instalación de fibrosis y retracciones.

Agujetas

Las agujetas se manifiestan desde unas pocas horas hasta dos días después de un esfuerzo importante, breve o prolongado. No se trata de una acumulación de ácido láctico, como pasa con los calambres, sino de microdesgarros de las fibras musculares o de su recubrimiento, acompañadas de microderrames de sangre y un ligero edema, señalando la aparición de un proceso inflamatorio localizado.

En general, la cicatrización tiene lugar ocho días después si se respetan las leyes de la prudencia. Retomar la actividad física demasiado pronto agrava las lesiones con el riesgo de convertirlas en crónicas.

Tratamiento natural de las agujetas:

- Preventivo: entrenamiento progresivo con calentamiento previo. No pasarse de los propios límites, saber dosificar los esfuerzos. Alimentarse antes y durante el esfuerzo, beber regularmente bebidas enriquecidas con minerales.
- Bebidas energéticas 100% naturales. Fórmula aconsejada:

En 1 litro de agua mineral, añadir:

- 1 pizca de sal gris de Guerande.
- 1 cucharadita de polvo de litotamnio micronizado (en tiendas bio).
- 1 vaso de zumo de fruta recién exprimido, según preferencias (limón, naranja, mandarina, uva, manzana, cassis, fresas, cerezas, grosellas, arándanos, kiwis, piña…).
- 2 cucharadas soperas de miel.

Mezclar todo con la batidora y conservar en la nevera hasta el momento de beber.

- Fitoaromaterapia: masajes antes y después del esfuerzo para evitar o aliviar las agujetas con la siguiente mezcla: 50% de aceite vegetal virgen + 50% de uno o varios de los siguientes A.E.: ungüento de copaiba, manzanilla, enebro, katafray, lavandín súper, menta piperina, romero…

Nota sobre el ácido láctico

Es secretado por un músculo que se contrae cuando el esfuerzo es intenso y prolongado en un medio pobre en oxígenos. Es el resultado del proceso de utilización de la glucosa, llamado glicólisis, que se degrada en ácido pirúvico y finalmente en ácido láctico. No se trata de un desecho, sino de una etapa del metabolismo de la glucosa al final de la cadena. Cuando el movimiento se interrumpe, la concentración de ácido láctico vuelve a la normalidad (tiempo de recuperación, en deporte).

CALAMBRES MUSCULARES

Un calambre aparece brutalmente y dura de unos pocos segundos a varios minutos antes de desaparecer sin dejar huella. Los calambres musculares se deben a un trabajo excesivo en un músculo habitualmente solicitado o a la falta de ejercicio físico unido a problemas circulatorios. Durante la contracción bajo un impulso nervioso, las fibras musculares se retraen y provocan un encogimiento del músculo de más de un tercio de su longitud. La causa es una perturbación de los movimientos del calcio en la célula muscular.

Causas: deshidratación, insuficiencia renal crónica, patologías neurológicas o hepáticas, abuso de tóxicos (alcohol, drogas, tabaco…), ciertos medicamentos, problemas circulatorios, desmineralización…

Cuidados naturales

- Estiramiento suave y progresivo del músculo dolorido, en sentido inverso a la contracción. Mantener así hasta la sedación. Luego, practicar estiramientos suaves por la mañana y por la noche.
- Fitoaromaterapia: en aplicación externa, masaje suave con 60 % de aceite de calófilo + 40 % de un aceite esencial de tu preferencia (solos o en mezcla): copaiba, manzanilla, ciprés, enebro de Virginia, laurel, lavanda, lavandín súper, romero.

Dolores secundarios a un golpe indirecto

Son dolores sin lesión muscular aparente, ni ligamentaria ni ósea (*véase* contusión).

Cuidados naturales
- Se aconseja la verificación osteopática. Puede tratarse de una lesión osteopática o de un microdesgarro. Tratamiento físico complementario: colocación de una cobertura o vendaje.
- Aplicación local de ungüento de copaiba, manzanilla romana y alemana, citronela, incienso, eucalipto citriodora, jengibre, clavo de olor, helicriso italiano, katafray, laurel, lavanda, lavandín, litsea, menta, mirra.

> **Atención ++++:** un simple esfuerzo de levantamiento, una caída de vientre o de espaldas pueden provocar una o varias fracturas y aplastamientos en individuos osteoporóticos y particularmente en mujeres mayores de cincuenta años. En caso de dudas, son necesarios el examen médico y la radiografía, así como la consulta con el osteópata o el quiropráctico.

Dolores vertebrales[10]

Se trata, en principio, de buscar y tratar las causas (*véase* los capítulos detallados sobre osteopatía y posturología en la Segunda parte) y de no contentarse jamás con tratamientos sintomáticos.

Casos benignos: masajes con un aceite aromáticos a base de una mezcla de A.E.: bálsamo de copahu destilado, abedul o gaulteria, manzanilla, incienso, eucalipto citriodora, laurel, hierba limón, litsea, romero.

---

10. Véase *Le Livre du Dos, op. cit.*

Elongación muscular

Microdesgarro muscular menos grave que un desgarro.

El dolor, limitado, se puede localizar con precisión. La elongación es debida a un esfuerzo muscular que pasa los límites de la elasticidad muscular tras un esfuerzo demasiado grande o moderado, sobre un músculo estresado, debilitado, fatigado o contracturado.

Cuidados naturales
- Reposo imperativo de 10 a 21 días. Los medicamentos que enmascaran el dolor (cortisona, anestésicos…) pueden tener consecuencias desfavorables porque el deportista, por ejemplo, estará tentado de volver a forzar el músculo que ya no le duele, agravando su problema, a veces de manera definitiva. Contención de la zona afectada.
- Aplicaciones locales de A.E. vasodilatadores y antinflamatorios: palo de rosa, bálsamo de copaiba, incienso, eucalipto citriodora, gaulteria, helicriso italiano, mirra.

Fibrosis y adherencias

El proceso natural de cicatrización que corona el fin de las reacciones inflamatorias tras una herida en los tejidos no tiene siempre lugar de la manera prevista y la zona afectada puede desarrollar un tejido defectuoso.

A nivel muscular, por ejemplo, el tejido de reemplazo puede estar constituido por fibras dispuestas de manera anárquica, poco o nada extensibles, adhiriéndose a las fascias y músculos vecinos.

Esta fibrosis de mala calidad biomecánica (desde el punto de vista de elasticidad, resistencia y contractilidad) constituye un campo perturbador que afecta el funcionamiento local, regional o general del cuerpo, convirtiéndose en una zona frágil permanentemente, expuesta a las recaídas.

Las adherencias que comprimen y/o irritan las fibras nerviosas son la base de las tensiones musculares permanentes, que provocan adaptaciones más o menos bien toleradas, fuente segura de malestar y dolor crónico.

Cuidados naturales preventivos y curativos para la fibrosis

La precocidad y el seguimiento de las curas podrían evitar muchos problemas crónicos. Tras un accidente agudo en los músculos, tendones o cartílagos, hay que tratar las lesiones lo antes posible para evitar la aparición de un derrame de líquidos, mediante vendado y hielo. En un segundo momentos, debe haber un seguimiento quiropráctico y osteopático para permitir la correcta cicatrización.

El tratamiento curativo de las fibrosis ya instaladas es complejo y se asocia a un tratamiento médico (ondas de choque, infiltraciones…) y otro físico de flexibilidad general mediante estiramientos de fibras no contráctiles, masajes tipo Cyriax o musculación excéntrica.

Inflamaciones musculares (miositis), «reumatismo muscular»

La inflamación de un músculo puede provenir de tensiones permanentes, microtraumatismos y microdesgarros.

Cuidados naturales

Trata la causa sin olvidar que el músculo está enganchado al hueso. Lo más normal es que sufra tensión, ya sea por el estiramiento excesivo o por un desajuste articular.

Si la causa de la inflamación es una sobrecarga o una intolerancia alimentaria, el régimen atóxico será el tratamiento adecuado.

Si la causa es mecánica, se usará la osteopatía y la posturología.

Si la causa es energética o neurovegetativa, serán la acupuntura y sus técnicas derivadas (moxas, martillo, rulo…) las empleadas complementariamente.

Y en todos los casos, los A.E. serán útiles para drenar los músculos, activar la microcirculación local, relajar los espasmos musculares, luchar contra la inflamación y activar la regeneración tisular. A.E. empleados en masaje local: abedul, bálsamo de copaiba, gaulteria, jengibre, katafray, laurel, lavanda, lavandín súper…

ZOOM SOBRE LOS MICRODESGARROS

Los microdesgarros son la fuente insidiosa del 80 % de los PME crónicos.

Un microdesgarro es una lesión de las fibras musculares que han sido solicitadas más allá de sus propios límites de elasticidad y resistencia. La herida es microscópica, invisible en una ecografía o en un escáner. La palpación fina revela una zona de tensión anormal en el cuerpo del músculo, dolorosa a la presión y al movimiento contra la resistencia.

Esta microlesión está en el origen de numerosos problemas crónicos por diversas razones.

- La curación de las lesiones puede llevar de dos a ocho semanas, según la gravedad; es frecuente retomar la actividad demasiado rápido, antes de la completa cicatrización, lo que nos expone a la cronicidad y la recidiva.
- Las posturas de trabajo deben corregirse imperativamente, así como los gestos repetitivos.
- El material de oficina debe adaptarse a la morfología de cada cual.
- Son indispensables las pausas para el descanso, cada media hora aproximadamente, porque si no se respetan, se va agotando el músculo mal irrigado, se contractura y puede sufrir microdesgarros con facilidad.
- Deberían hacerse controles osteoposturales; de lo contrario, pueden persistir disfunciones posturales que favorecen la recidiva o el mantenimiento de las tensiones en la zona impidiendo la cicatrización completa.

Cuidados naturales

Un examen osteopático y postural es indispensable para averiguar las causas mecánicas relacionadas con problemas de crecimiento, secuelas de heridas óseas, articulares o musculares que han modificado el esquema corporal (deformación de los apoyos plantares, de rodilla, torsión de la pelvis, pinzamiento vertebral y mala posición, mala postura de la cabeza, mala oclusión dental), con cuidados específicos y un programa individualizado de ejercicios de estiramientos progresivos y correctores de la postura.

El ejercicio debe practicarse gradualmente, sin esfuerzo, sin dolor ni fatiga, en series cortas de 3 a 10 movimientos, para activar la circulación sanguínea, aportar nutrientes capaces de acelerar la cicatrización y orientar las fibras en el sentido de la función. Atención, la inmovilización favorece la retracción fibrosa. Un seguimiento especializado por un kinesioterapeuta será esencial en caso de desgarro incapacitante.

Los microdesgarros suelen darse habitualmente en los hombros, el cuello, la espalda y la pelvis. Su tratamiento precoz y completo (hasta la curación y desaparición de los síntomas locales, que pueden llevar varias semanas) permitirá prevenir la instalación de adaptaciones que provocarán otros problemas en otras partes del cuerpo y que serán las responsables de un abanico de dolencias crónicas clasificadas en la categoría general de PMERT (problemas musculoesqueléticos relacionados con el trabajo), auténtico látigo de nuestra sociedad tan poco preparada para la prevención, aun siendo ésta esencial para el bienestar de la gente.

Torceduras

La torcedura es una microlesión articular, de tipo esguince ligero, debido a un traumatismo suave (movimiento en falso, golpe indirecto).

No hay que obviarlas sino tratarlas como un esguince hasta su curación y estabilización completa. De lo contrario, se corre el riesgo de dejar la articulación inestable y pasar a la cronicidad.

Cuidados naturales: igual que un esguince.

Miositis, mialgia, fibromialgia

Dolor muscular posterior a una sobrecarga tóxica asociada a lesiones articulares, a una tolerancia alimentaria o a un problema postural.

Cuidados naturales
- Consultar un osteópata posturólogo.
- Dieta hipotóxica antinflamatoria, suprimiendo tóxicos (como tabaco, alcohol, excitantes…).
- Tratamiento de los puntos de anclaje (autotratamiento manual o por vibromasaje).

- Aplicar la siguiente mezcla sobre el músculo afectado: A.E. de gaulteria 35 % + lavandín súper 30 % + romero 30 % + menta 5 %.

Neuralgias ciáticas y otras neuralgias

La artrosis predispone a lumbagos, tortícolis y neuralgias[11] de todo tipo (*véase* nervios). En cada nivel de la columna vertebral, un nervio puede irritarse, comprimirse con un fragmento deteriorado de un disco vertebral o una proliferación ósea (osteofito). Esta «oxidación» ósea fragiliza nuestros mecanismos articulares y el menor esfuerzo o movimiento en falso puede bloquearlo.

Cuidados naturales
- Es fundamental el examen osteopático y postural tras haber eliminado una causa orgánica.
- Cuidados osteopáticos y quiroprácticos.
- Descompresión vertebral, suspensiones, *stretching* postural.
- Masajes en los puntos de anclaje y puntos energéticos (punto 30 vesícula biliar o nivel de glúteos en ciertas ciáticas).
- Suele ser necesario aliviar el dolor mediante medicamentos naturales o alopáticos, pero no hay que perder de vista que si se elimina el dolor sin atajar la causa primera, el problema se agravará invariablemente.
- Masajes con aceites esenciales, baños aromáticos (*véase* artrosis).

Periartritis escapulohumeral (PEH)

Este dolor inflamatorio afecta a los tendones y los ligamentos periféricos del hombro (húmero, omoplato, clavícula y primera costilla).

La inflamación de la articulación del hombro es un problema musculoesquelético frecuente, que puede aparecer a cualquier edad y que se relaciona con:

---

11. Véase *Le Livre du Dos, op. cit.*

- Un trabajo en cadena o con movimientos repetitivos (ordenador, trabajo manual, ciertos deportes).
- Secuelas de un traumatismo directo o indirecto mal curado y responsable de la cronicidad del dolor y la molestia funcional.
- Una artrosis del hombro y de las vértebras cervicales, acompañada de una irritación de alguna raíz nerviosa o de las fibras del sistema simpático.

El principal síntoma es la asociación del dolor con la reducción de movimiento del hombro, de aparición repentina o progresiva. La rigidez progresiva puede desembocar en capsulitis y en hombro inmóvil (*véase* capsulitis).

Cuidados naturales
- Osteopatía
- Movimientos controlados
- Dieta antiinflamatoria
- Plantas y aceites esenciales antiinflamatorios
- Acupuntura
- Imanes polarizados
- Contención…

Tendinitis y tenosinovitis

La inflamación del tendón o de su recubrimiento, tras una tensión o esfuerzo repetitivo y excesivo, un golpe directo o indirecto, provoca un microdesgarro (pubalgia), tendinitis de la muñeca, de codo (epicondilitis, epitrocleitis), del hombro (subespinoso y otros músculos), bíceps, rodilla, tendón de Aquiles, tobillo, pulgar o pie.

La cicatrización es lenta y puede durar de cuatro a ocho semanas. No hay que retomar la actividad antes de la curación completa.

Cuidados naturales
- Poner en reposo relativo la zona afectada (vendaje de contención o elástico, según el caso).
- Osteopatía a nivel de estructuras.
- Consejos de ergonomía y reprogramación postural (tras un chequeo).
- Aplicación de imanes fijos, con polos alternos, sobre la piel.
- Masajes suaves con A.E. de propia elección: bálsamo de copaiba destilada, abedul, manzanilla, incienso, gaulteria, enebro, romero alcanfor.

TENSIONES MUSCULARES: PRIMER ESTADIO DE LAS LESIONES MUSCULARES CRÓNICAS

Benigna en apariencia, la tensión transitoria es el primer estadio lesivo de la musculatura. Obviada o mal tratada, puede acabar siendo permanente, generar una contractura, microdesgarros, calcificaciones tendinosas (sobre todo de hombro) y una inflamación crónica insidiosa responsable de PME, con consecuencias muy duras a nivel personal y empresarial.

Cuidados preventivos y curativos
Masajes durante la jornada en los puntos de anclaje; moverse, cambiar de postura, hacer ejercicios de estiramiento cada media hora si se trabaja con un ordenador o sentado durante horas.

Por la noche: ducha o baño, masaje manual con un aceite esencial descontracturante (lavandín súper, gaulteria, copaiba, katafray...) o por vibromasaje, programa de estiramientos general y de las zonas afectadas y tensas en particular.

Si la tensión persiste, se puede tratar de una disfunción osteopática o postural. Una visita al osteópata o al quiropráctico es imprescindible para establecer el diagnóstico y recibir los cuidados necesarios.

¡No hay que esperar a una crisis aguda o a tener que dejar el trabajo para actuar!

Cuidados naturales para los huesos

Osteoporosis, osteomalacia, desmineralización, descalcificación

Los problemas ligados al contenido en calcio de los huesos son particularmente frecuentes durante los episodios de crecimiento de la adolescencia y en las personas mayores, constituyendo uno de los riesgos más importantes de la postmenopausia. Su tratamiento debe ser precoz para prevenir las deformaciones del esqueleto en niños y las fracturas en las personas mayores (fémur y columna vertebral, sobre todo), con consecuencias nefastas.

Cuidados naturales
- Alimentación rica en calcio: aguas minerales con calcio, alimentos ricos en vitaminas A, C y E, lácteos bio y desnatados, fermentados (yogur y quesos blancos) si no hay intolerancia, preferentemente de cabra y oveja.
- Exposición regular al sol. Dos horas de sol en horas bajas por semana son suficientes. Si no hay períodos soleados, tomar un suplemento rico en vitamina D.
- Complementar la alimentación con calcio natural, magnesio y otros oligoelementos esenciales: litotamnio, cola de caballo, bambú, polen. Ingerir regularmente productos del mar (crustáceos, ostras, mejillones, almejas, berberechos…).
- Las aguas minerales ricas en calcio son un aporte complementario interesante.
- Hacer ejercicio moderado pero regular para activar la microcirculación en el seno del tejido óseo. Luchar contra la obesidad, que es un factor de inflamación. Los músculos, con sus contracciones, aportan a los huesos valiosos nutrientes minerales a través sus arteriolas y la fina red capilar.
- Aromaterapia: activar la circulación sanguínea mediante unciones de A.E. o baños aromáticos. Los A.E. aconsejados para masaje o para baño son los que provocan la dilatación de los capilares, aumentando así el aporte de minerales a las células óseas peor irrigadas (como las de la columna dorsal).

- Fórmula para baño: A.E. de eucalipto citriodora, lavanda, hierba limón, romero, trementina (5 gotas de cada en un aceite natural).
- El masaje vertebral debe practicarse cada día, bastan unos pocos minutos.

Nota: El ejercicio físico se reconoce como beneficioso para la salud ósea, además de preventivo y curativo. Pero hay que tener cuidado después de los sesenta años y en personas artrósicas sujetas a osteoporosis. Se aconseja seguir un programa adaptado con un profesional cualificado para eliminar los riesgos de fractura o desgarro. El programa, para ser eficaz, debe comprender dos sesiones de 30 minutos a la semana, con ejercicios de resistencia, de intensidad elevada pero bajo control.

Cuidados naturales para la deficiencia inmunitaria y las infecciones

La deficiencia inmunitaria

Se trata de una disminución de la inmunidad (capacidad de defensa biológica) frente a las agresiones microbianas, tóxicas y traumáticas.

Hay que tener en cuenta que la inmunidad natural se basa en dos sistemas defensivos:

1. **Los glóbulos blancos**, soldados biológicos capaces de destruir y comerse los microbios (fagocitosis).
2. **Los anticuerpos** (inmunoglobulinas), sustancias esenciales fabricadas por los linfocitos y susceptibles de matar microbios, neutralizar toxinas y sustancias extrañas.

Cómo se manifiesta la deficiencia inmunitaria

Los fallos de la fagocitosis son raros. En cambio, las deficiencias de anticuerpos aparecen frecuentemente, traduciéndose en infecciones repetitivas: las más corrientes son las rinofaringitis, otitis, bronquitis… a menudo ligadas a la herencia genética.

En los adultos, el origen de la deficiencia suele ser de origen tóxico; los linfocitos T se vuelven incapaces de producir anticuerpos. Una alergia constituye una desviación de la inmunología: el organismo reacciona violentamente a la menor estimulación (polvo, alimentos, pólenes…).

Cómo detectar estas deficiencias

Mediante exámenes especializados (hemograma, perfil proteico, aromatograma…).

Cuidados naturales

El tratamiento es complejo, requiere de terapias sinérgicas provenientes de medicinas especializadas: reforma alimentaria, homeopatía, bioterapias, magnesio, selenio, plantas específicas…

Aromaterapia: existen muchos A.E. inmunoestimulantes.

Por ejemplo: *Cistus ladanifero*, clavo de olor, *Melaleuca alternifolia*, niaouli, orégano, palmarosa, ajedrea, tomillo (usar bajo prescripción del terapeuta, en vía externa para A.E. suaves (1 a 5 ml/día) y en vía interna para los A.E. con fenoles (2 a 6 gotas/día).

Nota: El tratamiento de los déficits inmunitarios requiere de cuidados especializados y necesita de un seguimiento en el laboratorio; es preferible abstenerse de toda medicación para evitar incompatibilidades.

LAS INFECCIONES CRÓNICAS

Las infecciones siempre deben tratarse con la mayor seriedad desde los primeros síntomas. Si bien algunas son benignas, otras pueden tener consecuencias nefastas. Por lo tanto, es imperativo consultar con el médico en todo caso en que aparezca fiebre y dolor.

Tú mismo puedes participar activamente en la caza y captura de pequeñas infecciones de piel. Tratadas desde la aparición de un granito rojo en la cara, puedes aplicar una sustancia antiséptica como un A.E. de palo de rosa o de tomillo con ayuda de un bastoncillo de algodón.

¡Pero ojo con el exceso de celo terapéutico! Si los antibióticos nos han permitido quitarnos de la cabeza un montón de enfermedades infecciosas otrora mortales, como la sífilis, la tuberculosis, la meningitis cerebroespinal, etc., eso no significa que se administren antibióticos sistemáticamente tanto a niños como a adultos a la menor subida de fiebre.

Esta práctica que tranquiliza a los padres tiene más inconvenientes que ventajas, porque crea resistencias y hace los tratamientos menos eficaces, incluso totalmente ineficaces, en caso de enfermedad seria. La asociación de aceites esenciales con propiedades antibióticas tradicionales parece tener un gran futuro, potenciando sus efectos.

Piensa siempre en cuidar tu flora intestinal (*véase* Primera parte).

El equilibrio ecológico de la flora es esencial para comprender el origen de ciertas enfermedades y para explicar las infecciones recidivantes y el alarmante aumento de enfermedades degenerativas de componente inflamatorio.

La salud de la flora natural condiciona toda la salud del organismo. ¿Cómo mantener y regenerar esta microflora? Con el aporte regular de prebióticos y curas de probióticos.

Cómo resistir mejor las agresiones del entorno

Cuidados naturales

Aprende a blindarte contra las agresiones externas aumentando la energía. Haz tu terreno menos vulnerables; la corrección del terreno y el regreso a la zona de salud sólo son posibles mediante «correctores de terreno»: alimentación cruda rica en vitaminas A, C y E, en magnesio, calcio, germanio, selenio, cobre…, cura de equinácea, A.E. inmunoestimulantes. Si viajas a regiones de riesgo (zonas tropicales), usa preventivamente aceites esenciales antiinfecciosos.

Cuidados curativos

Los mismos principios de base que para la prevención, pero además hay que luchar activa e intensamente contra las inflamaciones e infecciones mediante A.E. (cuidadosamente seleccionados a través de un aromatograma), homeopatía, acupuntura y bioterapias.

A.E. antiinfecciosos: La mayoría de ellos están mencionados en este libro en función de las diversas afecciones: canela, clavo, melaleuca alternifolia, niaouli, orégano, ajedrea, tomillo…

A.E. antinflamatorios: artemisa arborescente, abedul amarillo, manzanilla, citronela de Ceilán y de Java, copaifera, incienso, eucalipto citriodora, gaulteria, lavanda, lavandín, mirra…

Baños caliente aromático: subrayemos el interés del baño caliente aromático según la técnica de Salmanoff que, provocando una fiebre artificial, moviliza los glóbulos blancos y ayuda a la eliminación de agentes infecciosos.

Fórmula antiinfecciosa para el baño: palo de rosa + limón + clavo + lavanda + niaouli + pino marítimo: 4 gotas de cada diluidas en un dispersante, o en su defecto en leche en polvo, para poner en el agua de baño en el último momento.

Cómo proceder: empezar el baño a 37 °C e ir subiendo la temperatura hasta crear una fiebre artificial. Detener la subida de la temperatura cuando empecemos a sentir que la frente suda. Permanecer en el baño 15 o 20 minutos (se desaconseja a cardíacos o a personas con varices). Salir del baño y permanecer una hora en ambiente muy cálido. Practicar unciones de lavanda o de eucalipto radiata. Beber una infusión para facilitar la transpiración. Evidentemente, esta práctica está contraindicada en verano.

La intoxicación y las infecciones

Los excesos alimentarios, los productos químicos absorbidos por el organismo, los abusos medicamentosos, desbordan las posibilidades de eliminación del hígado, órgano depurativo de la sangre. Así, el organismo no tiene posibilidades de eliminar los venenos que constituyen esos desechos y los deriva a otros órganos naturales de evacuación: piel, nariz, pulmones, vagina y uretra.

Los goteos beneficiosos para la salud deben ser de corta duración. En efecto, la inflamación resultante (catarro, secreción de pus) crea un terreno propicio para el desarrollo de gérmenes patógenos, hongos y parásitos que vivirán permanentemente en la piel y las mucosas.

La acumulación de *toxinas* (residuos del metabolismo de las células y los microbios) y de *tóxicos* (venenos) entraña lo que los homeópatas denominan la psora. Este estado se traduce por un ensuciamiento de la sangre y una ralentización de la circulación que favorecen las inflamaciones y las infecciones.

La intolerancia alimentaria: dieta de evitación estricta

Otra fuente de perturbación de la flora intestinal reside en la imposibilidad, para ciertas personas, de digerir ciertos productos como los lácteos (lactosa, lactoglobulinas) y cereales con gluten (gliadina).[1] Esta imposibilidad proviene de la ausencia de enzimas capaces de «cortar» las proteínas gigantes (lactoglobulinas, gluten), creando fermentaciones y putrefacciones en el intestino que modifican catastróficamente la flora intestinal. Dichas putrefacciones provocan un estado de inflamación local y general que predispone al desencadenamiento o agravación de enfermedades autoinmunes (artritis, episodios agudos de afecciones neurológicas), de alergias pulmonares o epidérmicas, sin olvidar todos los problemas intestinales evidentes (hinchazón, gases, diarrea, colitis hemorrágica...).

Cuidados naturales: adopción de la dieta paleo eliminando los productos conflictivos (lácteos y/o gluten), comer alimentos crudos o poco cocidos siempre que sea posible.

Luchar contra el estreñimiento adoptando una alimentación sana, equilibrada, ligera, ecológica, rica en vitaminas y sales minerales asimilables y en fibra (arroz integral, quinoa, alforfón, mijo, tubérculos, fruta fresca y compotas...).

Evitar los productos químicos en la alimentación, así como los productos refinados. Leer las etiquetas (colorantes químicos, edulcorantes, conservantes). Evitar las bebidas industriales a base de químicos.

Cuidado con el exceso de azúcares rápidos (glucosa), a menudo escondidos en los alimentos industriales, que favorecen la diabetes y las infecciones.

Tratamientos naturales complementarios: oligoelementos de terrenos (cobre, oro, plata), replantación de la flora intestinal (ultralevura), yemoterapia (*Ribes nigrum* en macerado glicerinado de yemas...), tinturas madre o aceites esenciales mayores de plantas con fenoles (pimienta racemosa, clavo, orégano, tomillo, ajedrea...), y de terreno (palo de rosa, melaleuca, albahaca, etc.).

---

1. Véase: *L'Alimentation: la troisième médecine*, Jean Seignalet, Éditions F-X Guibert.

Las infecciones crónicas desaparecerán como por arte de magia, el uso de antibióticos será sólo excepcional. Bastará con respetar las reglas fundamentales de la salud sostenible.[2]

Los campos perturbadores

Piensa siempre en verificar el estado de tus dientes, de las amígdalas y de las cicatrices antiguas (aunque estén escondidas) en enfermedades infecciosas e inflamatorias crónicas inexplicables.

Atención: una discreta infección dental puede extenderse por vía sanguínea y provocar inflamaciones e infecciones generalizadas o a distancia; una cicatriz puede comprimir algunos nervios vegetativos y, sin que el sujeto sienta dolor, puede parasitar el conjunto del sistema nervioso.

---

2. Véase el artículo en www.biosfair.com

Cuidados naturales del estrés y del sistema nervioso

Los problemas nerviosos engloban afecciones de lo más diverso, desde el simple desorden emocional a una inflamación por compresión o la infección de un nervio por un virus (zona). ¡Difícil tarea encontrarlos para no el no iniciado! Este capítulo presenta algunas claves útiles para verlos con mayor claridad.

Muchos problemas no identificados son calificados de «nerviosos», lo cual suele desorientar al individuo que hace una consulta. El tratamiento químico paliativo no aporta soluciones duraderas para el verdadero problema –que suele ser de lo más simple– visto desde el ángulo de la medicina natural. Todo efecto tiene una causa y merece la pena buscarla.

Vamos a ver los problemas más corrientes que pueden afectar tanto a los nervios de la vida vegetativa (simpáticos y parasimpáticos) como a los nervios motores o sensitivos salidos de la columna vertebral o en su trayectoria hacia los miembros o el interior del cuerpo.

Estrés y fatiga, fuentes de todos los males

El estado de estrés[1] y de fatiga debilita las defensas naturales. A partir de un estado de fatiga física o mental, o de un desequilibrio nutricional prolongado, de un entorno hostil y/o contaminado, aparecen las infecciones y se desarrollan las enfermedades orgánicas, incluso las más graves.[2]

---

1. Véase, del mismo autor, *La Méthode Naturelle Anti-Stress*. Éditions Dangles.
2. Véase: *Stress, pathologies et immunité* de J-M Thurin, N. Bauman, Éditions Flammarion.

El estrés comporta un desequilibrio vegetativo simpático o parasimpático en función del terreno de cada cual. Si uno es simpaticotónico, los músculos tienen tendencia a contraerse, lo cual es un problema aún peor si se tiene un trabajo sedentario, inclinado hacia delante o si se hacen movimientos repetitivos que sobrecarguen las vértebras (lumbalgias, dorsalgias, cervicalgias), hombros (periartritis, tendinitis, capsulitis), codos (epicondilitis, epitrocleitis), muñecas y manos (tendinitis, canal carpiano...) o las piernas (tendinitis, miositis en la pelvis, rodillas, tobillos, pies...).

Cuidados naturales generales y sinérgicos
Los problemas inflamatorios secundarios al estrés requieren de cuidados sinérgicos que traten simultáneamente todos los sectores implicados:

1. **Tratar las causas psíquicas:** sobrecarga intelectual, falta de motivación, falta de sueño, problemas, contrariedades, frustraciones, acoso moral...

    Consejos: reducir el nivel de estrés equilibrando el ritmo de trabajo/reposo, consultar a un psicólogo clínico, aprender autohipnosis y técnicas de relajación, cultivar el optimismo, eliminar a la gente tóxica del entorno inmediato, reaccionar, hacerse respetar...

2. **Tratar las causas físicas:** fatiga o agotamiento muscular por sobrecarga de trabajo, profesión sedentaria, mala postura, exceso de deporte, bloqueo osteopático vertebral o craneal parasitando los sistemas hormonal y neuronal, existencia de campos perturbadores dentales o cicatriciales (tras una cirugía o infección), perturbaciones electromagnéticas del hábitat, atrofia muscular por carencia de uso (sedentarismo, posturas de trabajo defectuosas)...

    Consejos: corregir las posturas de trabajo, marcar pausas, practicar gimnasia en la oficina, practicar una actividad física moderada pero regular[3] (gimnasia, *stretching*), practicar un deporte (bici, natación, andar, deportes de pelota suaves)... Revisar la mecánica vertebral y orgánica (examen manual de revisión o mantenimiento osteopático) así como dental (con dentista especializado).

---

3. Véase el artículo «Mal de dos et ordinateur», www.naturemania.com

3. **Tratar las causas bioquímicas y nutricionales:** uso de drogas químicas (inhalación e ingestión de medicamentos, estupefacientes, tranquilizantes) o naturales (exceso de plantas alcaloides como café, tabaco e incluso alcohol), carencias (de vitaminas, minerales y oligoelementos esenciales) o excesos alimentarios (azúcares refinados, grasas saturadas). Intolerancias alimentarias, a menudo incriminadas.

   Consejos de salud: aprender a comer correctamente, a equilibrar cada menú con proteínas, glúcidos, lípidos, vitaminas, fibras, minerales y oligoelementos.[4] Compensar las carencias mediante suplementos alimentarios (polen, litotamnio, vitamina D3...[5]). Suele ser conveniente practicar una desintoxicación previa mediante fitoterapia, monodieta y homeopatía.

4. **Utilizar plantas revitalizantes:** porque aportan energía tanto por sus aceites esenciales, auténtica «fuente de electrones», como por sus componentes no volátiles, flavonoides, antocianos, vitaminas, oligoelementos, polisacáridos...

   Las plantas aromáticas energizantes y tonificantes, que dan más energía, son las que contienen moléculas aromáticas positivantes, de tipo alcoholes, fenoles, terpenos, con virtudes antiinfecciosas y antinflamatorias.

   A.E. aconsejados: albahaca, copaiba, elemí, espino negro, laurel, melaleuca, menta, mirra, neroli, orégano, romero, ajedrea, tomillo...
   A.E. para usar en amplias unciones y baños aromáticos (salvo el de orégano, ajedrea y tomillo, porque son agresivos con la piel).

   Por vía interna, la dosis diaria máxima no debería exceder de las 2 o 3 gotas.

   Las plantas adaptógenas y antiestresantes tienen en común la reducción del estrés y la fatiga, tanto física como mental, reforzando la inmunidad natural y actuando sobre una función metabólica (reducir el colesterol malo y las tasas de glucosa, por ejemplo). Citemos: eleu-

---

4. Véase *Guide Practique de Diététique Familial*, Dr. Yves-J. Charles y Jean-Luc Darrigol, Éditions Dangles.
5. Véase *Les Compléments Alimentaires* J-M, Darguère, Éditions Dangles.

terococo, *Ganoderma*, ginseng, kuszu, maca, maitake, muira puama, pfaffia,[6] *Rhodiola rosea*, shiitake…

Otras sinergias terapéuticas
Acupuntura (moxas), ventosas magnéticas, osteopatía, reflexoterapias que equilibren el sistema simpático (simpaticoterapia endonasal), relajación, sofrología…

Los desequilibrios simpático y parasimpático: la distonía

Son responsables de un mar de problemas llamados «funcionales» o «psíquicos», desequilibrios del sistema neurovegetativo llamados «distonía neurovegetativa», auténtico látigo de la sociedad actual (PPS o problemas psicosociales, que no son más que efectos indirectos del estrés).[7]

Cuidados naturales
1. Psiquismo: suprimir las causas evitables del estrés. Aprendizaje de las técnicas de relajación, cultivar el optimismo.
2. Físico: preventivo y de mantenimiento. Yoga, gimnasia, deportes.
   Curativo: osteopatía, acupuntura y técnicas derivadas (ventosas de cinco elementos), reflexoterapias (nasoterapia o simpaticoterapia endonasal), masaje reflejo de la columna vertebral, del vientre y del tórax, del pie y de la oreja (auriculoterapia).
3. Bioquímica:
   Alimentaria: supresión de excitantes, de drogas que inhiben el funcionamiento neurohormonal (tranquilizantes, calmantes, hipnóticos, píldora…), aporte de vitaminas esenciales para el sistema nervioso (A, B, C, D, E y F), ácidos grasos esenciales, minerales

---

6. Véase *Fabuleuse Amazonie. Ses Plantes et Huiles Essentielles*, Guy Roulier, Éditions Dangles, así como la ficha-planta en www.naturemania.com

7. Para saber más, véase *La Méthode Naturelle Anti-Stress, op. cit.*

(calcio, magnesio, hierro), oligoelementos (litio, selenio, germanio...).

Bioterapia: homeopatía, oligoterapia, organoterapia, fitoterapia (plantas tónicas, relajantes o adaptógenas, en función del terreno).

Plantas aromáticas y sus aceites esenciales

A.E. que actúen sobre los sistemas simpático y parasimpático (por ejemplo):

Calmantes del simpático: angélica, limón, geranio rosa, lavanda, hierba limón, mandarina, melisa, bergamota, naranja, naranjo amargo, verbena, ylang ylang.

Estimulantes del simpático: bay, palo de rosa, copaiba, incienso, espino negro, enebro, mirra, pino, ajedrea, tomillo con linalol.

Calmantes del parasimpático: aquilea milhojas, artemisa arborescente, artemisa con metil-chavicol, estragón, geranio rosa, lavanda, salvia.

Estimulantes del parasimpático: mejorana.

Aceites esenciales de acción general (tónicos generales del sistema nervioso, antifatiga, energizantes): palo de rosa, canela, copaiba, ciprés, incienso (olíbano), espino negro, geranio rosa, laurel noble, mirra, mirto, neroli, palmarosa, ajedrea, tomillo.

El *burn out* y la depresión menor

El *burn out* es una dolencia contemporánea conocida con el nombre de «agotamiento profesional», que afecta a más del 10% de trabajadores. Se trata de un agotamiento nervioso (depresión nerviosa), una fatiga física y moral causada por el estrés en un trabajo que se percibe como excesivo o que se presenta como insoportable. Resulta de la acumulación de estrés mental, físico, bioquímico y ambiental a largo plazo, superando la capacidad de adaptación del individuo.

La prevención del *burn out* debería ser una prioridad en las empresas, al mismo nivel que la prevención de los problemas musculoesqueléticos. Su tratamiento es individualizado, basado en la parada total de la actividad y la implementación de sinergias:

- Psicoterapéuticas (terapias comportamentales y cognitivas o TCC). Estas terapias permiten reemplazar las ideas negativas por comportamientos de adecuación a la realidad basados en la confrontación y la habituación progresiva a situaciones estresantes, lucha contra las fuentes internas de ansiedad, la restauración de una imagen más positiva de sí mismo y la corrección de pensamientos automáticos negativos; aprender una técnica de relajación eficaz y fácil de practicar. La relajación está indicada para reducir el estrés y la ansiedad: sea cual sea el método utilizado, siempre se acompañará de ejercicios de control respiratorio.
- Psicosomáticos: para detectar y corregir los bloqueos estructurales, eventuales, y los problemas musculoesqueléticos crónicos relacionados con alguna inflamación crónica silenciosa, fuente de agotamientos del sistema nervioso central y neurovegetativo.
- Físicos, mediante la práctica regular de una actividad adaptada o de un deporte, indispensable para reducir los síntomas de estrés, oxigenar los tejidos, restablecer la microcirculación y mejorar el tono. La práctica que sea se escogerá en función de las preferencias individuales: gimnasia, deporte colectivo o individual, un programa de ejercicios caseros… La balneoterapia y la hidroterapia se aconsejan si se adaptan a las necesidades de cada individuo.
- Nutricionales, con la implementación de una dieta equilibrada, tanto antinflamatoria como antitóxica, asociada a la supresión de alcohol y tabaco.
- Las plantas adaptógenas asociadas a aceites esenciales, bien escogidas, reforzarán el potencial vital y ayudarán a eliminar los efectos del estrés.
- Un tratamiento medicamentoso o psiquiátrico será necesario en casos complejos o severos.
- Retomar el trabajo será una tarea progresiva, asociando el médico del paciente con el médico del trabajo para que la vuelta se haga en las mejores condiciones, sin riesgo de recaída. Este regreso se organizará con la participación de la empresa: redirección, reorientación de la actividad, adaptación de la organización, nuevos proyectos, modificación de cuadro de trabajo, etc.

Bloqueo de los plexos, espasmos e inflamación

Pueden acompañarse de ansiedad o no, con opresión torácica, dolores epigástricos, sensación de estar apretado, nudo en la garganta, espasmos acompañados de sensación angustiosa... Son los síntomas de un bloqueo nervioso a nivel del plexo solar, y éste es responsable de inflamaciones locales o regionales. El origen puede ser psicosomático, vertebral u orgánico.

Cuidados naturales

Es conveniente hacer una chequeo en el osteópata para establecer un diagnóstico (bloqueo vertebral, diafragmático, existencia de un campo perturbador...) y un tratamiento sinérgico (vertebral, visceral o somatoemocional, relajación, gimnasia respiratoria adaptada, acupuntura y técnicas derivadas, masajes con aceites esenciales...).

Físico: tras el desbloqueo del plexo solar mediante osteopatía, es indispensable hacer un aprendizaje correcto con el diafragma (metiendo el vientre para expulsar el aire y no a la inversa); si fuera necesario, en caso de ptosis, practicar posturas sobre plano inclinado.[8]

Bioquímica: alimentación equilibrada y adaptada a las necesidades, rica en minerales, oligoelementos y reguladores del sistema nervioso (calcio, magnesio, litio, selenio, germanio, aluminio), eliminación de metales tóxicos como plomo, mercurio o cadmio (cura de clorella), vitaminas antiestrés (A, E, C, D).

Fitoaromaterapia

Plantas relajantes: espino, pasiflora, tilo, manzanilla romana en infusión o en gélulas.

Plantas adaptógenas antiestrés: eleuterococo, *Rhodiola rosea*, por ejemplo.

---

8. Véase, del mismo autor, *La Méthode Naturelle Anti-Stress* y *Stop Arthrose*, op. cit.

A.E. de estragón, geranio rosa, lavanda, mejorana, naranjo, mandarina, naranjo amargo, ylang ylang… Escoger en función de la prueba olfativa.

En masaje: de 1 a 4 gotas en unción sobre el plexo o los chakras (de una a dos veces al día), puros o diluidos en aceite vegetal.

Energético: desbloqueo y recarga de los circuitos energéticos mediante moxas, acupuntura, masaje aromático de los plexos o chakras…

Problemas de sueño

El sueño es fundamental para una recuperación física y mental, para recargar las pilas nerviosas y hormonales. El reloj biológico está regulado por un ritmo de sueño de aproximadamente 7h 30 minutos. Los efectos nefastos de la falta de sueño están identificados: menor resistencia al estrés, desarreglo del sistema neurovegetativo que aumenta el riesgo de accidentes cardiovasculares, sobrepeso, tendencia a la diabetes tipo 2, alteración de las defensas inmunitarias. El insomnio, la dificultad para dormirse o los despertares nocturnos tienen múltiples causas que conviene tratar de la manera más natural posible.

Cuidados naturales
- Optimizar el entorno del dormitorio:[9]
    - Optar por un colchón cómodo, ligeramente esponjoso, en el que sentirse relajado, con una almohada más bien blanda que evite posturas que creen tensiones en las vértebras cervicales.
    - Eliminar toda fuente eléctrica enchufada cerca de la cama.
    - Oscurecer la estancia todo lo posible; si no es posible, ponerse un antifaz opaco, de venta en farmacias y bazares.
    - Atenuar los ruidos todo lo posible.
    - No calentar mucho el dormitorio. No llevar ropa ajustada. Cenar equilibradamente, una ingesta ligera y alejada del momento de acostarse.

---

9. Para más detalles, véase *Le Livre du Dos, op. cit.*

- Eliminación de las causas físicas (osteopatía, quiropraxis).
- Aprendizaje de la respiración relajante (*véase* técnica de respiración diafragmática en tres tiempos).
- Utilización de plantas relajantes del sistema simpático: pasiflora, valeriana, tilo, en infusión o tintura madre.[10]
- Yemoterapia.
- Aceites esenciales de naranja amarga y/o mandarina.
- Acupuntura y técnicas derivadas.
- Psicoterapias, sofrología: técnicas para practicar según la opinión del terapeuta.

Dolores y neuralgias

En todos los casos, conviene establecer un diagnóstico preciso y sinérgico. Si los dolores se sitúan en el nivel de una articulación o han aparecido tras un traumatismo, aunque sea antiguo, es útil practicar rápidamente un examen osteopático y postural, así como seguir un programa de cuidados sinérgicos.

Dolores y neuralgias dentales

- Consultar al dentista inmediatamente. Evitaremos la formación de abscesos y podremos salvar la pieza en caso de caries. Una radiografía localizada o panorámica puede ser útil para detectar un campo perturbador (quiste, granuloma, raíz rota...).
- Aceite esencial de laurel noble o de clavo de olor. Una gota sobre un bastoncillo de algodón para aplicar sobre la zona sensible.
- Si los dolores se sitúan en la articulación de las mandíbulas, es interesante hacerse un chequeo del equilibrio osteopostural.

---

10. Véase *La Méthode Naturelle Anti-Stress, op. cit.*

Dolor de cabeza (cefaleas), migrañas, neuralgias faciales

- Tratar las causas neurovegetativas, nutricionales y osteopáticas.
- Búsqueda y eliminación de alguna intolerancia alimentaria.
- Curas con A.E. de abedul, manzanilla, gaulteria, clavo, lavanda, menta, mentol (en aplicaciones locales sobre la zona dolorosa. Hay lápices de fácil uso, pasándolo simplemente por la piel).

Cuidado que no caiga A.E. en los ojos (en caso de contacto, limpiar con un aceite vegetal).

Neuralgias ciáticas, braquiales e intercostales, lumbagos y tortícolis

Estos dolores nerviosos o musculares se deben a la irritación o el bloqueo mecánico de un nervio sobre su trayectoria por espasmos musculares, una malposición articular u orgánica, o por artrosis vertebral. Necesitan la revisión de un osteópata, acupuntor o dentista (en caso de que se sospeche de focos dentales).

Consejos: no hay que esperar a la aparición de una parálisis para consultar y practicar un examen y los cuidados que se impongan. Los cuidados precoces y la prevención permiten evitar recaídas y agravamientos.

En los casos crónicos, se impone un seguimiento regular.[11]

Aromaterapia: para completar el tratamiento, aplicar sobre la trayectoria del nervio (desde la columna hasta el dolor más alejado): ungüento de copaiba, A.E. de abedul, eucalipto, gaulteria, enebro, jengibre, clavo, lavanda, lavandín, pino, romero.

Ejemplo de fórmula analgésica y antinflamatoria:

Ungüento de copaiba o katafray (50%) + A.E. de abedul amarillo o gaulteria (20%) + A.E. de lavanda o lavandín súper (25%) + A.E. de menta piperita.

---

11. Véase, del mismo autor, *Le Livre du Dos, op. cit.*

Neuralgia pudendal

Este dolor crónico tan doloroso del nervio pudendal se manifiesta a través de dolores en la zona pélvica y los órganos genitales externos, que se agrava en posición sentada. Se trata de la compresión o irritación del nervio en su trayecto, acompañada de inflamación.

Origen: a menudo se trata de malas posturas orgánicas asociadas o no a una ptosis (intestinos, útero…) y a espasmos de la musculatura pélvica (sobre todo de los músculos del perineo), de cicatrices quirúrgicas o de un parto, o de infecciones repetitivas en la zona pélvica…

Cuidados naturales

El tratamiento pretende, antes de nada, encontrar las causas físicas de los problemas. Si se encuentra una causa osteopática y/o postural, el tratamiento asociará osteopatía intrapelviana[12] y ejercicios de descompresión orgánica, faja, reprogramación postural y una ergonomía adecuada al puesto de trabajo. Llevar una faja puede aconsejarse para luchar contra la ptosis.

Neuritis

Afección de los nervios posterior a una inflamación de origen infeccioso o traumático, una degeneración del sistema nervioso central (esclerosis), carencia vitamínica o una intoxicación (alcohol, tabaco, metales pesados, medicamentos). Hay que visitar imperativamente al neurólogo.

Cuidados naturales

Vitaminoterapia intensiva (B1, B6 y B12), organoterapia, osteopatía (tras un traumatismo). Aromaterapia antinflamatoria u antiinfecciosa: A.E. de artemisa arborescente, manzanilla, copaiba, ciprés, eucalipto, clavo, enebro, niaouli, salvia, tomillo, verbena…

---

12. El osteópata solicitará un consentimiento firmado antes de toda intervención a petición del interesado.

Esclerosis múltiple (EM)

Esta enfermedad autoinmune debe ser tratada con mucha seriedad desde los primeros síntomas. La esclerosis múltiple en una enfermedad en la que la inflamación generada por el sistema inmunitario daña la mielina de los nervios a nivel cerebral, en la médula espinal y los nervios ópticos. Durante la cicatrización, el tejido forma una zona de esclerosis «con placas», alterando la transmisión de los impulsos nerviosos.

Aunque no se conoce ninguna causa específica oficial, se sospecha de ciertas causas o elementos desencadenantes: infecciones, existencia de núcleos tóxicos, intoxicaciones, estrés emocional, desequilibrios hormonales, desequilibrio de la flora intestinal, carencia de vitamina D, alergias e intolerancias alimentarias, ciertas vacunas en terrenos débiles.

Los primeros síntomas de la esclerosis múltiple pueden variar considerablemente, pero los más comunes son:

- Problemas de visión (borrosa o doble).
- Problemas de motricidad y de sensibilidad que se manifiestan por entumecimiento, cosquilleos y debilidad en uno o más miembros.
- Pérdida del equilibrio.
- Problemas urinarios.
- Problemas de memoria.

Tratamiento

El tratamiento óptimo de la EM asocia tratamientos convencionales y curas naturales adaptadas a cada caso.

- Detección y eliminación de campos perturbadores: dentales, cicatriciales, inflamaciones y bloqueos vertebrales o viscerales…
- Eliminación imperativa de tóxicos (alcohol, tabaco…), de las grasas saturadas y de los azúcares rápidos.
- Eliminación de fuentes de estrés y práctica regular de técnicas de control.
- Adopción de una dieta antinflamatoria de tipo Seignalet (dieta paleo) o Kousmine para eliminar los alimentos proinflamatorios, ali-

viar y regenerar la pared intestinal, a menudo implicada en esta enfermedad.
- Curas regulares con probióticos.
- Aumento de la ración diaria de omega-3 (aceite de colza, de lino o de nueces, pescado azul) y de omega-6 (aceite de onagra).
- Fitoaromaterapia: cúrcuma, jengibre, plantas con flavonoides, remineralización y alcalinización del terreno (cura de litotamnio).
- Aumento de la ración de vitaminas A, C, D y E.

La sinergia de las curas permite disminuir los brotes inflamatorios y facilitar la correcta cicatrización de las lesiones.

Espasmofilia, dolores psicosomáticos

Es un estado de hiperexcitabilidad muscular generalizada o localizada, posterior a un desequilibrio neurohormonal de orígenes diversos, que provoca crisis de espasmos musculares (falsa tetania), un estado de tensión física o mental crónica.

El músculo es el órgano más sensible a las variaciones del entorno y del estado general.

Causas más frecuentes
- Estado de estrés acompañado de respiración rápida y superficial (que suele traducirse en bloqueo del diafragma) y que provoca una hiperoxigenación que modifica el pH de la sangre y provoca la tetanización de los músculos (respiración de la mujer en el parto).
- Intolerancia alimentaria (gluten, lácteos), carencias nutricionales por insuficiencia en el aporte o por falta de asimilación de minerales (calcio, magnesio) y de vitaminas (A, C, D, E).
- Disbiosis intestinal asociada o no a una intolerancia alimentaria.
- Bloqueo mecánico del sistema nervioso craneal o de los plexos (sobre todo el solar), tras microlesiones musculares crónicas que aparecen en forma de micronódulos dolorosos, espontáneamente o bajo presión (puntos de anclaje o *trigger points*).

- Disfunción del hígado, de los riñones, problemas respiratorios de origen diafragmático (espasmos, bloqueos posteriores a un problema mecánico vertebral u orgánico).

Nota: Todas estas causas pueden coexistir y retroalimentarse.

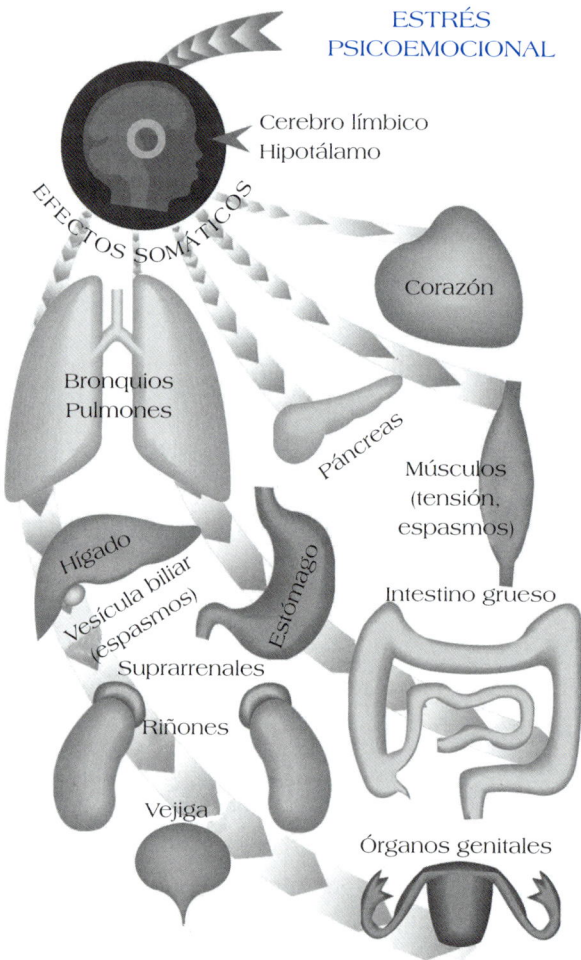

Problemas psicosomáticos funcionales, fuente de inflamación crónica y de enfermedades orgánicas. Los efectos del estrés emocional sobre los órganos explican muchas patologías crónicas mediante la instalación de espasmos musculares y bloqueos de la microcirculación, responsables de inflamaciones agudas silenciosas.

Cuidados naturales y sinérgicos

Conviene tratar todas las causas posibles.

- Consultar un terapeuta (osteópata, kinesioterapeuta, acupuntor, bioterapeuta u homeópata) para tratar las zonas de bloqueo, aprender la respiración abdominal y detectar los puntos de anclaje para aprender a tratarlos uno mismo.
- Fitodietética para enriquecer el aporte de minerales orgánicos: litotamnio (2 cápsulas de 250 mg/día) + vitamina D natural (animal o vegetal).
- Aumentar la ración diaria de vitamina A vegetal (betacarotenos), C (fruta y verdura fresca y cruda, particularmente limón u otros cítricos o kiwi) y E (germen de trigo) en forma de complementos alimenticios.
- Aromaterapia equilibrante: A.E. de albahaca, estragón, lavanda vera o lavandín súper, mejorana… Masajes en la columna vertebral y el plexo solar con los A.E. (puros o diluidos) con los que se esté en armonía (prueba olfativa).

Nota: Verifica que no haya carencia de calcio y magnesio dándote golpecitos en las mejillas para encontrar el famoso síntoma de Chvostek (contracción involuntaria de los músculos de la boca).

Herpes zóster

Ataque de un virus derivado de la varicela (VZV Varicela-Zona-Virus o herpes humanovirus 3) a los ganglios nerviosos, que se traduce en la aparición de granitos llenos de líquido (vesículas) a lo largo de la trayectoria de un nervio, comportando un dolor más o menos violento.

Cuidados naturales de emergencia: afección que debe tomarse muy en serio porque, en ausencia de un tratamiento eficaz, pueden quedar dolorosas secuelas de por vida.

La ausencia de tratamiento tradicional eficaz necesita de la implementación de aromaterapia complementaria.

- Unciones aromáticas con A.E. de niaouli diluido al 50 % en un aceite vegetal por las zonas afectadas (10 a 20 gotas tres veces al día). Esta técnica es muy eficaz, sobre todo cuando se tratan desde la aparición misma de la erupción cutánea.
- Consultar un osteópata con urgencia, porque un bloqueo vertebral o costovertebral suele ser subyacente y responsable de la inflamación, favoreciendo el desarrollo del virus.
- La acupuntura estimula las defensas locales.
- La magnesoterapia refuerza la zona: 20 g de cloruro de magnesio, diluido en 1 litro de agua, para beber durante tres días a vasitos pequeños.

Curas naturales para las enfermedades inflamatorias relacionadas con la edad

La longevidad[1] teórica máxima de un ser humano es de 120 años. Numerosos factores acortan la vida acelerando el envejecimiento de las células: estilo de vida defectuoso (sobresfuerzo, sedentarismo, reposo insuficiente, problemas, sobrepeso…), absorción de productos tóxicos, oxidación celular, aumento de los radicales libres circulantes.

El oxígeno y los radicales libres

El aporte de oxígeno es vital para la salud de nuestras células cerebrales; su reducción provoca hipoxia primero y asfixia después. Pero, por el contrario, una hiperoxigenación da lugar a moléculas denominadas radicales libres, que se comportan como venenos y aceleran el envejecimiento celular por el deterioro de la membrana y del ADN (molécula donde está impreso el patrimonio genético).

La oxidación se comporta con nuestras células como el óxido sobre el hierro o sobre el cobre, provocando la destrucción lenta y regular del metal. El punto medio entre la asfixia y la hiperoxigenación es la zona saludable. Una respiración abdominal lenta y regular asegura este equilibrio.[2]

---

1. Véase *La Méthode Naturelle Anti-Âge, op. cit.*
2. Véase *La Méthode Naturelle Anti-Âge, op. cit.*

Cómo ralentizar la inflamación relacionada con el envejecimiento

El envejecimiento puede ralentizarse con el uso de medios naturales que aseguren el equilibrio y el mantenimiento de todos los niveles celulares.

Mantenimiento del potencial energético: alimentación antinflamatoria equilibrada en calorías, en elementos fundamentales (proteínas, glúcidos y lípidos), elementos alcalinizantes (fruta y verdura frescas y de calidad) y microelementos esenciales, oligoelementos (zinc, selenio y geranio), vitaminas (A, C, E, D), en omega-3 (aceite de lino, de nuez…). Con un aporte suficiente de agua mineral de buena calidad, pobre en sodio y raciones moderadas de sol.

Mantenimiento del potencial físico: luchar contra la sarcopenia (atrofia muscular) gracias a un programa de salud sostenible, la rigidez articular, la ptosis (descenso de los órganos), la alteración de la postura (curvaturas hacia delante). Aprendizaje y mantenimiento de una correcta respiración.

Mantenimiento del potencial energético (mediante A.E. y plantas adaptógenas), del potencial cerebral (trabajo intelectual, relajación, pensamiento optimista, elevación espiritual, terapia comportamental y cognitiva) y del físico (marcha rápida, gimnasia, yoga, osteopatía).

Mantenimiento del equilibrio bioelectrónico mediante A.E. poderosamente reductores, desintoxicantes (que aumentan la pureza de los líquidos orgánicos) estimulando la microcirculación capilar y la nutrición de los tejidos. A.E. recomendados: palo de rosa, *Cupressus sempervirens*, enebro, geranio rosa, jengibre, neroli, palmarosa… en unciones, principalmente, y en cosméticos.

Oligoelementos antienvejecimiento (véase Segunda parte)

- El selenio: es uno de los más interesantes, con una función protectora múltiple. El aporte nutricional diario debe ser de 50 µg.
- El zinc: constituye un oligoelemento esencial para numerosas funciones metabólicas.
- El germanio.

Las vitaminas antienvejecimiento

Las vitaminas A, C, E, y F (ácidos grasos esenciales) evitan la oxidación y el envejecimiento celular.

Los aceites esenciales antioxidantes y antinflamatorios

Aumentan la resistividad de la sangre y la linfa, reduciendo la «obstrucción humoral» que caracteriza el envejecimiento orgánico.

Algunos A.E. antienvejecimiento: palo de rosa, zanahoria, jara, copaiba, elemí, incienso, geranio rosa, laurel, lavanda, mejorana, mirra, mirto, neroli, naranjo, palmarosa, pachuli, perejil, salvia, vetiver, ylang ylang…

Cuidados naturales del sistema endocrino y del metabolismo

Obesidad, inflamación y enfermedades graves

En el mundo, la obesidad causa tres veces más víctimas que la desnutrición, es decir, tres millones contra un millón. Las cifras aportadas por la OMS son elocuentes: «A escala mundial, el número de casos de obesidad se ha doblado desde 1980. En 2014, más de 1,9 millones de adultos –personas mayores de dieciocho años– tienen sobrepeso (el 39 %). De ese total, más de 600 millones (el 13 %) son obesas». La obesidad aumenta el riesgo de aparición precoz de enfermedades cardiovasculares, diabetes, cáncer y otras patologías neurodegenerativas.

Los responsables señalados con el dedo son, básicamente, el sobreconsumo de azúcar y de alimentos transformados, ultragrasos, en lugar de platos tradicionales sanos, a base de productos frescos y variados de origen local. La única solución sostenible es la adopción de una alimentación sana y nutritiva a base de vegetales frescos, sanos y salidos de una agricultura ecológica que favorezca, tanto en países ricos como pobres, un modelo económico viable, respondiendo a las necesidades nutricionales, que preserve la salud de los consumidores, sea como sea su nivel de vida.

Los productos locales de calidad deben estar al alcance de los más desfavorecidos (circuitos cortos) suprimiendo los sobrecostos especulativos de intermediarios inútiles. La lucha contra la obesidad de los niños es de una urgencia absoluta. La educación alimentaria debería formar parte de los programas escolares, porque la alimentación de un niño determinará su salud como adulto. La dieta ideal es la misma que una dieta anticáncer. Debe asociarse a la actividad física regular sostenida.

Las glándulas endocrinas: su función vital

Las afecciones endocrinas afectan a los órganos más delicados del cuerpo humano. Las hormonas constituyen las «energías sutiles» de las que ya hablaban los médicos chinos de la Antigüedad, a las que otorgaban un papel fundamental en la regulación de la vida y la salud.

Advertencia

En este capítulo veremos sólo algunas afecciones sobre las que cada uno puede actuar directamente. Jamás debe interrumpirse un tratamiento médico sin estar completamente seguro de que no se va a correr ningún riesgo (analíticas que lo confirmen) y sin la conformidad del médico. Recurrir al especialista es indispensable dado que este ámbito presenta una extraordinaria complejidad.

Las glándulas secretan, a la sangre y en dosis infinitesimales, hormonas que controlan permanentemente el equilibrio fisiológico del cuerpo en relación con el sistema nervioso vegetativo. Estos mensajeros químicos actúan directamente sobre «células-objetivo» que regulan, según las necesidades, el metabolismo (frenándolo o acelerándolo).

Las hormonas actúan en todos los sectores de la vida interna y externa: sobre la reproducción, el crecimiento, la utilización de los nutrientes, el equilibrio del agua en el cuerpo, el equilibrio mineral y sanguíneo, la regulación del metabolismo y del tono, la reacción a las agresiones (estrés).

El córtex o cerebro es el centro de control superior de todas las glándulas endocrinas. Sus cien millones de neuronas están ligadas entre sí mediante sinapsis de gran complejidad, unidas a todos los tejidos del organismo. El menor parasitismo por emociones excesivas, fatiga, golpes o productos químicos, provoca inmediatas reacciones de compensación que pueden alterar su funcionamiento y repercutir en las glándulas endocrinas. El resultado son problemas con la menstruación (hipófisis, ovarios), aumento de peso (hipotálamo, hipófisis, tiroides), hipertiroidismo o hipotiroidismo (palpitaciones, angustia, subidas o bajadas brutales de peso, fatiga, disminución de la resistencia a la inflamación o a la infección), hipertensión (posthipófisis), diabetes (hígado, páncreas).

Ante cualquier problema endocrino, el método natural puede aportar, en la medida de lo posible y mientras el problema no sea irreversible, una ayuda notable. En casos graves, hay que consultar a un endocrinólogo. Los métodos naturales deben adaptarse a la causa que quiera tratarse.

- Causas energéticas: acupuntura tradicional, osteopatía energética, homeopatía, organoterapia.
- Causas médicas: osteopatía craneal, vertebral y visceral, desbloqueo de los plexos y chakras mediante masaje aromático.
- Causas bioquímicas: dietética, equilibrado mineral, yemoterapia, aromaterapia y fitoterapia.
- Causas psíquicas: relajación y técnicas mentales asociadas a aerosoles aromáticos.

A) El hipotálamo

Es el director de la orquesta neuroendocrina. Su desconcierto puede expresarse de formas diversas: bulimia, problemas de sueño, cansancio, agresividad, falta de concentración, disminución de la rapidez en la ejecución, poca resistencia al estrés, problemas de termorregulación (frilosidad o calor excesivo)…

B) La hipófisis

Esta glandulita se ubica en el centro del cerebro y depende de su superior jerárquico, el hipotálamo, que es el director de la orquesta hormonal y que está, a su vez, bajo el control del gran jefe, que es el córtex.

Como ayudante del director endocrino, la hipófisis supervisa gran parte del sistema. Así, gracias a las hormonas hipofisiarias, se regulan: el crecimiento, la diuresis, el metabolismo (tiroides), la fijación del calcio (paratiroides), la resistencia a las inflamaciones e infecciones, el tono (suprarrenales), los ovarios y testículos, la secreción láctea en las mujeres. Su disfunción puede estar relacionada con el estrés físico, mental y emocional, o con un desequilibrio energético o bioquímico.

Tratamientos naturales

Tratar la causa (osteopatía craneal, acupuntura, psicoterapia, homeopatía y organoterapia, aromaterapia).

Aromaterapia: A.E. de menta y los A.E. relajantes en caso de estrés psicológico (albahaca, estragón, mandarina, mejorana, orégano, naranja amarga…).

C) Páncreas: diabetes tipo 2[1]

Enfermedad que se caracteriza por la disminución de la secreción de insulina por los islotes de Langerhans del páncreas. Llamada en Oriente «enfermedad de la boca dulce», se manifiesta por un aumento de la tasa de azúcar en sangre (hiperglicemia). Ciertas formas son hereditarias y otras accidentales, pero muchas son posteriores a hábitos alimenticios nefastos (exceso de azúcares).

Algunas diabetes de aparición brutal, necesitan un tratamiento urgente con insulina. Esta enfermedad hay que tomársela muy en serio porque provoca severos ataques inflamatorios en las arterias, causa mayor de cegueras, insuficiencias renales, accidentes cardíacos y vasculares en el cerebro, así como amputación de miembros inferiores.

Preventivamente: no acostumbrar a los niños a los sabores azucarados (caramelos, pastelitos y refrescos sobrecargan el páncreas y dan la bienvenida a la diabetes). Son preferibles los azúcares lentos contenidos en los cereales integrales, eliminando de la dieta los azúcares rápidos como la sacarosa (azúcar blanco). En caso de deseo irresistible por algo dulce, se pueden comer frutas secas naturalmente dulces: pasas, dátiles, orejones, ciruelas pasas e higos secos.

---

1. Las cifras de la OMS a nivel mundial son: «El número de personas afectadas por la diabetes pasa de los 108 millones de 1980 a 422 millones en 2014. La prevalencia mundial de la diabetes entre adultos de más de dieciocho años ha pasado del 4,7 % de 1980 al 8,5 % en 2014. En 2012 se estimó que 1,5 millones de decesos estuvieron directamente relacionados con la diabetes y que 2,2 millones de fallecimientos suplementarios se podían atribuir a la hiperglucemia. La OMS prevé que en 2030 la diabetes será la séptima causa de muerte en el mundo».

D) El hígado

El hígado es ese gran olvidado en la fisiología de las glándulas endocrinas. En realidad es la gran fábrica metabólica de síntesis, almacenamiento y desintoxicación del organismo. Su papel en la regulación de la respuesta inmunitaria es fundamental. Recibe el 75 % del aporte sanguíneo del intestino y del bazo a través de la vena porta. El hígado contiene mayoritariamente células de inmunidad natural que le permiten cumplir con su función defensiva frente a las moléculas del tubo digestivo. Recibe los antígenos alimentarios provenientes de la flora intestinal y de eventuales agresores patógenos, y puede producir una respuesta inmunitaria eficaz. Es un órgano linfoide capaz de generar y activar las células linfáticas: linfocitos T, linfocitos Tcd, linfocitos NK y células de Kupffer. Su correcto funcionamiento es primordial para el equilibrio del sistema endocrino, nervioso e inmunitario (*véase* sistema digestivo).

E) Las glándulas suprarrenales

Situadas por encima de los riñones, se componen de dos partes:

- La corticosuprarrenal, que produce el cortisol y la corticosterona, los cuales regulan los metabolismos, y el aldosterol, que asegura el control de los minerales (electrolitos).
- La medulosuprarrenal, que actúa en los vasos mediante la adrenalina y la noradrenalina (vasoconstricción e hipertensión) y sobre la glucemia.

Su disfuncionamiento se manifiesta por cansancio, bajada en el tono y disminución de la resistencia a la inflamación y la infección.

Los tratamientos de cortisona, con efectos a menudo realmente espectaculares contra el dolor y la inflamación, tienen serias consecuencias. Deben reservarse para casos graves que realmente la necesiten porque provocan el debilitamiento secundario de las secreciones hormonales.

La disfunción de las glándulas suprarrenales, además de cansancio y el descenso del tono, se manifiesta por un estado inflamatorio crónico (artritis, miositis, dolores vertebrales recidivantes y sin causa mecánica evidente, así como inflamaciones orgánicas) y suelen asociarse a un debilitamiento del sistema simpático y del hígado que se traduce por asma, eczema, edema de Quincke, rinitis, dolores de cabeza, dolores musculares y articulares.

El error de utilizar sistemáticamente cortisona tiene como consecuencia que se debilitan aún más las suprarrenales y se crea una tolerancia a la misma, así como dolencias secundarias (como el aumento de peso, el síndrome de Cushing, la pérdida de masa ósea y sus riesgos de fractura…).

Cuidados naturales
Cómo tonificar y equilibrar naturalmente las suprarrenales:

- Primeramente pensar en la existencia y eliminación de un eventual campo perturbador o de un núcleo tóxico dental o cicatricial (fuentes de inflamación crónica, a menudo silenciosa) que engendran inflamaciones crónicas, dolorosas y mudas, y provocan la movilización permanente de las glándulas suprarrenales.
- Mecánicamente, por osteopatía, quiropraxis, gimnasia energética de tipo «*stretching* vertebral» para solicitar los músculos vertebrales profundos que recargan las pilas nerviosas.
- Energéticamente, mediante técnicas de acupuntura como las moxas.
- Bioquímicamente, bajo consejo de un terapeuta: homeopatía, organoterapia, oligoterapia (Cu, Au, Ag), fitoterapia.
- Yemoterapia: *Ribes nigrum* (cassis) yemas (macerado madre 5 gotas tres veces al día).
- Fitoaromaterapia: A.E. tónicos y en particular albahaca, bálsamo de copaiba, borneol, abeto negro, jengibre, pino silvestre, romero (elija el que mejor se adapte a su caso y aplíquese en la zona suprarrenal de la columna vertebral con 2 a 5 gotas, de 2 a 3 veces al día).

Ejemplos de fórmulas sinérgicas: mezclas para diluir del 20 % al 50 % en aceite vegetal.

1. Bálsamo amazónico de copaiba destilado (50 %) + albahaca (10 %) + espino negro o pino (20 %).

2. Espino negro 50 % + jengibre 10 % + copaiba 40 %.
   - Psíquicamente: eliminando las causas del estrés (relajación, sofrología, yoga…).

F) La tiroides

Esta glándula ubicada en el cuello, por debajo de la laringe, secreta tiroxina y triodotironina, de efecto general en el metabolismo (crecimiento, lípidos y glúcidos), así como triocalcitonina, que ayuda al mantenimiento de la tasa de calcio en sangre. Las carencias graves se deben consultar al endocrinólogo. Hay que hacerse revisiones complementarias ante todo aumento de peso anormal o toda pérdida de peso inexplicable.

Esta glándula tan esencial para el equilibrio metabólico es muy frágil y particularmente sensible al estrés y las agresiones tóxicas químicas y radiactivas relacionadas con la contaminación industrial y medicamentosa. La hipersecreción funcional se caracteriza por un metabolismo acelerado, un aumento del apetito que contrasta con la pérdida acelerada de peso y por la irritabilidad.

La hiposecreción es grave durante el crecimiento porque frena el desarrollo físico y mental de los niños. En adultos, se manifiesta por la lentitud metabólica y el aumento de peso sin aumento de calorías.

Cuidados naturales de los problemas funcionales de tiroides
Eliminar las causas y equilibrar la fisiología.

- Causas alimentarias:
  - eliminar posibles intolerancias alimentarias (lactosa o gluten);
  - exceso o insuficiencia en el aporte de yodo: pensar en un aporte regular (sal de mar, sin pasar los 4 g diarios, productos del mar, moluscos y crustáceos).
- Causas psíquicas de estrés (relación córtex/hipotálamo/hipófisis/tiroides): aprende técnicas de relajación.
- Causas mecánicas: verifica tu columna cervical y el cráneo, cuyos problemas modifican el aporte de la glándula a la sangre.
- Causas energéticas: acupuntura.
- Organoterapia dinamizada.

- Fitoterapia:
    - para estimular la tiroides: 2 a 4 gélulas de 250 mg al día de polvo de fucus vesiculoso. Usar algas marinas en los menús;
    - para frenar la tiroides: tintura madre de *Lycopus europaeus* (25 a 50 gotas al día en un poco de agua);
    - aromaterapia: las A.E. antiestrés que tienen un efecto positivo en el equilibrio tiroideo. Siempre bajo el consejo de un terapeuta, se usarán A.E. estimulantes o relajantes.
    - A.E. específico para la tiroides es la mejorana, con efecto regulador: aplicaciones locales (5 a 10 gotas dos o tres veces al día) o por vía interna (1 o 2 gotas de dos a tres veces al día).

Cuidados naturales de las afecciones respiratorias

En contacto directo con el entorno y la contaminación, en todas sus formas, el árbol respiratorio reacciona ocasionalmente de manera violenta a las agresiones de las cuales es víctima: micro y nanopartículas contaminantes, irritantes y cancerígenas, COV (compuestos orgánicos volátiles), microorganismos (mohos), aunque la mayor parte del tiempo las agresiones son crónicas e insidiosas, creando una miniinflamación permanente que destruye progresivamente las células que constituyen las mucosas nasales, laríngeas o pulmonares. A dicha polución se añade el estado inflamatorio latente mantenido por una alimentación proinflamatoria, el estrés ambiental y problemas eventuales ventilatorios de origen mecánico.

Las alergias: asma, fiebre del heno, rinitis

La contaminación, los desequilibrios nutricionales, las intolerancias alimentarias, las agresiones químicas, físicas y psíquicas de todo tipo, provocan una hipersensibilización del sistema defensivo: las alergias.

Usualmente tratadas de forma química, ciertas alergias pueden mejorar mediante un tratamiento natural bien conducido. No hay que olvidar las posibles intolerancias alimentarias (a lácteos y al gluten), que constituyen verdaderas fuentes de alergia (eczema, asma…).

Las alergias respiratorias están ligadas a factores diversos esenciales: herencia genética, desequilibrio del sistema nervioso simpático y del hígado, a lo que se añade un debilitamiento del sistema inmunitario.

Las alergias respiratorias (rinitis, asma) y cutáneas hereditarias (eczema) son difíciles de tratar y requieren de un tratamiento del terreno de largo recorrido.

Debido a una hipersensibilidad, este tipo de alergia se divide en:

- **Tipo 1:** alergia inmediata o estacional debida a los anticuerpos IgE o reagininas: fiebre del heno, urticaria, asma alérgica (al pelo de gato, al polen…).
- **Tipo 2:** alergia por anticuerpos; el ejemplo más común es el de los anticuerpos del estreptococo (antiestreptolisina), que son capaces de destruir nuestras propias articulaciones, la pared interna del corazón, los riñones.
- **Tipo 3:** las alergias secundarias a una insuficiencia en IgM (inmunoglobulinas).
- **Tipo 4:** la alergia retardada que pone en juego a los linfocitos T y que no se manifiesta hasta un par de días después del contacto con el alérgeno.

El individuo con un terreno alérgico debe, durante toda su vida, cuidarse para atenuar las crisis agudas. Muy a menudo se inicia un tratamiento fuerte, usando cortisona, particularmente. Las glándulas suprarrenales, que llevan mal tener que asumir la lucha contra el estrés, no consiguen compensar las reacciones anormalmente violentas a la absorción de alérgenos (cuerpos extraños que crean la reacción alérgica), y trabajan cada vez menos, de manera que el medicamento se vuelve cada vez menos útil y se crea un estado de hábito y dependencia.

Cuidados naturales sinérgicos
- La dietética representa la base fundamental del tratamiento de las alergias, sean del tipo que sean. La dieta debe ser imperativamente hipotóxica y antinflamatoria: eliminar, por deducción, los alimentos que provocan alergia y aquellos a los que se pueda ser intolerante, como la leche, el gluten, los productos químicos (presentes en la alimentación, los productos para higiene personal y doméstica con los que entramos en contacto o los que respiramos por aerosoles).[1]

---

1. Véase *Guide des Compléments Alimentaires*, Paul Lannoye, Éditions Payot.

- Eliminar los productos refinados, los azúcares rápidos, los excitantes, los tóxicos (tabaco, alcohol, café) y ciertas drogas.[2]
- Privilegiar la homeopatía y la oligoterapia (tratamientos del terreno, sobre todo con manganeso y azufre), las yemas de las plantas (yemoterapia), las autovacunas, con un terapeuta especializado. Reducir el estrés.
- La fitoaromaterapia utilizará:
    - Los A.E.: aquilea milhojas, artemisa arborescente, eucalipto, mandarina, menta suave (aerosoles o aceite nasal, unciones cutáneas, siguiendo el consejo del aromaterapeuta), bol d'air Jacquier (a base de trementina de Burdeos proveniente de la destilación de la oleorresina de *Pinus pinaster*, excepcionalmente rica en alfa-pineno).
    - La yemoterapia: *Ribes nigrum* (cassis) en tintura madre.
- Practicar acupuntura y osteopatía (vertebral y craneal), sin olvidar el atento examen de los dientes, los senos, las cicatrices… y todo lo que pudiera ser un núcleo irritativo (campo perturbador que deberá eliminarse por completo).
- La simpaticoterapia endonasal deberá asociarse a la aromaterapia local (aceite nasal 1 a 2 % de A.E. diluido en aceite vegetal).
- Aprendizaje de la respiración diafragmática correcta, esencial para controlar las crisis. Recordemos que, en la respiración normal, el vientre se hincha con la inspiración, al mismo tiempo que el tórax, mientras que con la expiración, tórax y vientre se bajan al máximo. Es bueno aprender a controlar la salida de aire de los pulmones (apnea expiratoria) durante varios segundos. El deporte en general –pero en particular la natación– desarrolla el control de la respiración.
- Relajación y yoga son dos disciplinas que ayudan a controlar el cuerpo a través de los centros de control cerebrales y refuerzan la inmunidad.

El estrés constituye un factor favorecedor del desencadenamiento de las crisis. El clima psicológico del entorno familiar y laboral de la persona es determinante para la estabilización de su equilibrio neurohormonal.

---

2. Véase Heusghem, Lagier y Lechat, *Risques et Maladies Liés aux Médicaments,* Éditions Masson.

ZOOM SOBRE EL ASMA

El asma es una inflamación del árbol respiratorio acompañada de una constricción de los bronquios, que reducen el paso del aire, provocando la sensación de sofoco y una respiración sibilante.

Las múltiples causas del asma y su tratamiento

Esta inflamación se manifiesta en terrenos predispuestos que presentan tendencia a la acidosis. Los factores irritantes son variables y sus efectos son acumulativos: irritación por el polvo, polen, micropartículas biológicas o químicas, perfumes, COV (compuestos orgánicos volátiles), estrés… El asma puede aparecer a cualquier edad, pero es más frecuente en niños.

Cuidados naturales

Complementando medicación alopática tradicional, indispensable en las crisis agudas, el tratamiento natural de fondo se basa en:

- la supresión de los elementos que favorecen o desencadenan las crisis: contaminación interior por eliminación de ácaros, moqueta en el suelo, alfombras, limpieza de suelos al vapor, supresión de productos de limpieza químicos;
- la adopción de una alimentación antinflamatoria con supresión estricta de productos lácteos (leche, yogur y queso), y del gluten durante al menos dos meses, o para siempre si la intolerancia se confirma;
- la supresión de alimentos industriales que contengan posibles alérgenos (colorantes, conservantes, sustitutivos);
- el aprendizaje de relajación y control respiratorio diafragmático;
- la práctica de alguna actividad física, indispensable sobre todo en niños, para evitar el sobrepeso, que suele crear un estado inflamatorio crónico.

Nota: Hay que pensar siempre en un eventual reflujo gastroesofágico y/o en una hernia de hiato (que debe ser tratada por un osteópata).

Las inflamaciones respiratorias (nariz, garganta, bronquios, pulmones)

Invernales o primaverales, las infecciones respiratorias acompañadas de una inflamación de las mucosas son, normalmente, tratadas con antibióticos. Para las afecciones benignas, existen soluciones alternativas o complementarias fáciles de implementar.

Los A.E. ofrecen una solución notablemente eficaz. Refuerzan el terreno al tiempo que reducen los microbios y los virus, asociados a la vitamina C natural, al magnesio y a oligoelementos como el cobre, el oro y la plata. En afecciones graves o crónicas, el médico puede hacer un aromatograma para seleccionar los aceites esenciales de terreno más eficaces para cada individuo.[3]

Anginas y amigdalitis: afección frecuente que se traduce por una inflamación seguida de infección en la garganta. Según su localización, puede llamarse amigdalitis o laringitis. Consiste en la invasión de la zona por parte de un microbio, por ejemplo el estreptococo, microbio común que nuestro sistema inmune suele ser capaz de controlar.

Cuidados naturales

- Tratada desde los primeros síntomas, la progresión de las anginas puede ser detenida por los A.E. en pocas horas: de 6 a 8 gotas (para un adulto) de mezcla de palo de rosa, orégano o ajedrea, diluidos en un producto natural (miel, sirope de arce, dispersante) al 10 %, junto con aceite esencial de clavo, niaouli, romero, tomillo al linalol. Conservar durante una semana.
- Para los niños: 1 gota (por cada 10 kg de peso corporal) de aceite esencial de palo de rosa en una cucharadita de miel, en varias tomas. En caso de dificultad de absorción, practicar largas unciones en el cuello con A.E. de niaouli + eucalipto radiata (de 10 a 20 gotas dos o tres veces al día).
- Gárgaras con zumo de limón pura + cura de vitamina C de fruta fresca (kiwi, limón, naranja, lima, frutos rojos…). En su defecto, polvo de acerola liofilizada…

---

3. Véase, del mismo autor, *Les Huiles Essentielles pour votre santé*, op. cit.

Congestión bronquial

Por sus propiedades antisépticas, antinflamatorias y disolventes de las mucosidades, los A.E. se emplearán en todos los casos de bronquitis aguda o crónica, asociados a terapéuticas de terreno homeopáticas, oligoterápicas y vitamínicas.

Cuidados naturales
- Unciones o aerosoles sobre el tórax con A.E. antisépticos respiratorios puros tales como: espino negro, eucalipto radiata…
- Cataplasmas de harina de mostaza, ventosas descongestionantes (hay ventosas chinas de pera, muy prácticas).
- Baños aromáticos particularmente indicados con los A.E. anteriores, previamente diluidos al 20 % en un dispersante.
- Tratamiento complementario bajo control terapéutico para reforzar el terreno, a través de la homeopatía, la yemoterapia: *Ribes nigrum*, *Abies pectinata* y *Betula verrucosa*, en tintura madre bio (5 gotas al día) + vitamina C en altas dosis en forma de zumos frescos.
- Infusión de marrubio blanco, malva, malvavisco, tusílago, verbasco (2 a 4 tazas al día de una u otra mezcla).

Dilatación bronquial

Es una complicación de la bronquitis crónica. La dilatación anormal y permanente de los bronquios provoca una exagerada secreción de moco y tendencia a la sobreinfección.

Cuidados naturales: prevenir las infecciones.

- A.E.: practicar aromaterapia de terreno permanentemente (inhalación o aerosoles aromáticos con, por ejemplo, eucalipto radiata).
- Infusiones drenantes de marrubio blanco, malva, malvavisco, tusílago, verbasco: 2 a 4 tazas al día.

- Yemoterapia: *Corylus avellana* en yemas (tintura madre), 5 gotas tres veces al día.
- Oligoterapia: manganeso-cobre o cobre-oro-plata.

Enfisema

Es la consecuencia de infecciones respiratorias crónicas.

Cuidados naturales
- Reeducación respiratoria.
- Yemoterapia (*Corylus avellana* en yemas en tintura madre, 5 gotas tres veces al día).
- Fitoterapia: infusiones de marrubio, verbasco, tusílago (2 a 4 tazas de uno u otro).
- Organoterapia.
- Homeopatía.

Laringitis

Cuidados naturales
- Hacer gárgaras con zumo de limón puro o taponado con un hisopo.
- A.E. útiles: palo de rosa, copaiba, laurel noble, menta piperita, tomillo (diluidos al 10%) en mezcla, por vía oral, con miel de lavanda (no más de 8 o 10 gotas al día: 2 gotas por cada cucharadita de miel).
- Propóleo (masticada o en spray bucal).
- Oligoterapia: cobre, cobre-oro-plata.

Rinofaringitis

Cuidados naturales
- Homeopatía de terreno.
- Yemoterapia (*Abies pectinata, Ribes nigrum, Betula verrucosa* en tintura madre, 5 gotas de cada, tres veces al día).
- A.E. de eucalipto radiata + niaouli, en inhalaciones.
- Oligoterapia (manganeso-cobre o cobre-oro-plata, según el terreno).
- Infusión de yemas de abeto + marrubio + hojas de zarzamora. Mezcla a partes iguales: 1 cucharadita por taza, tres o cuatro veces al día.

Rinitis, catarro

Cuidados naturales
Inhalaciones o aerosoles con una mezcla que comprenda A.E. no agresivos: palo de rosa, *Eucaliptus globulus o radiata*, lavanda, mejorana, niaouli. Pensar en baños calientes aromáticos con gajos de limón y un trocito de canela en rama.

Sinusitis crónica

Se trata de una infección corriente que se manifiesta por una inflamación o una infección de las cavidades sinusoidales. Su origen es múltiple: desviación del tabique nasal y malformación de los senos, deformación de la arcada dental, lesión osteopática craneal o de las vértebras cervicales, infección intestinal crónica (disbiosis posterior a tratamientos antibióticos), infección o inflamación de los dientes que pasa desapercibida (campo perturbador). Hay que pensar también en alguna intolerancia alimentaria.

Cuidados naturales: Tratar las causas.

- Drenaje general de los emuntorios mediante una dieta restrictiva y atóxica, suprimir el gluten y los lácteos por lo menos dos meses, hacer

una cura de ensaladas frescas, con col rallada, remolacha, zanahoria, todo crudo…
- Plantas atóxicas drenantes (en polvo integral o en infusión): diente de león y romero (para el hígado), cassis (para riñones), fresno (para riñones).
- Osteopatía y acupuntura.
- Simpaticoterapia endonasal con aceites aromáticos. Fórmula: 95 % de aceite vegetal + 2 % de A.E. de niaouli + 2 % de A.E. de lavanda áspic + 1 % de A.E. de menta piperita. Técnica: en posición estirada, usar un hisopo o un bastoncillo de algodón impregnado en la mezcla. Introducirlo en las fosas nasales. Dejar actuar unos 15 minutos.
- Inhalaciones y nebulizaciones aromáticas con una mezcla de A.E. de calidad y bio: palo de rosa, eucalipto, lavanda, mejorana, menta, mirto, niaouli, pino.

Traqueítis con tos

La tos seca en los niños debe hacernos pensar siempre en la presencia de parásitos intestinales. Vermifugar es la primera medida indispensable. La tos seca posterior a una inflamación de la laringe puede ser tratada con medios sencillos y muy eficaces.

Cuidados naturales
- Fórmula simple para inhalación: A.E. de pino silvestre + eucalipto radiata + niaouli + lavanda áspic + menta piperita (2 gotas de cada).
- *Plantago lanceolata* (tintura madre): 50 gotas tres veces al día.
- La tos grasa necesita de 2 gotas de A.E. de *Eucaliptus globulus* en la mezcla anterior.

ZOOM Aprende a controlar la respiración diafragmática

El aprendizaje de la respiración diafragmática es fundamental cuando se necesita controlar el equilibrio nervioso, reducir el nivel de estrés, mejorar la calidad del sueño, mantener los órganos digestivos y pélvicos en buen estado y la capacidad respiratoria en el mejor nivel posible, así como un sistema cardiovascular eficiente.

Antes de empezar
- Verifica con el osteópata si el diafragma funciona perfectamente, sobre todo si tenemos problemas vertebrales o relacionados con la región del plexo solar (hernia de hiato, por ejemplo).
- Un examen general es indispensable para detectar y eliminar las causas osteopáticas y posturales.
- Luego hay que aprender la respiración abdominal y practicarla varias veces al día en el trabajo, en casa, sentado y andando. Es un buen hábito para practicar.
- Esta técnica de respiración es muy eficaz en caso de insomnio. Prepara para el sueño disminuyendo el tono del sistema simpático, condición fundamental para dormirse.

Práctica de la técnica
Tumbados en la cama con un cojín bajo las rodillas para descontraer los músculos abdominales y lumbares, colocar una almohada bajo la cabeza para relajar las cervicales.

Para ser conscientes de esta respiración, colocaremos ambas manos sobre el vientre. Ahora sólo respiraremos con el vientre, nada más. Cuando inspiramos, el vientre se hinchará y las manos se levantarán. Luego hay que exhalar profundamente metiendo los abdominales. Hay que intentar vaciar totalmente los pulmones. Mantener los pulmones vacíos unos segundos (10 como máximo), con el vientre siempre hacia adentro. Inspirar nuevamente levantando el vientre y volver a empezar el ciclo respiratorio completo, manteniendo un poquito los pulmones vacíos entre ciclo y ciclo.

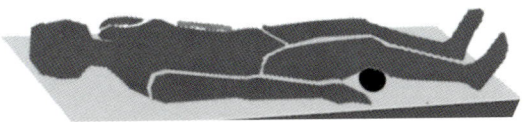
La postura correcta para la relajación: cojín bajo la cabeza y bajo las rodillas.

Simple, este método esencial debe integrarse en la vida cotidiana para poder tener los siguientes efectos beneficiosos:

- El hecho de meter el vientre libera las tensiones del diafragma, reduce la angustia y la ansiedad secundarias a la tensión permanente de este enorme músculo que separa la caja torácica de la cavidad abdominal.
- Los órganos digestivos se ven masajeados por este movimiento alternativo de pistón, liberando el esófago en caso de hernia de hiato (si se trata desde el principio), se facilita la digestión y mejora la circulación de retorno.
- El hígado, la vesícula biliar, el páncreas, el bazo, los riñones, el intestino, el útero, la vejiga y el recto se alivian de la permanente presión del diafragma, que favorece e incluso provoca ptosis (descenso de los órganos), ralentización de la circulación venosa y linfática, inflamaciones e infecciones reiteradas.
- Esta respiración y sobre todo la apnea expiratoria (dejando los pulmones vacíos) modifican la proporción de gases en la sangre, creando una acidosis por aumento de CO_2 (a la inversa de la respiración acelerada del parto, por ejemplo, que provoca hiperoxigenación), lo cual conduce a una relajación general de los músculos. También favorece la liberación de las contracturas de la columna vertebral, sobre todo en las regiones lumbar y cervical, que son la fuente de la mayoría de dolores inflamatorios que nos despiertan por la noche.

> La respiración diafragmática correcta es la clave del equilibrio nervioso. Su aprendizaje es indispensable para calmar la excitación permanente del sistema simpático, cuyo tono exagerado es una de las causas principales de estrés, fuente desencadenante o factor agravante de todos los males, desde el más benigno al más grave.

Cuidados naturales del corazón y las arterias

El corazón y los vasos sanguíneos

Las enfermedades cardiovasculares representan en el mundo una de las principales causas de fallecimiento. Por lo menos una muerte de cada dos podría haberse evitado gracias a sencillas medidas preventivas.

> La Organización Mundial de la Salud señala que el mejor modo de prevenir este riesgo se basa en una alimentación equilibrada, que comprenda la reducción del consumo de grasas saturadas y trans, así como el aumento de los aportes de ácidos grasos polinsaturados, fruta y verdura, restringiendo la sal y los azúcares. Sin olvidar combinar dicha alimentación con la práctica regular de una actividad física moderada.

Cuidados preventivos de los accidentes cardiovasculares

El buen funcionamiento de las arterias, arteriolas y capilares es fundamental para la buena salud de las células. El estrés y la inflamación crónica alteran la circulación general, reduciendo el abastecimiento celular de nutrientes esenciales y de oxígeno. La dieta mediterránea, acompañada del abandono de tóxicos, puede detener la evolución de enfermedades inflamatorias cardiovasculares crónicas y disminuir el riesgo de accidentes cardiovasculares (AVC, infarto de miocardio).

1. **La dieta** es común a las de todas las enfermedades degenerativas, teniendo como punto de partida la inflamación crónica. Se basa en la dieta mediterránea (*véase* Segunda parte).

   Sus características son:

   - Pobre en grasas animales y azúcares refinados, rica en ácidos grasos esenciales polinsaturados (omega-).
   - Rica en fruta y verdura fresca con mucha vitamina A, C y E, así como en bioflavonoides, lo cual significa comer ajo cada día y crucíferas (en particular col, cruda o fermentada), ensaladas, etc.
   - Rica en minerales y oligoelementos antioxidantes tales como el zinc y el selenio (*véase* Segunda parte).
   - Libre de productos tóxicos (tabaco, alcohol, drogas) y de metales pesados (plomo, mercurio, cadmio).

2. **Actividad física** adaptada, moderada y regular para estimular la circulación general, mejorar las defensas orgánicas, evitar el empastado graso de los tejidos cutáneos y del corazón, así como la formación de placa en las arterias (trombosis), calmando y equilibrando el sistema nervioso y eliminando toxinas a través de sudor.
3. **Los masajes** reflejos de la columna vertebral, pies, orejas o nariz completan la armonización del sistema cardiovascular. Los A.E. antiestrés multiplican sus efectos.
4. **La relajación** disminuye las tensiones mentales excesivas (estrés), equilibra el sistema nervioso, libera los espasmos musculares y de plexos, mejora el funcionamiento de los órganos y regula las secreciones hormonales.
5. **Las bioterapias**: homeopatía, oligoterapia, organoterapia, terapias energéticas, acupuntura y derivados normalizan el terreno y equilibran el sistema neurovegetativo.
6. **La fitoaromaterapia**: las plantas aromáticas son de gran eficacia pero no deben utilizarse en autotratamiento ni mezclarse con tratamientos alopáticos (por riesgo de incompatibilidad o por efectos secundarios).

Plantas utilizadas: ajo, espino, olivo, aceites ricos en omega-3 (colza, lino…).
7. **La yemoterapia:** yemas de olivo en tintura madre.

Es indispensable el seguimiento cardiológico en caso de patología cardiovascular.

Las arterias

Arteriosclerosis, arteritis

Caracterizada por un endurecimiento de las paredes arteriales a causa de placas de ateroma (depósitos grasos), disminuyendo el aporte sanguíneo a los tejidos (cerebro, corazón…), la arteritis de los miembros inferiores se traduce por calambres durante la marcha (claudicación intermitente). Es imprescindible el seguimiento cardiológico. Cuanto antes sea tratada, más oportunidades habrá de escapar de la necrosis. Pero el tratamiento requiere de una higiene de vida concreta y un tratamiento de fondo.

Cuidados naturales
- Alimentación: dieta antinflamatoria de tipo mediterráneo.
- Supresión de tóxicos, sobre todo tabaco y alcohol.
- Consumo requerido: ajo y cebolla cada día, vitamina C natural, sobre todo limón puro (1 o 2 al día, comiendo la pulpa y piel) + 3 manzanas (o fruta fresca).
- Luchar contra el colesterol: dieta estricta rica en ácidos grasos polinsaturados (colza, lino, nuez, oliva, pescado azul) y lecitina de soja.
- Para cocinar, usar sólo aceites polinsaturados vírgenes.
- Baños aromáticos (bajo seguimiento de un terapeuta) para estimular la microcirculación que nutre las paredes arteriales (*«vasa varorum»* = vasos de vasos).

Fragilidad vascular
Cuidados naturales
- Alimentación rica en fruta y verdura fresca de colores variados.
- Complementos alimentarios indispensables: bioflavonoides de los frutos rojos (cassis, moras, piel de limón, vino tinto (infusiones o gélulas), castaño de indias, hamamelis, ginkgo biloba, etc.

Hipertensión arterial
Fuente de accidentes cerebrovasculares, debe ser detectada y controlada de inmediato.

La hipertensión se caracteriza por el aumento de la presión sanguínea y sus causas principales son:

- Predisposición hereditaria.
- Tensión nerviosa excesiva.
- Alteración de la flexibilidad de los vasos por acumulación de depósitos grasos (colesterol) adheridos a las paredes arteriales (arteriosclerosis, ateromatosis).

Ésta última causa suele ser consecutiva a una mala higiene de vida, responsable de una inflamación crónica de las paredes arteriales.

Tratamiento preventivo: *véanse* cuidados generales.

Cuidados naturales: el tratamiento es largo y complicado.

- No interrumpir jamás, jamás, un tratamiento alopático sin autorización del cardiólogo (bajo riesgo de un aumento de la hipertensión y de sufrir un accidente vascular).
- Rectificar imperativamente el modo de vida y la falta de higiene vital.
- Adelgazar, si fuera necesario, bajo control médico, con una dieta hipocalórica equilibrada y un programa de ejercicios físicos adaptados, regulares y moderados.
- Dietética: ácidos grasos esenciales. Añadir diariamente ajo y cebolla a los platos, junto con aceite de oliva virgen (no usar A.E. de ajo porque es muy corrosivo para las mucosas).

- Infusiones: espino + muérdago blanco + hierba doncella + olivo + tilo (bajo prescripción de un terapeuta), (1 cucharada de mezcla de tres a cuatro veces al día).
- Yemoterapia: *Olea europea* (yemas en tintura madre: 5 gotas tres veces al día).
- Aromaterapia: A.E. de ylang-ylang. Aplicar en masaje sobre la región del plexo solar.
- No olvidar el ejercicio moderado que movilice las grasas (correr) y la relajación que modera los efectos negativos del estrés.

Raynaud (síndrome y enfermedad)

El síndrome produce un problema de irrigación arterial de las extremidades, con coloración violácea marmórea con sensación de dedos dormidos, que puede agravarse hasta la necrosis (gangrena seca). Este fenómeno ocasiona un espasmo a nivel de arteriolas que proviene de una hipertonía del sistema nervioso ortosimpático.

Cuidados naturales
- Alimentación equilibrada y antiinflamatoria que contenga aceites ricos en ácidos grasos esenciales.
- Equilibrar el sistema simpático y las glándulas endocrinas: masaje reflejo vertebral, homeopatía, organoterapia, oligoelementos, acupuntura.
- Aromaterapia: actuar localmente con A.E. vasodilatadores (limón, eucalipto, por ejemplo) y en la columna vertebral.

LAS VENAS

A diferencia de las arterias, las venas son extensibles y deformables. La aparición de problemas venosos puede estar relacionada con una insuficiencia congénita o con presiones de la vena por aumento constante de la presión interna, que deforma sus paredes.

Cuidado con no prestar atención a los problemas venosos como las varices, siendo su mayor riesgo la flebitis y su más terrible consecuencia: la embolia pulmonar.

Atención: todo dolor en la pantorrilla acompañado de sensación de endurecimiento debe hacer sospechar una eventual flebitis. Es una urgencia médica.

Causas más frecuentes: compresión por un órgano sobre un trayecto venoso (ptosis del intestino, útero que aumenta la presión), compresión por ropa demasiado ajustada (cinturones, vaqueros, calcetines, medias…), posturas de trabajo que compriman las venas (posición sentada), demasiado tiempo de pie (comprimiendo las plantas de los pies, que son un auténtico corazón venoso), deformaciones de pies y de piernas, calefacción en el suelo…

La ausencia de tratamiento precoz produce la instalación de una deformación en la vena (variz) que puede lograr proporciones importantes. Ningún tratamiento puede reparar las fibras venosas distendidas. Llevar medias especiales o la cirugía (*stripping*) son los dos medios más eficaces para eliminar el problema. La esclerosis puede evitarse si se llevan a cabo curas preventivas para evitar la recidiva.

Cuidados naturales preventivos

Cuidados generales: eliminar, en la medida de lo posible, las causas de las compresiones… Elevar los pies en la cama con alzas de no menos de 15 cm (y nada de poner una almohada debajo del colchón). Hacer, cada noche, 15 minutos de posturas sobre un plano inclinado o posturas de yoga. En caso de mujer embarazada, llevar un cinturón de embarazo desde el quinto mes de gestación y medias especiales si aparecen venas hinchadas.[1]

Bioterapias: homeopatía, oligoelementos, yemoterapia, fitoterapia, osteopatía, acupuntura, masajes de drenaje.

La hidroterapia es muy útil en problemas congestivos e inflamatorios: duchas y baños alternos, baños fríos de asiento, baños aromáticos tibios y fríos (evitar siempre los baños calientes).

---

1. Véase, del mismo autor, *Guide de la Santé au Féminin* (edición numérica Naturemania).

En la práctica
- Congestión venosa, piernas pesadas:
  - Aromaterapia: A.E. de ciprés, enebro de Virginia, niaouli (en unciones suaves sobre el trayecto de las venas dolorosas, de abajo arriba), diluidos al 90 % en aceite vegetal. Masaje de las plantas de los pies (corazón venoso de Lejars). Añadir 2 % de A.E. de menta piperita para conseguir sensación de frescor.

- Hemorroides: descongestionar y curar el hígado (las hemorroides son una advertencia de congestión hepática), desbloquear el diafragma, practicar posturas inversas de yoga, suspensiones en una mesa de inversión o en una simple plancha, baños fríos de asiento…
  - A.E. aconsejados en unción aromática, 95 % diluido en aceite vegetal y 5 % de uno de estos A.E.: ciprés, enebro de Virginia, lavanda, lentisco, niaouli, pachuli.

    Los baños de asiento aromáticos (tibios o fríos) son muy eficaces para aliviar las molestias en períodos de crisis y como cura preventiva: 5 gotas de un A.E. de los anteriores diluidos en un dispersante. En las crisis agudas, tomar intracto de castaño de Indias a altas dosis (el intracto es un extracto conseguido mediante un procedimiento de estabilización de ciertas plantas por tratamiento al vapor de agua y posterior evaporación).

- Flebitis: se manifiesta por la hinchazón y el dolor en un trayecto venoso. Requiere consultar al médico urgentemente.
  - Completar el tratamiento prescrito, sobre todo si es un tema benigno, con la aplicación local de A.E. de helicriso italiano (de 2 a 5 gotas).

- Varices: cuidados generales + aplicación local de A.E. de ciprés, lentisco, niaouli, pachuli (bajo prescripción del aromaterapeuta). Úlceras varicosas: cuidados médicos especializados. Se puede añadir localmente polvo de centella asiática *(Hydrocotyle asiatica)*.

Vasos linfáticos: el edema

Menos conocidos que las venas porque no son visibles, los vasos linfáticos transportan la «sangre blanca» o linfa, que llena el espacio entre las células, auténtico mar interior en el que se bañan nuestros órganos (*véase* Primera parte). La linfa evacua los desechos metabólicos y participa en la defensa inmunitaria destruyendo toxinas y los microbios de los ganglios linfáticos. La disfunción del sistema linfático favorece la inflamación y la aparición del edema, creando un círculo vicioso.

Debe tratarse imperativamente, en especial en cicatrices o zonas irradiadas (tras radioterapia).

El edema linfático se debe a una insuficiencia en la circulación linfática de retorno, normalmente asociada a una insuficiencia venosa. Aparece habitualmente en brazos tras una mastectomía y en ciertas afecciones circulatorias, inflamatorias e infecciosas.

Cuidados naturales

Hacerse practicar un drenaje linfático, siempre por un especialista. En casa y como complemento, se pueden dar masajes con la siguiente mezcla: A.E. de cedro del Atlántico, del Atlas o del Himalaya (5 ml) + A.E. de ciprés (5 ml) + A.E. de menta piperita (1 ml) + aceite de avellana (45 ml). Masajear con presiones lentas, con la mano plana, desde la punta hasta la raíz del miembro afectado. Además, practicar respiraciones abdominales.

Llevar medias elásticas de reposo cuando haya edema crónico en los miembros inferiores (en tiendas especializadas o en farmacias con ortopedia).

La aromaterapia debe gran parte de su eficacia a su poder osmótico. El A.E. difundido a través de los tejidos, debilita a los huéspedes indeseables y ayuda a la depuración de las células especializadas de los ganglios linfáticos.

Adenitis

Hinchazón de los ganglios linfáticos posterior a una infección o inflamación local. Si un ganglio persiste, se adhiere a los tejidos circundantes y crece, hay que consultar al médico especialista para que haga una ecografía.

Atención: una adenitis adherente puede ser un síntoma revelador de una lesión orgánica ubicada a distancia. Consultar en todos los casos al médico y hacer ecografías si fuera necesario.

Cuidados naturales
- Tratar la causa (dientes, lengua, garganta, panadizo, uña encarnada…).
- A.E. para aplicar sobre los ganglios: zanahoria, copaiba, incienso, gaulteria, katafray, mirra, romero… (diluidos al 50 % en aceite vegetal).

Cuidados naturales de las afecciones del cráneo. Boca, dientes, ORL, ojos

Boca y dientes

Higiene y cuidados naturales

El mantenimiento de los dientes mediante un cepillado regular con un dentífrico de calidad nos asegura un buen equilibrio de la flora bucal. Los encontramos fácilmente en la farmacia y en tiendas bio. El cepillado debe ser vertical y suave, no horizontal.

Compra un hilo dental que te permita llegar a espacios interdentales después de cada ingesta. El cepillo eléctrico rotatorio es útil para eliminar la placa dental diariamente, aunque lo mejor es que el dentista la vaya eliminando regularmente. La placa, depósito blanquecino que se va depositando sobre la superficie de los dientes, está constituida por proteínas de la saliva y es el alimento ideal para bacterias y toxinas bacterianas. Es obligatoria una visita anual al dentista. La limpieza periódica, la detección y el tratamiento de las caries desde el momento en que aparecen nos permitirán conservar los dientes en buen estado hasta una edad avanzada.

- Eliminar todos los empastes y amalgamas antiguos a base de mercurio.
- Reemplazar imperativamente las coronas en mal estado.
- Limar los dientes rotos que irritan la lengua o las mejillas.

Nota: atención, los campos perturbadores se suelen esconder en los dientes, fuentes de inflamación crónica insidiosa, responsable de fatiga crónica, depresión y problemas a distancia (quistes, granulomas, raíces rotas, placa dental en los senos maxilares, muelas del juicio que irritan las fibras nerviosas locales…).

Ejemplo vivido: M.B. consultó a su osteópata por un dolor en la rodilla acompañado de hinchazón y una impotencia severa que duraba ya varias semanas. Él pensaba que tendría un esguince o una lesión de menisco.

El interrogatorio detallado reveló que un mes antes del problema se puso una corona sobre una pieza en mal estado. En ese momento recordó que durante el tratamiento, sintió un dolor fugaz en la rodilla, y luego nada. El examen atento de la rodilla no reveló ninguna lesión mecánica sino una inflamación difusa de tipo artrítico, acompañada de un derrame sinovial importante (hidartrosis). Un examen de detección postural corriente mostró la existencia de un campo perturbador en la corona dental. La retirada provisional de la corona, asociada a una limpieza profunda de la pieza dental, hizo desaparecer en sólo tres días todo síntoma de inflamación. Después de diez años, no se ha presentado ningún problema manifiesto en su rodilla.

Aftas

Las aftas son llagas dolorosas benignas que salen en la boca debido a factores químicos de origen alimentario (acidez, especias…), agravadas o sostenidas por el estrés.

Higiene y cuidados naturales

- Evitar los alimentos ácidos y/o rasposos: nada de frutos secos, fruta ácida como la piña, los cítricos, kiwis, fresas e incluso plátanos, ni verduras como pimientos o tomates, chocolate, quesos curados, carnes rojas, especias y dulces…
- Beber agua alcalina o añadir al agua una cucharadita de bicarbonato de sodio por litro.
- Aplicar localmente uno de estos A.E.: palo de rosa, albahaca, copaiba, clavo, laurel, mirra (1 gota de uno de ellos).
- La mirra puede usarse en tintura madre para aplicación directa y para gargarismos, cuya acción antinflamatoria, antiséptica y antálgica alivian y aceleran la curación de las llagas.

Ortodoncias y prótesis

Los aparatos de ortodoncia y las prótesis deben estar siempre perfectamente adaptados, no deben molestar ni herir y deben ser revisados por el dentista al menos una vez al año. Las repercusiones de las prótesis y ortodoncias incorrectas o desgastadas se manifiestan a nivel craneal y cervical, por bloqueo o perturbación de los huesos craneales.[1]

Síntomas evocadores: problemas de masticación, dolores temporomandibulares, neuralgias faciales (trigémino), dolor de cabeza, migrañas, otitis y dolor de oídos, problemas oculares, dolores cervicales y vertebrales, vértigos, problemas de equilibrio, etc.

Cuidados naturales: verificación del estado dental en el dentista. Reajuste de las prótesis. Verificación y corrección osteopostural del equilibrio mecánico de cabeza a pies.

Dolores e inflamaciones de la esfera bucal: piensa en una inflamación, una infección o una irritación mecánica. A veces se trata sólo de un alimento metido entre los dientes. Empieza por usar un cepillo dental y un hilo interdental. Si nada de eso te alivia, sigue leyendo.

Dolores dentales: consulta al dentista. Mientras esperas la visita, usa un clavo de olor o un trozo de hoja de laurel y colócalos en la zona dolorida.

Dolor de encías (gingivitis, estomatitis): deben tomarse muy en serio. Aplicar localmente un A.E. de laurel noble o de mirra (masajeando las encías con 1 gotita de uno u otro) Piensa también en el propóleo (puro para masticar o en spray bucal).

Infecciones alveolodentales (piorrea): requieren de tratamiento médico. Como complemento, se pueden usar A.E. de palo de rosa + tomillo (1 gota de ambos a partes iguales, de cinco a diez veces al día).

El mal aliento

Un olor desagradable en la boca traduce un proceso interno de infección y/o inflamación crónica de la boca, los dientes, los senos o la esfera digestiva.

---

1. Véase, del mismo autor, *L'Ostéopathie, Deux Mains pour vous Guérir* y *Le Livre du Dos*, *op. cit.*

Cuidados naturales

- Drenar el hígado y el intestino, equilibrar la flora bucal e intestinal, verificar el estado de dientes, amígdalas y senos.
- Drenaje general con ayuda de plantas depurativas (alcachofa, cardo mariano, *Chrysantellum americanum*, cúrcuma, genciana, jengibre, diente de león, romero…).
- A.E. de albahaca, cardamomo, alcaravea, limón, menta: 1 gota de uno de ellos diluido en algún líquido (alcohol 70º o dispersante natural) o de miel.
- Simplemente masticar, tras las comidas (o durante el día) unos cuantos granos de anís o de cardamomo, o un poco de propóleo.

Empastes, amalgamas y coronas

Los empastes y amalgamas antiguos deben verificarse regularmente. No hay que dudar en reemplazarlos por resinas actuales. Es el mejor modo de eliminar una fuente de «campos perturbadores» y amalgamas de mercurio.

Atención: las coronas viejas mal cuidadas pueden herir las encías y provocar pequeñas infecciones e inflamaciones locales (focos infecciosos o tóxicos), susceptibles de crear grandes desórdenes en el organismo: artritis, neuralgias, espasmos, fatiga, fiebre inexplicable e incluso cáncer de boca… Las coronas deberían reemplazarse cada diez años.

Herpes bucal y labial

Es la clásica pupa de fiebre que reaparece de manera cíclica (con el cansancio, las reglas…), y luego desaparece a los pocos días. La erradicación del virus se puede conseguir, en algunos casos, mediante la aplicación sistemática, durante varias semanas, de unas gotas de A.E. de niaouli en el contorno de los labios, prosiguiendo con su aplicación tras la desaparición de la pupa. Atención: es contagioso por contacto.

La lengua

La lengua indica el nivel de salud orgánica interna. Normalmente debe ser de color rosa, lisa y brillante. Es bueno mirársela cada mañana en el espejo, porque su color y su aspecto dicen mucho:

1. La lengua **blanca o amarilla,** recubierta de una capa cremosa, denota empacho.

    Cuidados naturales
    - Limpiar el hígado, los riñones y el intestino con plantas aromáticas de drenaje.
    - Rectificar la alimentación suprimiendo los azúcares, las harinas refinadas y los tóxicos (café, tabaco, drogas) y cuidar las intolerancias.

2. La lengua **roja** traduce una inflamación del tubo digestivo.

    Cuidados naturales
    - Zumo de verduras crudas suavizantes (zanahoria, remolacha, col, chucrut), 3 o 4 vasos al día. Equilibrar el intestino con probióticos en cápsulas.
    - A.E.: *véase* colitis y consultar al médico.

3. La lengua **negra, gris o amarillenta** traduce una infección por hongos o micosis (no debe confundirse con el color aportado por el cobre, el regaliz, el café o el carbón vegetal).

    El muguet o candidiasis orofaríngea es una infección micótica que aparece en caso de disminución de las defensas inmunitarias y de alteración de la alcalinidad del medio bucal.

    Cuidados naturales
    Consultar con un médico. Como complemento:
    - Alimentación alcalinizante. Evitar los ácidos.
    - Beber agua alcalina o añadir bicarbonato de sodio al agua habitual.
    - A.E. antimicóticos: copaiba, geranio rosa, laurel, lavanda, palmarosa, ajedrea.
    - El ajo es eficaz por sus propiedades antifúngicas y estimulantes del sistema inmunitario. Chafar un ajo crudo y mezclar el jugo con 2 cucharadas de aceite de oliva. Consumir en pequeñas can-

tidades durante el día, conservándolo en la boca unos minutos antes de tragar.
- Propóleo para masticar o en spray bucal.

Nota: Hay que cuidarse mucho desde la primera señal para evitar la propagación hacia la garganta.

Los ojos

Zona muy delicada que necesita de una protección particular.
Algunos consejos importantes:

- No frotarse jamás los ojos con los dedos para evitar la introducción de patógenos peligrosos (microbios y virus) que pululan por las manos.
- Proteger los ojos del sol para evitar el envejecimiento prematuro del cristalino. Hay que llevar sistemáticamente gafas de sol de las buenas, compradas en la óptica y con un buen filtro anti-UV.
- Proteger los ojos de la exposición a tóxicos o irritantes cuando se hace bricolaje.
- No aplicar nunca aceites esenciales en los ojos. En caso de proyección accidental, frotar los ojos con un aceite vegetal.

Conjuntivitis: aplicación de un algodón humedecido con hidrosol aromático de manzanilla romana o de rosa. Dejar reposar 15 minutos. Gotas especiales de aciano (especialidad): 1 a 2 gotas en instilación, de tres a seis veces al día.

Infecciones oculares: consultar al médico. Complementariamente, aplicación de un algodón empapado en agua floral de caléndula o de aciano.

Lagrimeo: secreción exagerada de las glándulas lagrimales, de origen irritativo o debido a un desequilibrio del sistema simpático o a canales obstruidos. Consultar al médico.

Tratamientos complementarios: regular el sistema neurovegetativo. Tratar la causa mecánica (vértebras o cráneo) mediante osteopatía, acupuntura, simpaticoterapia endonasal, con ayuda de diluciones aromáticas.

Sequedad ocular, «síndrome de los ojos secos»: es el caso inverso al lagrimeo. Muchos medicamentos provocan sequedad de las mucosas y glándulas lacrimales. Hay un componente hereditario (enfermedad de Gourgerot). Otra causa: bloqueo del sistema parasimpático craneal o hipertonía del simpático.

Cuidados naturales: osteopatía, simpaticoterapia aromática endonasal con A.E. específicos (mejorana + menta + lavanda…) diluidos del 1 al 5 % en aceite vegetal.

Oídos

En el ámbito de la ORL, las bases generales de cuidados naturales se aplican como en las infecciones e inflamaciones desarrolladas en los capítulos precedentes. Siempre hay que consultar al especialista para establecer el diagnóstico, seguir la evolución y evitar complicaciones, sobre todo la pérdida de audición.

Acúfenos y silbidos en los oídos

Acúfenos: verificar el estado de las orejas (tapones de cerumen), la audición y la circulación arterial. Si dichos exámenes son negativos, recurrir a soluciones naturales: osteopatía, acupuntura. Se pueden usar A.E. que faciliten la circulación arterial.

Otitis: además del tratamiento interno (alopático u homeopático) se puede meter dentro de la oreja un algodoncito empapado en 1 gota de A.E. de lavanda vera mezclada con 1 gota de aceite vegetal. Para bebés y niños pequeños, se puede utilizar un hidrosol aromático si lo aconseja el terapeuta.

Nariz

Rinitis y sinusitis
Véase afecciones respiratorias.

Anosmia

La pérdida del olfato suele relacionarse con una inflamación crónica de los senos o de la zona rinofaríngea.

Cuidados naturales
- Osteopatía craneofacial.
- Acupuntura.
- Simpaticoterapia nasal aromática con ayuda de escobillas empapadas en un 1 % de aceites esenciales antinflamatorios en los senos y la zona olfativa (cuidados efectuados por un especialista en simpaticoterapia).

Cuidados naturales del sistema digestivo

Estómago, hígado, vesícula biliar, páncreas, intestinos

En condiciones normales, el sistema digestivo asegura sin el menor problema las funciones de digestión y asimilación de los alimentos. Salvo anomalías o predisposiciones genéticas (mega y dolicocolon, hepatitis, diabetes…), la mayoría de afecciones digestivas suceden por errores de higiene de vida o por agresiones externas que siempre es posible paliar.

El sistema digestivo es uno de los elementos fundamentales del equilibrio fisiológico. De su funcionamiento dependen la salud de las células, la calidad de los humores (sangre, linfa, agua intracelular) y del estado general (tono, resistencia a las enfermedades infecciosas, al estrés, a la fatiga, y equilibrio endocrino y nervioso).

La flora intestinal, que no son menos de 100 000 millones de gérmenes, debe estar sana y equilibrada. Permite digerir y asimilar los alimentos al transformarlos. El equilibrio entre la flora de fermentación y la flora de putrefacción es garantía de buena salud general.

Las putrefacciones ocasionadas por una mala alimentación o por una intolerancia alimentaria (a los lácteos o al gluten) generan inflamaciones intestinales y aumentan su porosidad, permitiendo el paso a la sangre de sustancias indeseables que pueden provocar reacciones generales y la reactivación o el desencadenamiento de crisis de enfermedades autoinmunes (poliartritis, esclerosis múltiple, eczemas, asma…).

Las afecciones digestivas revisten una particular importancia en ciertos momentos de la vida:

- En la mujer embarazada: porque puede influir en la nutrición y desarrollo del feto.
- En el niño: porque puede obstaculizar el crecimiento óseo y el desarrollo intelectual, predisponiendo a infecciones repetitivas.
- En el adulto: porque son la base de buen número de enfermedades inflamatorias e infecciosas o generales.
- En personas mayores: porque afectan al estado general de la salud, al tono físico, a la irrigación cerebral y al envejecimiento celular, y favorecen la desmineralización ósea (osteoporosis).

Recordatorio sobre el bienestar intestinal

Nuestras amigas, las «bacterias buenas», están instaladas en los intestinos: componen nuestra flora intestinal y sin ellas no podríamos sobrevivir porque actúan del mismo modo que el humus de la tierra nutricia, transformando los alimentos en nutrientes asimilables por las células y evitando las bacterias extrañas. Los enemigos de la flora son conocidos y debemos combatirlos diariamente, durante toda la vida, a fin de conservar una flora sana y equilibrada.

Ésta es la programación ideal que nos debemos esforzar en seguir para poder actuar en todos los frentes al mismo tiempo:

RECORDATORIO de la Segunda parte
- Vigilar la calidad de los alimentos ingeridos: privilegiar los productos bio de agricultura sostenible. Tener en cuenta la frescura de frutas y verduras y comer sólo productos del tiempo.
- Cuidar la proporción de los alimentos: proteínas suficientes, lípidos de calidad (aceites y mantequillas), con bastante omega-3 y 6.
- Acostumbrarse a masticar bien cada bocado para facilitar el trabajo del tubo digestivo. Así se come menos y se pierde peso con menos esfuerzo. Tras cada bocado, conviene no pinchar nada más con el tenedor hasta haber tragado.
- Controlar un aporte suficiente de fibras.

- Un modo de vida sedentario tiene una nefasta influencia en la digestión: el bolo alimenticio se estanca en los intestinos, las tensiones nerviosas se acumulan… Para evitar el estreñimiento y los gases, hay que moverse. Lo ideal sería unos 45 minutos, tres veces por semana, priorizando los deportes de resistencia como la natación, la marcha nórdica, la bici o el remo. Pero cualquier actividad física es adecuada. Aunque sólo se caminen 20 minutos al día, está bien. Lo bueno es hacerlo con plena consciencia: prestando atención al ejercicio, controlando la respiración y sin tener la oreja pegada al móvil.
- Hacer curas de probióticos si el tránsito se modifica, si se ha sufrido una intoxicación o si se ha estado obligado a tomar antibióticos.
- Aportar a la flora intestinal alimentos prebióticos para mantenerla en perfecta salud. Por otra parte, está científicamente probado que la salud depende mucho de la flora en general (intestinal, bucal, vaginal, epidérmica).[1]
- Complementar la alimentación con vitamina D.
- Gestionar el estrés mental: se sabe que el estrés psíquico puede desequilibrar las funciones digestivas simplemente por el sistema neurovegetativo, que es el que regula las secreciones de los jugos gástricos y del moco, la microcirculación y el tono de los músculos (diafragma) y esfínteres (esfínter de Oddi, que regula el goteo de bilis y enzimas pancreáticas). El estrés y las tensiones psíquicas perturban el microbiota, que se traduce por dolores y problemas de tránsito. Por el contrario, un microbiota desequilibrado actúa sobre la mente, aumenta la sensibilidad al estrés, favorece la ansiedad y la depresión… Es un auténtico círculo vicioso que debe romperse tratando la flora (alimentación + probióticos) y gestionando mejor el estrés mediante las técnicas apropiadas.
- Practicar regularmente la respiración diafragmática (*véase* en este capítulo).

---

1. Los alimentos prebióticos favorecen la buena salud de las bacterias intestinales benéficas para el organismo. Están en la fruta, la verdura y la leche materna.

Digestiones difíciles o dispepsias

La mayoría de los problemas digestivos empiezan a manifestarse mediante digestiones difíciles y lentas, caracterizadas por la sensación de pesadez estomacal, hinchazón y somnolencia... La dispepsia constituye el problema funcional más corriente y el más fácil de tratar si nos tomamos la molestia de desmontar su mecanismo. Los problemas funcionales digestivos no deberían menospreciarse porque constituyen el primer estadio de enfermedades más graves.

Cuidados naturales
- Causas bioquímicas: revisar la alimentación.
- Adoptar una dieta antinflamatoria.
- Masticar cuidadosamente los alimentos. No engullir.
- No ser glotón. Sólo hay que calmar el hambre, nada más.

Causas mecánicas: el tubo digestivo es una maquinaria compleja en la que cualquier disfunción de una de sus piezas perturba el conjunto del sistema.[2]

El sedentarismo, la ausencia de ejercicio físico, la ropa apretada o estar todo el día sentado suelen ser las causas más frecuentes de problemas digestivos en los adultos.

El espasmo de diafragma, el estómago embotado, la ptosis del hígado y la enteroptosis (descenso del intestino) son unas de las causas que no se tienen en consideración en la práctica médica. Recordemos el papel de predisposición de los «bloqueos vertebrales» en la aparición de disfunciones orgánicas.

En todos los casos, hay que tratar la causa (y pensar en una posible hernia de hiato).

- Osteopatía vertebral y craneal, osteopatía y gimnasia visceral para tratar las ptosis y otras perturbaciones orgánicas, yoga (posturas inversas).

---

2. Véase, del mismo autor, *L'Ostéopathie, deux mains pour vous guérir.*

- Masaje de los plexos con aceites esenciales relajantes: albahaca, estragón, geranio rosa, lavanda, mandarina…
- Pensar en buscar «campos perturbadores» (dientes, cicatrices).

Estómago

Para todas las afecciones gástricas, hacer una revisión de la alimentación, eliminar todos los tóxicos e irritantes (café, alcohol, especias fuertes), tratar las causas físicas y hacerse verificar sistemáticamente la columna y el diafragma por osteopatía. Eliminar las causas de tensión psicológica.

Acidez de estómago (pirosis, hiperclorhidria posterior a un desequilibrio neurovegetativo)

Tratar las causas del desequilibrio.

Cuidados naturales
- Aprender a relajarse, a ser un poco más indiferente.
- Fitoterapia: zumo de patata cruda (dos a tres veces al día), zumo de col, plátano maduro, polvo de litotamnio micronizado, arcilla blanca fina.
- Verificar el estado vertebral y el del diafragma con un osteópata (principio de hernia discal).

Aerofagia
Llamada también hinchazón o gases, acompañada o no de eructos, suele ser secundaria a una hernia de estómago (hernia de hiato), a una ptosis gástrica o a un espasmo del diafragma que debe tratarse con un osteópata.

Plantas aconsejadas: cardamomo, carvi, melisa, en infusión tras las comidas (1 cucharadita por taza) en lugar de café.

- Evitar absolutamente las sodas azucaradas a base de coca y de cola.
- A.E. de albahaca, estragón, mejorana o menta (1 gotita de alguno de ellos tras las comidas).
- Suplementos alimenticios: litotamnio, arcilla blanca, zumo de patata cruda, plátano maduro.

Gastritis, acidez y ardor de estómago

Se deben a una inflamación de la mucosa estomacal.

Cuidados naturales

- Verificar las vértebras, la alimentación, evitar especias, alcohol, tabaco, vino y bebidas ácidas.
- Antes y entre las comidas, tomar un poco de agua con polvo de litotamnio micronizado, arcilla blanca y zumo de patata cruda (un vaso pequeño tres o cuatro veces al día).
- A.E. de albahaca, estragón, enebro o menta.
- Infusión de melisa: 2 a 3 tazas al día.

Hernia de hiato

Este trastorno, cada vez más frecuente, se debe a la irrupción progresiva de la parte superior del estómago a través del orificio esofágico del músculo diafragma.

Las causas son las siguientes: ensanchamiento patológico del orificio esofágico, posición base del diafragma, respiración inversa asociada a postura sentada y echada hacia delante, problemas de estática (cifosis dorsal), traumatismos, obesidad…

Existen dos formas de hernia: la hernia benigna por deslizamiento (9 de cada 10 casos), que concierne a personas de más de cincuenta años, responsable de acidez y de reflujo gastroesofágico, y la hernia paraesofágica, menos frecuente pero muy grave, que provoca dolores severos y problemas respiratorios.

Síntomas de la hernia por deslizamiento

Son, sobre todo, subidas hasta la boca de ácidos (pirosis) debidos al flujo gastroesofágico, esofagitis, regurgitaciones alimentarias, eructos abundantes, tos incontrolable, náuseas, hipo y dificultades para tragar alimentos. La fibroscopia y las radiografías permiten establecer un diagnóstico.

Cuidados naturales

El tratamiento sintomático a base de medicamentos antiacidez de la hernia por deslizamiento se completará eficazmente con:

- Una dieta equilibrada y fraccionada (evitando alimentos ácidos, especies, tabaco y alcohol).
- Un tratamiento osteopático visceral y postural para liberar el diafragma y desenganchar la hernia con el fin de disminuir el reflujo gastroesofágico cuando el problema es muy importante, reduciendo la inflamación regional provocada por la hernia.

Ulceraciones

A menudo infecciosas (helicobácter), las ulceraciones pueden también ser secundarias a un estado de estrés crónico, un bloqueo vertebral, una alimentación desequilibrada y demasiado ácida o un abuso de tóxicos (café, alcohol, tabaco), o al abuso de especias agresivas para las mucosas.

Cuidados naturales
- Tratar causas tales como un bloqueo, toxicomanías, tensión nerviosa y estrés.
- Complementos: arcilla blanca + litotamnio (polvo), que es un alcalinizante fundamental.
- A.E.: manzanilla, zanahoria, geranio rosa o menta (1 gotita de uno de ellos mezclada con la arcilla o el litotamnio, o en un dispersante), bajo supervisión del aromaterapeuta. Propóleo.

Hígado y vesícula biliar

Insuficiencia hepática

Es lo que comúnmente se llama terreno hepático o bilioso, hígado débil (a menudo constitucional). No soporta la fatiga ni el estrés.

Cuidados naturales
- Sobre todo preventivo, pero en caso de crisis hepática, hay que pensar en calentar el órgano con una bolsa de agua caliente.
- Zumo de rábano negro (1 vaso pequeño cada mañana, en ayunas), alcachofa, cardo bendito, cardo mariano, crisantemo, cúrcuma, diente de león, solidago.

- A.E. depurativos hepáticos: zanahoria, limón, cúrcuma, enebro, menta, romero (1 gota dos o tres veces al día de uno de ellos).
- Regenerantes del tejido hepático (secuelas de hepatitis): A.E. de zanahoria, geranio rosa, menta.

> **Dos plantas importantes:**[3] crisantemo (*Chysanthellum americanum*) extracto seco: 4 cápsulas de 400 mg/día y cardo mariano (*Sylibum marianum*) 2 cápsulas dos veces al día. Curas de un mes, en alternancia.

Hepatitis

Inflamación aguda o crónica que estropea las células del hígado, entorpeciendo sus funciones. Se detecta por el aumento de la tasa de unas enzimas llamadas transaminasas. Puede ser secundaria al ataque de un virus (virus A y B) o a una intoxicación (amanitas faloides, fósforo, medicamentos, alcohol) más o menos grave según las defensas de cada individuo y si hay sobrepeso. El virus A es epidémico; el B se inocula por objetos contaminados, no esterilizados, y por contacto sexual.

El tratamiento tradicional es esencialmente sintomático, acompañado de mucho reposo y de una alimentación equilibrada. Ésta es una enfermedad de declaración obligatoria.

Cuidados naturales

El tratamiento natural complementario para la hepatitis viral se basa en la fitoaromaterapia.

Las plantas fundamentales regeneradoras del hígado son: el crisantemo (*Chrysantellum americanum*) en extracto seco: 4 cápsulas de 400 mg/día; el cardo mariano (*Sylibum marianum*), el *Desmodium adscendens*...

Curas de un mes, en alternancia.

---

3. Ficha detallada en www.naturemania.com

Las *hepatitis tóxicas* se benefician de unciones aromáticas a base de niaouli en la región del hígado.

Añadir al tratamiento los nutrientes antitóxicos habituales: Vitaminas A y C, selenio orgánico, geranio y azufre.

Plantas: cura de Clorella bio (*véase* Segunda parte).

Atención: las hepatitis deben ser objeto de un seguimiento médico serio para prevenir la instalación a largo plazo de una cirrosis.

Vesícula biliar

Señal de alarma del sistema nervioso vegetativo, la vesícula biliar (como su vecino el estómago) revela, antes de toda lesión orgánica, agresiones mentales y alimentarias, a veces muy dolorosamente. Puede ser el origen de vértigos y problemas neurovegetativos. Rebela desequilibrios funcionales: carencias minerales, exceso de problemas, fatiga, agotamiento del sistema nervioso simpático, estrés.

Hay que tratar rápidamente las causas y los efectos mediante tratamientos naturales a base de alimentos drenantes, plantas y aceites esenciales.

Disquinesia biliar: es un desarreglo del funcionamiento de la vesícula que se vacía más o menos según el estado del sistema nervioso. La menor contrariedad bloquea el esfínter de Oddi, provocando dolor de cabeza, fatiga, pérdida del apetito y amargor en la boca.

Cuidados naturales

- Verificar que no exista un bloqueo de los centros de control vertebrales o craneales. Liberar el diafragma si tiene espasmos (osteopatía visceral, respiración diafragmática).
- Tratar el sistema nervioso utilizando los A.E. de albahaca y estragón para masajes localizados, e infusiones de melisa: 1 cucharadita por taza de agua hirviendo, dos o tres veces al día.

Litiasis (cálculos): fuente de inflamación

Atención: no debe iniciarse ningún tratamiento sin haber comprobado mediante ecografías el tamaño de los cálculos a fin de asegurarse de que no haya riesgo de bloqueo del canal colédoco (colecistitis aguda).

Cuidados naturales
- Cura de zumo de rábano negro: un vaso pequeño de zumo fresco (en temporada) o en ampollas (suplemento dietético), por la mañana en ayunas (una cura de tres semanas). Repetir si fuera necesario.
- Cura de decocción de albura de tilo. A.E. de romero, limón (1 gotita de cada uno tres veces al día).

Pereza biliar

Cuidados naturales

Utilizar plantas coleréticas (que favorecen la secreción de la bilis por el hígado) y colagogas (que facilitan la evacuación de la bilis hacia el intestino por contracción vesicular).

Aromaterapia: A.E. de romero (1 o 2 gotas dos o tres veces al día, o bien 1 o 2 cápsulas de polvo, tres veces al día).

Fitoterapia: diente de león (*Taraxacum*) en tintura madre (50 gotas por la mañana y por la noche, en un poco de agua).

Cura de zumo de rábano negro: un vaso pequeño de zumo fresco (de temporada) o en ampollas (suplemento dietético) por la mañana en ayunas, en una cura de tres semanas. Repetir si fuera necesario.

Yemoterapia: *Rosmarinus* (brotes tiernos), macerado glicerinado madre (5 gotas tres veces al día). Cura de tres semanas, particularmente a principios de primavera y de otoño.

Nota: Estreñimiento de origen vesicular. Antes de acostarse, tomar una cucharada de aceite de oliva virgen aromatizado con unas gotas de zumo de limón.

Espasmo del esfínter de Oddi

Cuidados naturales
- Tratar el estado general (estrés) mediante relajación y respiración diafragmática.
- Osteopatía visceral para liberar los espasmos del diafragma y los problemas posturales.
- Acupuntura, ventosas magnéticas.

- Masaje de la zona vesicular con unas gotas de A.E. de estragón o albahaca, asociando los efectos del masaje a los del meticavicol antiespasmódico.
- Fitoterapia: plantas antiespasmódicas digestivas.

PÁNCREAS

La inflamación del páncreas (pancreatitis) debe tratarse médicamente con toda la seriedad posible.

Fitoterapia para complementar el tratamiento médico: crisantemo (extracto seco).

INTESTINO

Aerocolia

También llamada meteorismo, flatulencias o simplemente gases, este problema digestivo resulta de un exceso de fermentación secundaria a una degradación de la flora intestinal por agentes químicos, a la cual se suele añadir una ptosis intestinal (debilitamiento de los órganos por falta de tono en los músculos abdominales).

Cuidados naturales
A.E. de albahaca, carvi, apio, cilantro, comino, estragón, hinojo, levístico o menta: 1 o 2 gotas de uno u otro tras las comidas principales.

Apendicitis crónica

Esta forma insidiosa de inflamación del apéndice, divertículo situado al inicio del colon ascendente (ciego), nada tiene que ver con la apendicitis aguda. Aunque es rara, existe y hay que detectarla y tratarla para evitar su evolución hacia la fibrosis y su propagación a los órganos vecinos (ovarios, uretras, peritoneo…).

La apendicitis aguda es una urgencia médica y quirúrgica que debe tratarse inmediatamente para evitar su complicación principal: la peritonitis. Los síntomas son más o menos discretos: dolor en el vientre que aumenta con la presión, en la fosa ilíaca derecha, así como una sensibilidad al nivel del punto de McBurney, que se ubica en el tercio inferior de la línea de la espina ilíaca derecha.

Cuidados naturales
Tratamientos asociados según el caso:

- Carbón vegetal de chopo, arcilla blanca fina.
- Osteopatía visceral, gimnasia respiratoria, posturas invertidas de yoga, llevar corsé o cinturón de sostén.
- Dietética: alimentación alcalinizante y antinflamatoria.
- Intolerancias alimentarias por descubrir.

Colitis

Este término general abarca un abanico de problemas dolorosos que producen una inflamación de la pared del colon, cuya gravedad varía según la causa.

La colitis aguda suele deberse a una invasión viral, bacteriana o parasitaria de origen alimentario, a un abuso de medicamentos laxantes[4] o incluso a un problema de vascularización del colon (isquemia).

La colitis crónica abarca problemas tan complejos como el síndrome del colon irritable o colopatía funcional, pero también la enfermedad de Crohn y la rectocolitis hemorrágica. Se caracteriza por dolores abdominales acompañados de diarreas, sangrados digestivos, pérdida de peso, fatiga y ulceración, y fisuras anales en el caso de la enfermedad de Crohn. Dichos problemas aparecen en terrenos predispuestos y suelen estar en relación con alguna intolerancia alimentaria al gluten y a los productos lácteos que habrá que descubrir.

---

4. Véase la obra de Jean-Luc Darrigol, *Traitements Naturels de la Constipation*, Éditions Dangles.

Cuidados naturales y preventivos

El tratamiento es, ante todo, dietético.

Se aconseja prioritariamente suprimir lácteos y alimentos con gluten para erradicar una posible intolerancia a dichos productos.

Por otra parte, deberá limitarse el consumo de alimentos irritantes, tales como las especias (mostaza, pimienta, pimentón), las féculas (alubias, habas, lentejas), las coles, las fibras (utilizar una licuadora para fruta y verdura), los alimentos grasos y los fritos, las bebidas con cafeína (café, té, cola…), las sodas, la gaseosa y el alcohol. Lo importante es comer a la misma hora siempre y masticar cuidadosamente los alimentos.

En el plano general, es fundamental aprender a gestionar el estrés, responsable de problemas neurovegetativos que provocan espasmos del intestino y problemas microcirculatorios, responsables de inflamación crónica de la frágil pared intestinal.

Es imperativo dejar el tabaco y los laxantes.

Tratamiento complementario: osteopatía, acupuntura, relajación, autohipnosis.

Productos naturales: arcilla blanca, litotamnio, polen (1 cucharada sopera por la mañana), zumo de arándano (1 vaso pequeño al día), zumo de zanahoria…

Fitoterapia: plantas calmantes y cicatrizantes como el aloe vera, verbasco, manzanilla, malvavisco, malva, melisa, tilo, tusílago.

Aromaterapia: A.E. de lavanda o geranio rosa (10 a 20 gotas de una de ellas al día, en unciones abdominales). Por vía interna: 1 gota tres a cuatro veces al día.

Espasmos del intestino

Muestran un desequilibrio del sistema neurovegetativo; recordemos que cada órgano, cada glándula endocrina (glándulas digestivas de moco, saliva, etc.) está bajo la doble dependencia de un sistema nervioso que está constantemente acelerándose y frenándose. De su equilibrio depende la buena salud y el correcto funcionamiento del organismo.

A nivel intestinal, el sistema simpático desempeña el papel de freno, ralentizando el tránsito (peristaltismo) y las secreciones. También actúa en los vasos que nutren la pared del tubo digestivo. Toda perturbación que desestabilice el equilibrio por causas psíquicas, mecánicas (lesiones osteopáticas) o químicas (medicamentos, productos tóxicos) es susceptible de provocar (de manera espontánea o crónica) problemas funcionales (espasmos, inflamaciones) y secundariamente, afecciones más graves y profundas (ulceración, destrucción tisular, hemorragias o, por el contrario, necrosis por isquemia o parada del aporte sanguíneo por constricción intensa de los vasos nutricios…).

Cuidados naturales
- Aumentar la cantidad de vitaminas A, C y D mediante zumos de verdura y fruta fresca. Piensa en el zumo de remolacha, zanahoria, col, patata cruda y plátano maduro (1 o 2 vasos al día). Magnesio y calcio orgánicos (litotamnio).
- Acción directa sobre el sistema neurovegetativo con los A.E. de angélica, anís estrellado, albahaca, carvi, estragón o lavanda (1 o 2 gotas de alguno de ellos antes de las comidas + unciones en la zona intestinal y el plexo solar).
- Preservar el equilibrio neurovegetativo eliminando las causas de estrés: pensamiento positivo, sofrología, relajación, yoga mental.

Rectocolitis hemorrágica (o enfermedad de Crohn)
Colitis de la porción terminal del intestino delgado, de origen neurovegetativo, a menudo acompañada de hemorragia.

Cuidados naturales
- Dietética y osteopatía (tratar imperativamente las causas neurovegetativas y los bloqueos vertebrales).
- La intolerancia alimentaria es un factor desencadenante y agravante: adoptar imperativamente la dieta paleo,[5] sin productos lácteos ni gluten. Los resultados son realmente sorprendentes.
- A.E. de geranio rosa, lavanda, melisa o verbena, en unciones locales (10 a 20 gotas de uno de ellos dos o tres veces al día) y por vía interna durante varios meses (1 o 2 gotas tres o cuatro veces al día).

---

5. Véase *L'Alimentation, la troisième médecine*, op. cit.

Diarreas

Normalmente posteriores a una infección, habrá que buscar la causa mediante exámenes de laboratorio si el fenómeno es crónico. Ocasionalmente, puede tratarse de un rechazo de toxinas; no hay que evitar ni obstaculizar el proceso de eliminación, pero sí debe controlarse.

Cuidados naturales

- Dietética: agua de arroz, zumo de zanahoria y zumo de col. Carbón vegetal activo.
- Tras un tratamiento antibiótico, restablecer la flora intestinal con levaduras vivas (de lo contrario, cuidado con las micosis).
- A.E. de angélica, albahaca, zanahoria, jara, limón, enebro, geranio, clavo, lavanda, mejorana, melisa, menta, naranja, orégano, sándalo, ajedrea o tomillo (1 a 2 gotas de uno de ellos tres o cuatro veces al día).
- T.M. de potentilla-tormentilla erecta (50 a 100 gotas dos o tres veces al día).
- Calentar con una moxa el punto de control del intestino (situado a dos dedos del ombligo). En su defecto, poner una bolsa de agua caliente sobre el ombligo.

Estreñimiento e inflamación

Hay dos tipos de estreñimiento:

1. El **estreñimiento espasmódico** que corresponde a individuos nerviosos, tensos, ansiosos, con el vientre duro e hinchado habitualmente. En ese caso, conviene calmar el sistema nervioso equilibrando los sistemas simpático y parasimpático en el intestino. Hay que pensar siempre en la posibilidad de una intolerancia alimentaria, factor de inflamación crónica.
2. El **estreñimiento átono** se caracteriza, por el contrario, por una disminución del peristaltismo intestinal por falta de tono muscular de la pared intestinal. Se trata, entonces, de tonificarlo y estimularlo.

En ambos casos, un estreñimiento pasajero debido a un cambio de costumbres o de alimentación se transforma en estreñimiento obstinado tras una serie de tratamientos médicos irritantes, creando una auténtica inflamación (*véase* colitis).

También conviene tener en cuenta que la mayoría de medicamentos que actúan sobre el sistema nervioso (sedantes, tranquilizantes, hipnóticos, ansiolíticos, estimulantes, excitantes, simpaticomiméticos, etc.) desequilibran el conjunto del sistema digestivo.

Ejemplo: un remedio para secar la nariz (rinitis crónica) tendrá un efecto estimulante del simpático nasal que secará las mucosas momentáneamente, pero tendrá el efecto secundario de ralentizar el tránsito intestinal.

En los casos crónicos, es preferible consultar a un terapeuta que adaptará el tratamiento a cada caso y eliminará las causas mecánicas, alimentarias o energéticas del estreñimiento.

Cuidados naturales

- Dietética: alimentación antinflamatoria e hipotóxica.
- La riqueza en fibras de celulosa estimula naturalmente la pared intestinal átona; prioriza los cereales integrales.[6]
- En el estreñimiento espasmódico hay que evitar irritar la pared intestinal, a menudo inflamada: evitar el exceso de fibras y tomar la fruta y la verdura en zumo: remolacha, zanahoria, berro, espinacas, ortigas, hojas verdes para ensaladas (sobre todo lechuga) (2 a 3 vasos al día, lejos de las comidas).
- Por la mañana en ayunas: cura de zumo de rábano negro para estimular el vaciado vesicular y el intestino (1 ampolla o mejor 1 vaso pequeño de zumo fresco). Cura de veintiún días; parar de ocho a quince días y volver a la cura.
- Por la noche: frutas secas que habrás puesto en remojo todo el día en agua mineral (ciruelas, higos, para antes de acostarse).
- Otra fórmula: una cucharada de aceite de oliva aromatizado con una cucharadita de zumo de limón antes de acostarse.
- Salvado (especialidad dietética): pero antes prueba con un pan bio, integral, que es menos irritante. Toma siempre cereales integrales.

---

6. *Traitements naturels de la constipation, op. cit.*

Estreñimiento crónico

Tratamiento físico: el descenso de los intestinos, o ptosis, provoca la formación de curvas que deben ser tratadas mediante osteopatía visceral y gimnasia, con musculación de los abdominales y del diafragma, posturas inversas de yoga y, en ocasiones, una faja de sostén.

> **CONVIENE SABER**
> **La postura para defecar es importantísima**
>
> Para evacuar, es fundamental que la columna esté recta, no echar el cuerpo hacia delante, para conseguir que el recto se mantenga en posición vertical. Si es necesario, se levantan los pies con un banquito. Nunca deben cruzarse las piernas.
> Hay que tomarse el tiempo necesario y dejar que la naturaleza haga su trabajo. Conviene relajarse y respirar lenta y profundamente, con el vientre.
> También se puede hacer un masaje en la tripa, en el sentido de las agujas del reloj, para aumentar la presión y el descenso de las heces. No forzar nunca, de lo contrario se producirán hemorroides y lesiones mecánicas en el recto.

Fitoterapia: ispaghul o plantago de las Indias (semillas), lino (semillas), psyllium (semillas): una cucharadita de semillas para ingerir dos o tres veces al día, o mezcladas con yogur o alguna bebida.

Tisanas laxantes suaves o gélulas de planta entera: alcachofa, malvavisco, malva, diente de león, ruibarbo, solas o mezcladas. Hay que evitar completamente las plantas irritantes porque el uso continuado provoca colitis: arracián y *Senna alexandrina*, particularmente.

Semillas de lino chafadas (o en polvo): 3 cucharaditas al día.

En función del terreno de cada cual, añadir plantas drenantes:

- Hígado: *Chrysantellum americanum*, cardo bendito, alcachofa, romero…
- Riñones: cassis, orthosiphon, bayas de enebro…
- Pulmones: marrubio, tusílago, violeta…

- Sistema nervioso: bellota nigra, loto, hojas y flores de naranjo, hojas de mandarina, pasiflora, tilo…
- Corazón: espino, olivo…

Bioterapias: homeopatía, yemoterapia, bajo supervisión de un terapeuta.

Aromaterapia: A.E. de albahaca, manzanilla, zanahoria, cilantro, estragón, enebro, naranjo o romero (1 a 2 gotas de uno de ellos tres o cuatro veces al día).

Parásitos intestinales, fuente de inflamaciones

Más frecuentes de lo que se cree en general, las infestaciones vérmicas deben sospecharse sobre todo en niños o en adultos anormalmente nerviosos (en correspondencia con el ciclo lunar).

Síntomas: picazón resultante de la inflamación del intestino, en la nariz, el abdomen y el ano; signos mentales de tipo agresivo, sueño agitado, bruxismo, coloración terrosa del párpado inferior.

Cuidados naturales

- El ajo es la planta específica para los gusanos: tostadas frotadas con ajo, cápsulas de ajo desodorizado. Todas las plantas de la familia del ajo son vermífugas.
- Aromaterapia: A.E. de quenopodio, santolina, tomillo, bajo supervisión de un terapeuta. Se puede pedir la preparación farmacéutica.

Prurito anal

Picazón periódica o constante del ano, de origen inflamatorio. Siempre hay que pensar en gusanos o en hemorroides. No olvidar tratar el hígado y el intestino.

Cuidados naturales

- Las mismas medidas higienicodietéticas que para la colitis.
- Aplicar localmente aceite aromático de calófilo inófilo con un 2 % de bálsamo de copaiba destilado y un 1 % de A.E. de lavanda vera.
- Si el problema persiste, consultar al gastroenterólogo.

Cuidados naturales de las afecciones inflamatorias genitourinarias

El sistema genital y urinario está bajo la dependencia de secreciones hormonales y del sistema nervioso. Es hipersensible al estrés, tanto en hombres como en mujeres, y su funcionamiento depende estrechamente de los órganos vecinos, sobre todo los intestinos. Puede ser sede de simples disfunciones o de enfermedades inflamatorias, infecciosas y de esclerosis.

Las reglas generales del método natural deben aplicarse para la prevención y las curas. Pero se aconseja, más que para el resto de órganos, tener en cuenta todos los factores mecánicos, que suelen ser la base de todos los problemas, particularmente en el caso de las mujeres (tras los partos difíciles, la menopausia, etc.), y de los que se cuida la osteopatía visceral.

Infecciones urinarias

Suelen ser secundarias a una inflamación u obstrucción intestinal. Usualmente se encuentran gérmenes fecales (colibacilos) que pasan a las vías urinarias a través de la fina pared intestinal.

Cuidados naturales
- Tratar conjuntamente el intestino luchando contra el estreñimiento y las fermentaciones mediante una regulación alimentaria correcta (*véase* colitis).
- Alimentación específica: zumo de arándano rojo, arándanos negros…

- Fitoterapia: infusiones de hojas de cassis + orthosiphon + vellosilla + gayuba: 3 a 6 tazas al día de mezcla a partes iguales, o tintura madre de vellosilla, orthosiphon y gayuba.
- Yemoterapia: cassis (macerado madre) 5 gotas tres veces al día.
- Aromaterapia bajo supervisión del terapeuta: bálsamo de copaiba, A.E. de palo de rosa, ciprés, gaiac, enebro alpino, clavo, lavanda, niaouli, sándalo, ajedrea, tomillo, por vía interna y en unciones externas.

Afecciones de los riñones

Las afecciones renales son temibles.

Cuidados preventivos

Una buena higiene preventiva nos protege de numerosos problemas:

Beber agua de calidad fuera de las comidas (poco mineralizada) asegura un drenaje renal regular. Cuidado con la deshidratación porque comporta la rápida acumulación de sedimentos que acaban formando cálculos renales o vesiculares. Practica curas de drenaje cada cambio de estación durante una semana, con ayuda de tisanas depurativas y diuréticas: por ejemplo, hojas de abedul + hojas de cassis + gayuba + orthosiphon + vellosilla (de 2 a 4 tazas al día de la mezcla).

Una simple infección de garganta o de dientes puede complicarse y acabar en infección renal. No menospreciar las anginas y las infecciones dentales.

Cuidados naturales

Los A.E. son notablemente eficaces en el tratamiento preventivo y curativo de la esfera urinaria.

Aromaterapia depurativa renal: A.E. de limón, zanahoria (1 a 3 gotas tres veces al día). Beber en abundancia tisanas de gayuba + cassis + *Equisetum arvens* + reina de los prados + fresno… a base de agua poco mineralizada.

Insuficiencia renal: seguimiento médico indispensable.

Infección renal: para tratar médicamente con el mayor rigor debido a las posibles complicaciones.

Como complemento: A.E. antiinfecciosos: clavo, orégano, sándalo, ajedrea, tomillo.

Litiasis renal y vesicular, retención urinaria:

- Dietética: beber mucha agua poco mineralizada, sobre todo si eres de los que sudan mucho o si es verano. La orina debe ser siempre clara (si son oscuras el riesgo de formación de cálculos aumenta). Consume regularmente cebolla cruda y cocida.
- Fitoterapia: cura de tilo salvaje.
- Aromaterapia: A.E. de limón, hierba de limón (1 a 2 gotas de uno de ellos de tres a cuatro veces al día).

En caso de retención grave, consultar al médico.

Cuidados naturales de las inflamaciones de la esfera femenina

En este capítulo sólo evocaremos los problemas crónicos de componente inflamatoria,[1] los agudos y/u hormonales son asunto del médico habitual. En caso de dolor anormal, pérdidas, erupciones, consultar obligatoriamente al ginecólogo de urgencias. El autotratamiento sólo está indicado en afecciones benignas. Para evitar todo riesgo venéreo, exigid el uso de preservativos para practicar sexo (en parejas no estables).

Cistitis

Inflamación de las vías urinarias externas que se acompaña de dolores, quemazón, ganas de orinar continuamente e infección por gérmenes fecales (colibacilos, etc.).

Cuidados naturales

Consejos generales: hay que empezar por equilibrar la flora intestinal mediante una regulación alimentaria (dieta hipotóxica y alcalinizante).

---

1. Para más detalles, véase, del mismo autor, *Guide de la santé au féminin, op. cit.*

- Suprimir las bebidas con cafeína (café, té, cola) y reemplazarlas, lejos de las comidas, por infusiones de plantas descongestionantes y antisépticas: brezo (flores) + hibiscos (karkadé) + vellosilla + orthosiphon (4 cucharaditas a partes iguales en 1 litro de agua hirviendo; 15 minutos de infusión y beber durante el día).
- Aromaterapia por vía interna: ungüento de copaiba, A.E. de enebro, clavo, lavanda (1 a 2 gotas de alguno de ellos, tres o cuatro veces al día).
- Yemoterapia: *Vaccinium vitis idaea* (yemas ID): 50 gotas tres veces al día en un poco de agua.
- Reducir las fermentaciones intestinales: suprimir transitoriamente los lácteos y cereales con gluten. Carbón vegetal.
- Osteopatía visceral (verificar si hay una malposición del útero).

Dolores durante el coito (dispareunia)

Se pueden deber a una inflamación de la mucosa uterina, a espasmos de los músculos pélvicos o a una malposición del útero (retroversión, descenso de órganos…) creando un estado inflamatorio local y crónico.

Cuidados naturales
- Equilibrar el pH vaginal.
- Osteopatía visceral.
- Reeducación de los músculos del perineo tras el parto.

Infecciones ginecológicas crónicas

Son cada vez más frecuentes y se manifiestan por dolores acompañados o no de fiebre (bartholinitis, metritis, salpingitis, vaginitis). Hay que consultar al ginecólogo siempre.

Cuidados naturales
Como complemento al tratamiento alopático, se puede poner en marcha un tratamiento para el terreno y equilibrar la flora intestinal y genital. Muy a menudo, los tratamientos antibióticos prematuros o la ingesta de hormonas son responsables de dicho desequilibrio.

La aromaterapia es muy útil para atajar la infección y evitar su propagación a los órganos vecinos. Aceites esenciales de terreno: palo de rosa, estragón, lavanda, mirto, salvia o tomillo al linalol.

Pensar en una eventual malposición uterina, que debe ser tratada por el osteópata visceral.

La Sra. T., de 41 años, fue a la consulta por infecciones urinarias repetidas, dolor en el bajo vientre y en el coxis, imposibilidad para orinar y dolores pélvicos que le impedían las relaciones sexuales normales desde hacía trece años. Fue a ver al osteópata visceral por consejo de otra mujer a la que habían tratado exitosamente por el mismo problema. El examen postural y osteopático reveló un achatamiento general del cuerpo, con ptosis visceral global y una anteversión del útero.

La recolocación de órganos de la región pélvica[2] procura un alivio inmediato durante la sesión misma, particularmente del dolor en el coxis y la pelvis. Se aconseja una gimnasia específica postural y perianal.

El papel del osteópata fue determinante en este caso porque eliminó las presiones orgánicas anormales que sometían a la paciente a un círculo vicioso: compresión > bloqueo circulatorio > hipoxia > inflamación > infección. En casos antiguos, son necesarias varias sesiones espaciadas por un mes.

Leucorreas o pérdidas blancas

Reflejan una inflamación y una congestión de la esfera ginecológica. No hay que confundirla con el moco cervical secretado normalmente por el cuello del útero, que es perfectamente fisiológico (su consistencia y su color varían según el momento del ciclo).

Si las pérdidas son anormales (amarillentas, con mal olor o muy líquidas) y acompañadas de fiebre y dolor, consultar al ginecólogo con carácter de urgencia.

---

2. Conviene saber: las técnicas de osteopatía intrapélvicas no pueden ser practicadas sin el establecimiento de un consentimiento firmado por el paciente y por motivos justificados.

Cuidados naturales

Inyecciones vaginales a base de fórmulas farmacéuticas fitoterápicas.

Consejos: curar el intestino, pensar en alguna posible intolerancia alimentaria. Optar por una dieta hipotóxica y antiinflamatoria.

Malposiciones uterinas: no se deben descuidar

Pueden ser responsables de esterilidad funcional (infertilidad), cistitis, dolor, inflamación, infecciones, pudiendo provenir de una falta de movilidad o de una posición defectuosa del útero.

Tras el parto (causa n.º 1), un accidente (caída, choque, esfuerzo violento), una intervención quirúrgica o una infección local, el útero puede fijarse en una postura incorrecta que limitará sus movimientos y creará una situación congestiva o inflamatoria local.

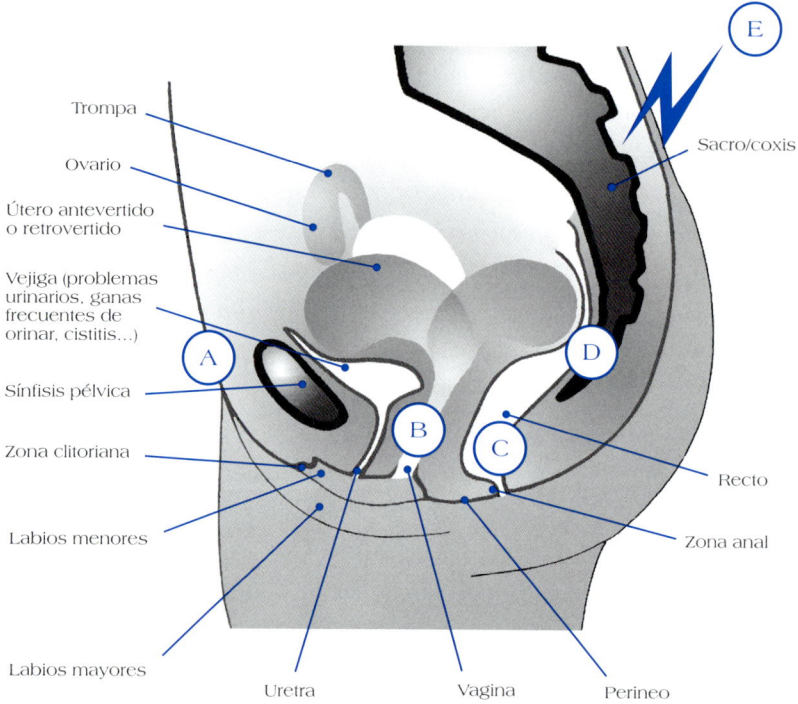

A – Sensación de peso; B – Dolores durante el sexo; C – Hemorroides; D – Estreñimiento; E – Dolores lumbares, sacros o coccígeos.

Estas malas posturas son:

- la basculación global: anteversión, retroversión, lateroversión;
- la flexión a nivel del istmo (entre el cuello y el cuerpo uterino): en este caso se tratará de anteflexión, retroflexión o lateroflexión.

Todas estas malas posiciones son susceptibles de provocar –aunque no necesariamente– problemas funcionales a nivel local: simple malestar, molestias permanentes, inflamaciones, dolor espontáneo o durante el coito, e incluso infertilidad funcional.

Tratamiento natural de las malposiciones uterinas[3]

Los problemas de posición y movilidad no constituyen enfermedades orgánicas propiamente dichas, sino dolencias funcionales, pero no por ello son menos anormales o patógenas: no tratadas con las técnicas apropiadas, son susceptibles de provocar, con el paso del tiempo, afecciones serias (inflamación, retracciones, fibrosis y esclerosis).

Dichas modificaciones del terreno crean un caldo de cultivo propicio para la instalación de infecciones y tumoraciones benignas al principio, más graves después. El tratamiento natural de los problemas funcionales «corta el mal de raíz» y, en el mejor de los casos, evita su agravación.

Los métodos más eficaces son: la osteopatía visceral, que constituye el medio natural perfecto para tratar específicamente este tipo de problemas mecánicos, y, más particularmente, mediante técnicas manuales o intrapélvicas (por vía intravaginal y/o anal).[4] Se completa con posturas especiales y una gimnasia específica de la musculatura intrapelviana y periférica.

En el caso de que las técnicas naturales sean inoperantes, la única solución será la intervención quirúrgica.

---

3. Véase la *Guide de la santé au féminin* y *L'Ostéopathie au féminin* en www.naturemania.fr
4. Las técnicas intrapélvicas sólo pueden ser llevadas a cabo por profesionales cualificados y siempre tras la firma de un consentimiento escrito.

Ptosis orgánicas

La ptosis o descenso de órganos, aparece brutalmente (a veces por un golpe o desgarro) o progresivamente (embarazos muy cercanos entre sí, pérdida muscular, sedentarismo, aumento de peso, contractura del músculo diafragmático…). Este descenso comprime los órganos que están debajo de los intestinos > útero > vejiga, creando una congestión circulatoria y un estado inflamatorio crónico, localizado, que favorece el desarrollo de infecciones urinarias o pélvicas de repetición.

El tratamiento es complicado: la situación es reversible siempre que se detecte al principio. La osteopatía, las posturas inversas de yoga, la remusculación especializada en la banda abdominal, del perineo, llevar una faja de sostén, son estrategias recomendadas. En los casos más avanzados, sólo hay soluciones quirúrgicas.

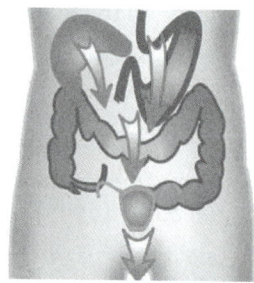

Afecciones de las mamas
Fisuras en los pezones

Cuidados naturales
- Usar aceite de rosa mosqueta en unciones suaves entre cada toma.
- Cremas a base de zinc.

Las pezoneras evitan el rozamiento de los pezones con la ropa. Están indicadas para prevenir y curar las fisuras en caso de pezones hipersensibles e irritables.

Congestión e inflamación del útero

En todos los casos, es indispensable un examen de diagnóstico ginecológico y, si fuera necesario, osteopático, siguiendo los consejos de los terapeutas.

Cuidados naturales
- Tratar el intestino, modificando la dieta si fuera necesario (eventual ptosis).
- Aplicación de cataplasmas de arcilla que alivia y descongestiona.
- Aplicar, según el caso:
    - Para la congestión: A.E. de albahaca, palmarosa, perejil, romero (10 a 20 gotas de mezcla dos o tres veces al día).
    - Para la inflamación: A.E. de lavanda y lavandín (10 a 20 gotas de mezcla dos o tres veces al día).

Vaginitis

Los mismos consejos generales que para la cistitis y la dispareunia. Bajo supervisión terapéutica: A.E. de manzanilla + lavanda + perejil + salvia diluidos al 10 % en aceite vegetal, en un tampón o en óvulos (preparado farmacéutico).

Vulvitis y prurito vulvar (picores)

Pensar en una parasitosis intestinal, sobre todo en niñas pequeñas. Ir al ginecólogo para eliminar una posible causa infecciosa.

Cuidado con los lavados íntimos demasiado frecuentes o agresivos, pues desequilibran el pH y la flora vaginal.

Tratamiento complementario: dieta antinflamatoria.
- Evitar los baños de asiento fríos.
- Aplicar un aceite aromático de calófilo inófilo o de rosa mosqueta, con un 2 % de A.E. de manzanilla, lavanda o geranio rosa…

Cuidados naturales para los problemas inflamatorios masculinos[5]

Consultar inmediatamente al médico de cabecera, al urólogo o a un especialista en enfermedades venéreas en caso de grosor, goteo, dolor o erupciones en la zona genital. La rapidez en el tratamiento puede transformar favorablemente un pronóstico, incluso para afecciones graves.

Consejo: Usar sistemáticamente preservativos tanto para protegerse uno mismo como para proteger a la compañera (particularmente para parejas no estables).

Próstata

Sus problemas inflamatorios se manifiestan por dificultades en la micción. En todos los casos es indispensable el seguimiento del urólogo (prevención del cáncer).

Prostatitis, hipertrofia de la próstata

Cuidados naturales

Consejos generales: procurar mantener actividad sexual para evitar la atrofia de la glándula y el envejecimiento prematuro de los tejidos circundantes. La eyaculación estimula la microcirculación y el sistema neurovegetativo de la próstata. Es imperativo que el líquido seminal se evacue regularmente para evitar la estasis (congestión) local, factor de inflamación. Dos eyaculaciones por semana son la media más saludable para una buena higiene vital física, mental y sexual.

También se aconseja el masaje prostático regular. En este tema hay que quitarse de la cabeza determinadas ideas preconcebidas. No se trata de un masaje erótico sino terapéutico, para la prevención de problemas prostáticos. Hay instrumentos específicos y de fácil empleo para la estimulación de la próstata.

Fitoterapia (bajo supervisión terapéutica): en alternancia.

---

5. Véase, del mismo autor, *Guide de la santé au masculin, op. cit.*

Serenoa (*Serenoa repens* = *Sabal serrulata*). Ciruelo africano (*Pygeum africanum* = *Prunus africanum*). Ortiga (*Urtica dioica*). Epílobe (*Epilobium parviflorum*). Maca, semillas de calabaza.

En todos los casos, hacer una cura de polen (1 cucharada sopera por la mañana).

Aromaterapia: A.E. de ciprés, lavanda áspic, hierba de limón, enebro, niaouli, en unciones en el bajo vientre.

Yemoterapia: Sequoia gigantea, brotes tiernos en macerado madre (5 gotas mañana y noche) + yemas de *Ribes nigrum* en macerado madre (5 gotas tres veces al día).

Oligoelementos: magnesio-cobalto y níquel-cobalto.

Enfermedad de Lapeyronie

Curvatura anormal del pene, posterior a una lesión traumática de los tejidos que puede haber tenido lugar tras un coito (brutal, con fractura). La inflamación insidiosa que resulta desemboca en una cicatrización anormal y una esclerosis localizada.

Prevención: evitar los coitos violentos y ciertas posturas que predisponen a la lesión (postura de Andrómaca).

Cuidados: reposo. Desde los primeros síntomas, masajes con aceites aromáticos que activen la microcirculación. En casos graves, se requiere de cirugía reparadora.

Cuidados naturales para las inflamaciones de la piel

La inflamación crónica de la piel es la más visible de las inflamaciones. Hay que controlar las manchas, los engrosamientos, los granitos, los lunares y consultar con un dermatólogo si aparece cualquier modificación de color o talla. Hay que tener una prudencia extrema con la exposición al sol (*véase* la Primera parte).

Las infecciones de la piel no entran en el ámbito de esta obra,[1] pero vamos a comentar algunas afecciones inflamatorias de la piel para las que las medicinas alternativas actúan con eficacia tanto para curar como para prevenir. El tratamiento debe ser sinérgico, tratar el interior y el exterior al mismo tiempo para mejorar el terreno, sanear el interior y permitir a las células de la piel regenerarse mientras sea posible.

Cabe destacar: la piel y el sistema nervioso tienen el mismo origen embriológico. Eso explica la correlación existente entre el estrés y la aparición de ciertos problemas cutáneos (eczema, psoriasis…).

Acné

Dermatosis crónica inflamatoria que afecta a los folículos pilosebáceos.

Tratamiento médico + el siguiente complemento: dieta antiinflamatoria e hipotóxica. Uso de plantas de drenaje bajo supervisión terapéutica.

---

1. Para saber más al respecto, véase *Les Maladies de la Peau*, Dr. Jean-Loup Dervaux, Éditions Dangles.

Cuidados naturales

Aplicaciones locales con un bastoncillo de algodón empapado con aceites esenciales antinflamatorios y antiinfeccioso, según el terreno (palo de rosa, lavanda vera, laurel noble, palmarosa, tomillo…).

ALERGIAS

Cuidados naturales

Siempre debe tratarse el terreno (hígado, sistema simpático, glándulas corticosuprarrenales).

Las alergias pueden contraindicar el uso de algunos A.E. y de perfumes, sobre todo los que contengan residuos de disolventes.

A.E. antialérgicos: manzanilla azul, manzanilla romana, estragón, gaulteria y sobre todo la rosa mosqueta (bajo supervisión del terapeuta).

Alergia a las tiritas adhesivas: proteger la piel con tintura madre de benjuí.

AMPOLLAS

Inflamación de la piel por roce o frotamiento. Si el roce es suave pero persistente, la ampolla acaba transformada en un tejido denso, fibroso y protector, como una duricia o un callo.

Cuidados naturales

A.E. de limón, geranio o lavanda (aplicar localmente 2 o 3 gotas).

CICATRICES

Cuidados naturales

Tratadas precozmente, las cicatrices quirúrgicas desaparecen rápidamente gracias a productos naturales como el aceite de argán, el de macadamia o el de rosa mosqueta.

Aplicar mañana y noche unas gotas de uno u otro, masajeando para acercar los bordes de la herida. Perseverar durante uno o dos meses.

Duricias y callos

Véase tratamiento de las verrugas.

Insolaciones

V*éase* Primera parte.
Prevención: ¿cómo tomar el sol sin riesgos?
Algunas reglas prudentes permiten limitar los efectos nocivos del sol.

- La primera exposición nunca debe exceder los quince minutos en la playa, evitando siempre las horas de sol fuerte.
- Según la naturaleza de nuestra piel, hay que ser prudente (particularmente cuando se tiene la piel de color claro, y más si se tienen pecas).
- Disminuir el tiempo de exposición en la nieve, en altitud, a mediodía y en el ecuador. Ir aumentando diez minutos cada día sin llegar nunca a más de una hora.
- Las pieles cetrinas y negras están mejor protegidas que las blancas. Pero sea cual sea tu color de piel, protégete con una crema de alto índice de protección (mínimo 30) y exponte progresivamente. En caso de duda, pide consejo al farmacéutico.
- Protege el capital de tu piel: evita las sesiones de bronceado largas. Respeta las treguas de las horas más peligrosas (de 12 a 16h).
- Haz la siesta a la sombra. No te fíes de los rayos reflejados en la playa, en el agua o en la nieve. Ponte gorro y chaqueta de algodón para hacer deporte.
- Evita hacer deporte al aire libre en las horas de sol fuerte.
- Bebe mucho. No esperes a tener sed para beber, porque cuando se siente sed ya se está deshidratado.

- Come mucha fruta y verdura de colores diferentes (que contienen carotenos y licopeno).
- No uses lámpara de bronceado (productores de rayos ultravioletas) porque está más que demostrado lo nocivas que son.

Vigilar a los niños: hay que proteger a los niños del sol en la playa, la piscina y en las zonas de juego. Somos responsables de su futuro cutáneo: las sobrexposiciones repetidas predisponen a la aparición de cánceres de piel y a alteraciones del cristalino. Recuerda que las dosis de irradiación solar se van acumulando año tras año, la piel tiene memoria. Vestidos opacos y sombreros o gorras son eficaces para protegernos, así como las cremas de alta protección que deben renovarse después de cada baño. Acostumbrarse a llevar gafas de sol desde la infancia es un buen hábito que se debe inculcar. En caso de lunares y pecas, es conveniente cubrirlas con una tirita opaca. El sol los puede «freír» (¡el melanoma es fulminante!).

Cuidados naturales: idénticos a los de las quemaduras.

> Aplica inmediatamente sobre la zona quemada por el sol A.E. de lavanda vera o de lavandín súper diluido al 50% en aceite de rosa mosqueta o, en su defecto, de aceite de oliva.

Dermatitis

Comprenden todas las dolencias de la piel, ya sean alérgicas, inflamatorias, infecciosas, parasitarias, degenerativas o hereditarias. El dermatólogo es el que se encarga de cuidar la epidermis, la dermis y también la hipodermis.

Cuidados naturales
Una esteticista puede actuar sobre la parte superficial y visible de la piel, la epidermis. Un masaje tiene una acción beneficiosa porque mejora la mi-

crocirculación local, reponiendo la hidratación por el interior del cuerpo. La aplicación de productos cosméticos permite, básicamente, conservar o reconstituir el film hidrolipídico natural, siempre en peligro por la contaminación externa.

La inflamación de la piel crea perturbaciones en la microcirculación: vasodilatación transitoria o permanente visible por el enrojecimiento de la piel, vasoconstricciones transitorias o permanentes visibles por una piel pálida, mal irrigada y arrugada.

La lucha contra el envejecimiento de la piel pasa, necesariamente, por una higiene de vida general y por cuidados asiduos externos para protegerla del contacto permanente con el entorno.[2]

A.E. y bálsamos generalmente aconsejados: bálsamo de Tolu, bálsamo de copaiba, benjuí, A.E. de enebro, palo de rosa, zanahoria, incienso, lavanda, geranio, gurjum, elemí, *Melaleuca alternifolia*, mirra.

Eczema

Dermoepidermitis inflamatoria aguda o crónica acompañada de picazón.

Cuidados naturales

Tratar el terreno: dieta antinflamatoria e hipotóxica, suprimiendo el gluten y los lácteos, en caso de intolerancia confirmada.

Localmente, unciones de bálsamo de copaiba, tintura de benjuí, A.E. de zanahoria, elemí, incienso, lavanda, mirra, niaouli (5 a 10% en aceite de rosa mosqueta, aceite de calófilo inófilo).

Eczema húmedo: A.E. de lavanda, aceite aromático de calófilo (bajo supervisión del terapeuta). Bálsamo de copaiba, tintura madre de benjuí, A.E. de elemí, incienso, lavanda, mirra, niaouli.

---

2. Véase *La Méthode Naturelle Anti-Age, op. cit.* y *Mon Guide Naturel Anti-Age,* en naturemania.fr.

Escaras

Se trata de llagas átonas que aparecen en personas que viven permanentemente en cama, en los puntos de apoyo del cuerpo (talones, nalgas…) debidas a la necrosis de los tejidos, por compresión. Son frecuentes en los ancianos y en las personas politraumatizadas.

Cuidados preventivos «nursing»: modificar frecuentemente los puntos de apoyo de los pacientes cambiándolos de postura (es imperativo comprar un colchón alternativo), masajear vigorosamente las zonas frágiles con fricciones y palmadas, varias veces al día, manteniendo una higiene rigurosa. Masajear con cubitos de hielo para provocar una vasoconstricción local.

Cuidados curativos: las escaras son más fáciles de prevenir que de curar, así que necesitan cuidados intensivos desde la aparición de las lesiones.

A los cuidados tradicionales es bueno añadir A.E. cicatrizantes (*véase* este párrafo). Pomada a base de extracto seco de hidrocotilo o *Centella asiática*. Apósitos a base de gasas empapadas en A.E. (biogasas).

Infecciones de la piel (microbianas y virales)

Tratar desde el primer enrojecimiento.

A.E. de palo de rosa, zanahoria, ciprés, lavanda, lavandín, niaouli, ajedrea, diluidos en un aceite vegetal o en aceite aromático de calófilo inófilo (Tamanu). Aplicar puntualmente con una torunda de algodón.

Inflamación benigna de la piel

- Aguas florales de aciano, manzanilla en compresas (para la cara y el cuidado de ojos y párpados).
- A.E. de aquilea milhojas, artemisa, bálsamo de copaiba, manzanilla, geranio rosa, lavanda, palmarosa, diluidos del 1 al 5% según las zonas que se vayan a tratar. En unciones suaves bajo supervisión del terapeuta.

- En caso de inicio de infección localizada, aplicar A.E. de palo de rosa o de tomillo con una torunda de algodón.

Micosis (pitiriasis, pie de atleta, candidiasis ungueal)

Infección por hongos debida a una disminución de las defensas cutáneas.

Cuidados naturales
- Pensar en drenar el hígado y equilibrar la flora intestinal. Desinfectar ropa y zapatos.
- Localmente: bálsamo de copaiba, A.E. de geranio rosa, lavanda, pachuli, sándalo, ajedrea, salvia (unas gotas mañana y noche, haciendo que penetre bien).

Picaduras de insectos

En el caso de los mosquitos, aplicar preventivamente A.E. de citronela sobre piel y ropa, o un repelente tradicional. Durante viajes a países de riesgo (África, Asia y América), consumir vitamina B1, que le da a la piel un olor que desagrada a los mosquitos.

Nota: Es fundamental taparse brazos y piernas cuando cae el sol.

Para curar: si te pica un mosquito, utiliza A.E. de lavanda vera, áspic o lavandín súper en la picadura.

Atención a las picaduras de garrapata.[3] Nos exponen al desarrollo de la enfermedad de Lyme (borreliosis). El riesgo de contaminación es bajo si la garrapata se retira en las primeras horas. Para quitarla, lo mejor es usar un quita-garrapatas de farmacia. Desinfecta la herida. Si aparece un enrojecimiento circular en las semanas siguientes, consulta al médico para que ponga un tratamiento específico.

---

3. Para más detalles: www.dermatonet.com/tique.htm

Psoriasis

La psoriasis es una patología cutánea inflamatoria que aparece en determinadas condiciones y se agrava por el estrés. Su evolución es crónica (más de tres meses). La causa de la psoriasis es una renovación excesivamente rápida de la epidermis (capa superior de la piel). Las investigaciones sobre la mejor forma de encarar la enfermedad, así como eventuales tratamientos, apuntan al uso de anticuerpos anticitoquinas inflamatorias (particularmente IL 17)… El seguimiento médico es indispensable.

Cuidados naturales
- Dieta antinflamatoria e hipotóxica para seguir antes que cualquier otro tratamiento (eliminación absoluta de los lácteos y del gluten al menos durante dos meses).
- Fitoterapia antinflamatoria, según el terreno.
- Aloe Vera, platago (*Plantago major*, *Plantago lanceolata*), col…
- Aromaterapia: probar los baños Scapidar (fórmula amarilla) de Salmanoff y luego aplicar localmente aceite de rosa mosqueta o aceite de calófilo inófilo + A.E. de copaiba o katafray.

Quemaduras

Cuidados naturales
Aplicar inmediatamente, en la zona afectada, A.E. puro de lavanda vera o de lavandín súper. Sobre la secuelas de una quemadura, aplicar aceite de rosa mosqueta con un masaje y pinzar con los dedos para despegar los tejidos y estimular la regeneración de la microcirculación sanguínea local.

Verrugas

A.E. de thuya (1 a 2 gotas en aplicación local durante varias semanas). Hay que pensar en cubrir una posible falta de magnesio.

Remedios tradicionales
- Aplicar dos o tres veces al día zumo fresco de celidonia sobre la verruga, durante tres semanas (común en rocallas y taludes).
- En su defecto, aplicar por la noche una rodajita de ajo fresco del tamaño de la verruga. Cuidado con hacerlo más grande porque el ajo quemará la piel sana.
- Dejárselo puesto toda la noche y repetir varias noches seguidas hasta la destrucción de la verruga.

En la farmacia hay un producto que asocia thuya + celidonia + ácido salicílico.

Prevención y cuidados naturales complementarios para tumores y cánceres

¿Qué es un cáncer?

Un cáncer es la proliferación anárquica de células anormales de uno de nuestros órganos, las cuales forman tumores malignos que pueden contaminar otras partes del organismo y formar otros núcleos cancerosos (metástasis).

En principio, el sistema inmunitario es capaz de destruir las células anormales, que se producen permanentemente. Si por razones diversas el sistema es incapaz de eliminar las células cancerosas en su estadio inicial de división, éstas proliferan doblando su talla cada 60 o 100 días.

Para pasar de una sola célula anormal a un tumor de 1 gramo (que contendrá un millón de células) bastará con 30 multiplicaciones (entre cinco y ocho años). Generalmente, las células cancerosas no son detectables antes de ese estadio.

Según la opinión de científicos independientes, el problema del cáncer no podrá resolverse sin la convergencia de un abanico de medidas generales en todo el planeta, así como de terapéuticas naturales y alopáticas que cuiden conjuntamente al ser humano y su entorno.

El origen de los cánceres es multifactorial: genética, contaminación química, contaminación física (nanopartículas), radiactividad, toxicomanías, mala higiene de vida, obesidad… Los factores psicológicos responsables de estados de estrés deprimen el sistema inmunitario que, desbordado, no es capaz de destruir las células anormales habitualmente fagocitadas, las cuales consiguen multiplicarse en silencio hasta su descubrimiento, a menudo tardío.

La inflamación es el punto en común de la mayor parte de enfermedades cancerosas: inflamación hepática debida al alcohol, inflamación de la lengua, la garganta o los pulmones por el tabaco, inflamación de las glándulas endocrinas por la contaminación química ambiental que nos llega por el aire, el agua y los alimentos, acabando en nuestros pulmones, hígado, intestino, huesos, genitales o en el cerebro.

Las medidas más eficaces anticáncer deben actuar desde todos los frentes.

Cuidar del entorno, que es la fuente de casi la totalidad de enfermedades nuevas. La ecología debe ser causa común porque de la defensa de la salud de la Tierra depende nuestra propia salud; si la contaminamos, nos contaminamos hasta lo más profundo de nuestras células.

Luchar contra todo tipo de contaminación cancerígena en la atmósfera, el agua, los alimentos y las sustancias químicas que utilizamos en la vida cotidiana, los rayos nocivos… (el 80 % de los cánceres son de origen ambiental, según los científicos que firmaron el *Appel de Paris*).

Reforzar las defensas inmunitarias y eliminar las fuentes de estrés, particularmente mediante una alimentación revitalizante y un entrenamiento físico regular; efectuar exámenes médicos de detección sistemática.

Energizar el organismo entero por medios naturales (campos magnéticos pulsados, moxas, aceites esenciales).

Luchar contra los radicales libres mediante el uso de oligoelementos como el selenio o el germanio, y vitaminas A, E, C y F (ácidos grasos esenciales).

Reforzar la mente (voluntad de curarse, pensamiento positivo, visualización de la curación, sofrología para la disminución y gestión del estrés, autohipnosis) y la espiritualidad (rezar o meditar) para elevarnos por encima de las contingencias materiales.

La prevención en este ámbito es fundamental.

Eliminar cada día las células estropeadas y anormales del organismo sólo puede hacerse si nuestro mecanismo de defensa funciona perfectamente, en sus límites fisiológicos y en sus líneas. Es la función de una alimentación sana, biológica, de una vida equilibrada y sin estrés, un físico bien mantenido, situación que actualmente parece utópica para la mayoría de la gente.

La función de la alimentación es crucial: *véase* «La alimentación antinflamatoria, anticancerígena y antienvejecimiento», Tercera parte.

La aportación de los aceites esenciales: ciertos A.E. pueden contribuir a aumentar la inmunidad y eliminar células anormales. Los escogerán los terapeutas cualificados: jara, eucalipto, clavo, geranio, niaouli, pachuli, romero, árbol de té…

Las plantas medicinales anticancerígenas contienen antinflamatorios naturales, pero también algunas sustancias peligrosas (alcaloides). Por lo tanto, deben ser prescritas por un terapeuta cualificado: muérdago blanco, tejo, vinca minor… No automedicarse nunca.

Radioprotección aromática: cuando es necesario someterse a radioterapia, la piel puede protegerse con la aplicación de A.E. de niaouli sobre las zonas tratadas. Este A.E. atenúa los efectos de la quemadura en la epidermis. Practicar unciones con A.E. puro antes de las sesiones de radiación. Tras la misma, aplicar una de las siguientes mezclas: A.E. de niaouli (50%) + aceite de hierba de san Juan (50%) o A.E. de niaouli (50%) + aceite de rosa mosqueta (50%).

Prevención por encima de todo
Es absolutamente necesario adoptar una higiene de vida anticancerígena, porque la prevención es el arma más eficaz para evitar la aparición de tumores, ralentizar su evolución o curarse si se detecta a tiempo.

LA ALIMENTACIÓN ANTINFLAMATORIA, ANTICANCERÍGENA Y ANTIENVEJECIMIENTO

Actualmente sabemos que es posible disminuir los riesgos de enfermedad, tanto en el plano individual como en el ambiental. Según estimaciones oficiales, el 50% de los hombres y el 30% de las mujeres corren el riesgo de desarrollar un cáncer a lo largo de su vida.

La frecuencia de cáncer aumenta con la edad (sólo el 1% de las muertes antes de los treinta y cinco años se debe al cáncer). La mortalidad por esta enfermedad es más elevada en los países en los que la población es fundamentalmente mayor que en los países en los que la mayoría son jóvenes. Por cada cincuenta millones de decesos anuales en el mundo, la décima parte se debe al cáncer –es decir, de 5 a 6 millones–. Las previsiones menos optimistas hablan de doce millones de muertes por cáncer para 2020. ¡El cáncer ha aumentado un 800 % en sólo un siglo!

Esta enfermedad, que constituye una prioridad para la salud pública, sólo puede aumentar debido al alargamiento en la esperanza de vida, que comporta el envejecimiento de la población. El «plan cáncer», orquestado por el Instituto Nacional del Cáncer (Francia), recomienda una toma de conciencia nacional sobre la responsabilidad de la alimentación en la aparición del cáncer. Constituye un contexto favorable para la implementación de políticas de investigación y de educación.

Causas de la aparición del cáncer

Las causas de aparición de un cáncer son innumerables en la mayoría de ocasiones. Según los estudios epidemiológicos más recientes:

- del 40 al 50 % de los cánceres son imputables al entorno y al modo de vida:
- el 25 % se deben a factores genéticos;
- y del 20 al 30 %, a factores hormonales.

El modo de vida es determinante y los diferentes factores de riesgo se potencian mutuamente:

- Ingesta de alcohol.
- Tabaquismo (que agrava los efectos del alcohol).
- Alimentación pobre en verdura verde.
- Exceso de grasas animales, déficit de vitaminas A y C.
- Déficit de fitoestrógenos alimentarios (isoflavonas y lignanos).
- Alimentos pobres en fibras.
- Ausencia de ejercicio físico y sobrepeso, sobre todo después de la menopausia.
- Contaminación ambiental, particularmente radiaciones ionizantes en dosis recibidas antes de los cuarenta años.

El cáncer se desencadena bien por una agresión repetida del factor cancerígeno, bien por la asociación de factores diversos.

Los oncólogos más eminentes consideran que si cuidamos la alimentación, 100 000 tumores podrían evitarse cada año en Francia. Y si añadimos la lucha contra la contaminación química y los productos de riesgo, el número de tumores podría disminuir aún más.

El 40 % de los tumores son evitables

La prevención debe fundamentarse, particularmente, en la detección y la eliminación de las causas que predisponen o desencadenan el cáncer.

La detección sistemática disminuye el riesgo de cáncer en un 30 %. Deberían hacerse mamografías cada dos años, igual que colonoscopias, sobre todo en individuos de riesgo (con antecedentes familiares de cáncer de mama o de colon).

Programa de lucha anticáncer

El WCRF (World Cancer Research Fund, Fundación mundial de investigación del cáncer) ha dado un cierto número de recomendaciones que son las mismas que han estado recomendando los pioneros de la salud natural desde hace treinta años.

Si éstas se siguen, tendrán un efecto positivo en la salud general y en todos los posibles cánceres, pero sobre todo en tres de ellos en particular, los más mortíferos: el cáncer de mama, el cáncer colorrectal y el cáncer de pulmón.

Las recomendaciones del WCRF son claras y simples al mismo tiempo. Lo más importante es la toma de conciencia, fácil de conseguir entre los niños desde la más tierna edad, más complicada de alcanzar en adolescentes y adultos, cuyo comportamiento alimentario suele ser irracional, desequilibrado y agravado con actitudes nefastas (tabaco, alcohol, drogas).

Cambiemos nuestra alimentación: es la base de la salud sostenible y de la lucha contra las enfermedades degenerativas o el envejecimiento precoz.

Las reglas de la alimentación saludable antinflamatoria y anticancerígena (síntesis)

Cada ingesta debe contener todos los grupos de alimentos de origen vegetal

El error consiste en priorizar un alimento por encima de otros. Puede ser el caso del pan, por ejemplo, de las patatas, la carne y las materias grasas. Entre los jóvenes, el error más corriente es el consumo regular y excesivo de alimentos azucarados (bollería, chocolates, pasteles), de bebidas azucaradas, hamburguesas, pasta y pizza.

Comer más fruta y verdura

Es indispensable comer entre 500 y 800 g diarios de fruta y verdura. En Francia la verdura se consume menos de lo deseable. El Programa Nacional Nutrición Salud recomienda al menos cinco frutas y verduras al día, un mínimo vital que conviene respetar y un hábito que se debe inculcar en los niños pequeños.

No abusar de la carne

La carne forma parte de los alimentos proteicos que participan en el equilibrio alimenticio, pero no debe representar más del 10 % de los aportes energéticos totales. Se recomienda variar las fuentes de proteínas priorizando el pescado y el pollo (sobre todo pescado azul rico en omega-3). Hay que escoger pescados marinos de mares limpios, preferiblemente pescados pequeños y salvajes. La relación calidad/precio siempre es la mejor en este caso. El pescado más modesto contiene tantas proteínas nobles como el pescado de lujo (lenguado, rodaballo, rape). No olvidemos los frutos del mar (mejillones, almejas, berberechos, ostras…) y los crustáceos (gambas, carabineros, langostinos, cangrejos…). Pensemos también en las proteínas vegetales (soja, legumbre, almendras, espirulina…).

Cuidado con las grasas

Hay que consumir muy pocas materias grasas. Evita los fritos. Se debe tomar cada día 1 sola cucharada sopera de aceite de oliva virgen extra y

2 cucharadas de otro aceite vegetal (proporción ideal de ácidos grasos insaturados). Prioriza las grasas vegetales a las animales (salvo las grasas polinsaturadas del pescado azul: sardinas, arenques, caballa, boquerones...).

No salar apenas la comida
El consumo de sal no debe pasar los 4 g al día. Es preferible usar especias y hierbas aromáticas para condimentar los platos (también hay una sal dietética sin sodio).

Escoger un buen método de cocción
Los alimentos deben cocerse a temperaturas moderadas, sin pasar los 90 °C. Los productos industriales deben consumirse sólo ocasionalmente, prefiriendo los preparados frescos (charcutería, platos regionales). Las barbacoas son peligrosas cuando las grasas se queman hasta carbonizarse formando acroleína cancerígena. Es mejor una barbacoa con brasas verticales para que las grasas inflamadas no toquen la carne.

Respetar las reglas de conservación
Almacenar los alimentos perecederos en un lugar fresco y seco para evitar el moho. En el caso de alimentos congelados, respetemos siempre la cadena de frío. Supervisar la temperatura de la nevera para que esté entre 3 y 6 °C.

Cuidar la forma física
Estar en el peso adecuado es un criterio de salud sostenible. Es imperativo no engordar ni quedarse flaco.

Un adulto no debería aumentar más de 5 kg en el curso de su vida.

Practicar una actividad física regular que estimule la circulación general del organismo permite al sistema inmunitario destruir las células anormales a medida que van apareciendo, antes de su multiplicación irreversible. Además, el ejercicio moderado pero regular incita a comer equilibradamente.

Stop a las toxicomanías

¡Cuidado con el exceso de alcohol! La medida justa es un vaso de vino tinto para las mujeres y dos para los hombres. Se puede hablar de alcoholismo cuando una persona no puede pasar un día sin ingerir alcohol: eso es dependencia o adicción. Las bebidas alcohólicas tienen una notable responsabilidad en el aumento del riesgo de cánceres de boca, de laringe, de hígado, de colon e incluso de mama…

Conclusión

Escribir un libro destinado a informar a un público no profesional sobre la inflamación crónica insidiosa, sus efectos sobre la salud y su papel en la instalación de enfermedades degenerativas, que diezman la población en todos los países del mundo, es un proyecto ambicioso que espero haber logrado.

Éste no es un libro escrito por un científico, sino por un terapeuta que se enfrenta diariamente a situaciones complejas y siempre diferentes, situaciones en las cuales debo actuar de la forma más eficaz posible, aplicando los mejores cuidados sinérgicos y los más fiables.

Mi formación inicial como kinesioterapeuta me dio las bases físicas sobre las que pacientemente he ido construyendo, piedra a piedra, una síntesis de conocimientos que he adquirido a los largo de treinta años de formación continua y diversificada.

Este largo recorrido me ha permitido conocer a fabulosos maestros que me han transmitido sus conocimientos y su sabiduría.

Esta obra de síntesis no habría podido nacer sin ellos.

Espero que mi libro te haya aportado los elementos de información que te permitan vivir mejor, más tiempo y evitando enfermedades degenerativas sabiendo detectar y eliminar las mil y una causas de inflamación crónica, fuente de la mayoría de los males de este siglo, desde la más benigna a la más grave.

Es mi deseo pasarte este mensaje que me aplico a mí mismo y que intento transmitir a mis pacientes: prioricemos la prevención en todas sus formas aprovechando los sencillos placeres de la vida.

Te deseo una buena salud sostenible.

ANEXOS

Palabras clave y definiciones

Ácido araquidónico: ácido graso polinsaturado (AGPI) no esencial, de cadena larga, de la familia de los omega-6, sintetizado por el organismo a partir del ácido linoleico. Es el precursor directo de los eicosanoides y de las prostaglandinas.

Ácido salicílico: contenido en la aspirina, en la reina de los prados y el sauce blanco, el ácido salicílico inhibe la ciclooxigenasa y disminuye la biosíntesis de las prostaglandinas proinflamatorias.

Anticuerpos: un anticuerpo es una molécula del sistema inmunitario, capaz de interactuar con un antígeno (elemento externo al organismo que produce una infección), limitando así la patogenicidad.

Antinflamatorio: sustancia natural o química, agente capaz de moderar o detener una reacción inflamatoria.

Bradiquinina (desencadenante del dolor): hormona compuesta por nueve aminoácidos secretada a partir del quininógeno, ambos sintetizados por el hígado. Es un potente vasodilatador que provoca la contracción de los músculos lisos y aumenta la permeabilidad de los vasos, desempeñando un papel en el mecanismo del dolor.

Calicreína: proteasa o peptidasa (enzima) que tiene por función cortar el quininógeno en bradiquina y calidina.

Calidina: compuesto químico liberado tras una lesión en los tejidos y que tiene por función atraer a los glóbulos blancos.

Campo perturbador: término utilizado en terapia neural para designar una inflamación muda, secuela de un traumatismo o herida antigua, una cicatriz o una infección, responsable de problemas a largo plazo o generales. El término «campo perturbador» corresponde a ciertas «lesiones osteopáticas» acompañadas de inflamación crónica.

Cascada araquidónica: proceso a partir del cual el ácido araquidónico, liberado a partir de los fosfolípidos de las membranas de las células inflamatorias y bajo la acción de las fosfolipasas A2, se transforma, gracias a otras enzimas, en leucotrienos, prostaglandinas (PGI2 o prostaciclina PGE2, PGD2) y tromboxanos.

Cicatrizante: sustancia natural o química capaz de acelerar la fase de reparación de los tejidos tras una agresión que haya lesionado una zona corporal.

Ciclooxigenasa (COX1 yCOX2): enzima que permite la formación de prostanoides (prostaglandinas y tromboxanos) a partir del ácido araquidónico.

Citoquinas: sustancias solubles sintetizadas por las células inmunitarias u otras células, con un papel de señalización, permitiendo actuar a distancia sobre otras células para regular la actividad y la función. Las citoquinas son glucoproteínas (constituidas al mismo tiempo por glúcidos y proteínas). Algunas se producen naturalmente por ciertos tipos de glóbulos blancos y son capaces de comunicarse entre ellas para generar reacciones globales. Otras tienen acción sobre la lucha contra los fenómenos inflamatorios, o la disminución de los mecanismos de inmunidad, es decir, en la defensa del organismo.

Complemento: designa un conjunto formado por una treintena de proteínas séricas sanguíneas implicadas en la respuesta inmunitaria a las infecciones.

Disbiosis intestinal: se trata de una perturbación crónica de la flora intestinal (microbiota) tras agresiones de origen alimentario, medicamentoso o ambiental, susceptible de provocar enfermedades inflamatorias crónicas del intestino (MICI), pero también en órganos predispuestos genéticamente (enfermedades autoinmunes).

Eicosanoides: sustancias derivadas del ácido araquidónico considerados como hormonas y que están presentes en todos los tejidos orgánicos. Tienen un papel regulador y mediador en la actividad de las células en el curso de numerosos procesos como la contracción de los músculos lisos, la agregación plaquetaria o la inflamación. Comprenden: las prostaglandinas, los leucotrienos, los tromboxanos, las prostaglandinas, las lipoxinas, las hepoxilinas, las anandamidas y los cinestil-leucotrienos.

Enfermedades autoinmunes: las enfermedades autoinmunes resultan de una perturbación del sistema inmunitario. Las desencadena una acción patógena (generadora de la enfermedad) de las células inmunitarias (linfocitos) y de los anticuerpos, frente a ciertos órganos considerados cuerpos extraños. La enfermedad autoinmune, predispuesta genéticamente, fabrica anticuerpos que atacan a los propios tejidos. Por ejemplo: la diabetes tipo 1, la esclerosis múltiple o la poliartritis reumatoide.

Enzimas: son proteínas capaces de acelerar reacciones químicas del metabolismo en las células y el medio extracelular. Tienen un papel en todas las funciones del cuerpo, particularmente en la digestión, pero también en la depuración de la sangre de las sustancias tóxicas y la lucha contra la inflamación y la fibrosis. Existen más de 3000 enzimas en el organismo.

Epigenética: nueva rama de la biología que se interesa por los cambios en la actividad de los genes, mientras que la genética estudia los genes propiamente dichos. Las modificaciones epigenéticas del ADN (llamadas «expresión de los genes») están provocadas por el entorno físico y social en el que vivimos.

Flora intestinal (microbiota): conjunto de diferentes poblaciones bacterianas que habitan en los intestinos de manera natural (*véase* Primera parte).

Histamina: es una amina vasoactiva almacenada en los gránulos de los mastocitos y los basófilos, liberada al medio extracelular (MEC) tras una agresión de los tejidos que provoca la liberación de mediadores químicos. Dicha liberación genera una vasodilatación de los capilares, lo cual aumenta el paso de agua a través de las paredes de éstos y lleva a la formación de un edema (hinchazón localizada). Además, este mediador químico es responsable de la picazón asociada a numerosas alergias.

Inflamación aguda: proceso defensivo normal desencadenado por los tejidos lesionados por una agresión física (corte, picadura, cuerpo extraño, esfuerzo, golpe, quemadura, radiación), microbiana o química.

Inflamación crónica, silenciosa o insidiosa: inflamación persistente que evoluciona sin molestar y es responsable de lesiones tisulares.

Inmunoglobulinas: proteínas que desempeñan un papel esencial en la defensa del organismo contra las agresiones. Pertenecen al grupo de gammaglobulinas presentes en la sangre y en otros fluidos orgánicos.

Interleuquinas (IL): grupo de proteínas (citoquinas) que participan en la respuesta inmunitaria y que aseguran el intercambio de información entre los glóbulos blancos (leucocitos, de *-leukin*).

Lesión osteopática: las diversas definiciones siempre designan la misma cosa, que es la existencia de una zona anatómica mecánicamente anormal que crea perturbaciones circulatorias y nerviosas duraderas, provocando problemas funcionales en un primer momento y que evolucionan hacia una lesión orgánica, reversible al principio e irreversible después, a falta de un tratamiento coherente y completo. (*Véase* campos perturbadores).

Leucotrienos: lípidos pertenecientes a la familia de los eicosanoides, con una función quimiotáctica para los glóbulos blancos macrófagos y neutrófilos, en zonas inflamadas.

Mediadores de la inflamación: sustancias orgánicas que intervienen para desencadenar, mantener la inflamación (mediador proinflamatorio) o reducirla (mediador antinflamatorio).

Microbiota: designa las diferentes poblaciones de bacterias que están naturalmente presentes en los intestinos.

Microdesgarro: lesión microscópica, difícilmente palpable a nivel muscular, de ligamentos, de cápsulas articulares, que suele pasar desapercibida. La ausencia de tratamiento es la causa de la instalación de lesiones inflamatorias crónicas, fuente de más lesiones repetitivas y de artrosis evolutiva.

Neurotransmisor o neuromediador: molécula biológica que transmite mensajes entre las neuronas a nivel de sinapsis. La molécula liberada por una neurona durante un estímulo se fija a un receptor de otra neurona, provocando la transmisión de un impulso nervioso, o a un receptor de una célula especializada que tendrá efectos diversos sobre un órgano preciso. Algunos neurotransmisores son: acetilcolina, adrenalina, noradrenalina, dopamina, serotonina, histamina, glutamato, neuropéptidos…

Núcleo local, núcleo perturbador: *véase* campos perturbadores.

Núcleo tóxico: campo perturbador posterior a una infección.

Proinflamatoria: sustancia química o biológica o agente físico que provoca una reacción inflamatoria.

Prostaglandinas: ácidos grasos insaturados repartidos en nueve clases denominadas de A hasta I (PGA, PGE, etc.). Su apelativo proviene de su descubrimiento dentro de la próstata, pero lo cierto es que están presentes en numerosos órganos. Tienen un papel importante en la fecundación, el parto, la agregación de plaquetas, los bronquios, el tubo digestivo y los procesos inflamatorios. Las PGE1 son antinflamatorias mientras que las PGE2 son proinflamatorias.

Quininógeno: proteína secretada por el hígado y numerosos tejidos, que interviene principalmente en la coagulación y la inflamación.

Serotonina (5HT)**:** neurotransmisor implicado en las vías de transmisión y control del dolor. En una lesión tisular, es liberada por las plaquetas de la sangre y participa en la reacción inflamatoria local.

***Strapping*:** contención suave destinada a mantener una articulación en su sitio tras un esguince o torcedura y para un tratamiento de reajuste osteopático con el objetivo de permitir una cicatrización óptima de los ligamentos en la posición adecuada. Tratamiento complementario muy importante para evitar recaídas y la instalación de una inestabilidad articular (rodilla, tobillo sobre todo, pero también pies, muñecas, dedos, hombros y codos [epicondilitis]).

Taping (vendado adhesivo en inglés)**:** tratamiento físico destinado a aliviar una molestia funcional y/o un dolor muscular o articular. Consiste en aplicar bandas elásticas en el sentido de un músculo o de un ligamento para crear un refuerzo o un reflejo y permitir así una mejor cicatrización, evitando recaídas. Es importantísimo para evitar lesiones crónicas (microdesgarros, esguinces, subluxaciones…).

Terapia neural: especialidad médica que busca y neutraliza «campos perturbadores», zonas de inflamación crónica silenciosa sobre antiguas cicatrices o antiguos núcleos infecciosos, relanzando el proceso de autocuración a través del sistema neurovegetativo.

Sitios web de interés

Asociaciones (lista no exhaustiva)

Protección del entorno
WWF: www.labiodiversitecestmanature.org/quisommesnous.php
Fondation France Nature Environnement : www.fne.asso.fr/
Actuar por el entorno: www.agirpourlenvironnement.org/ association

Terapeutas que defienden la salud y el entorno
Chambre nationale des professions de la Sante Durable.
Para formarse en salud sostenible, consultar a un terapeuta de salud sostenible o participar en sus promociones de la salud duradera. Dirigirse a la Chambre Nationale des Professions de la Sante Durable.
5, rue Hanneloup 49100 ANGERS - Tel.: 02 410518 15
www.chambre-professions-sante-durable.fr/
email: sante.durable@orange.fr

Cáncer
Ligue contre le cancer I Association de Lutte contre le Cancer www.ligue-cancer.net/
www.apic-cancer.com/
www.arc.asso.fr/
www.artac.info/static.php?op=Accueil.txt&npds=1
www.fnclcc.fr/fr/institutionnel/fnclcc/mission.php
www.auseindesfemmes.com/index.php?pg=welcome
www.cancerdusein.org/cds/

Alcohol
www.inserm.fr/thematiques/neurosciences-sciences-cognitives-neurologie-psychiatrie/dossiers-d-information/alcool-et-sante
www.alcooliques-anonymes.fr
www.vielibre.org
www.croixbleue.fr
assoc.orange.fr/al-anon.alateen.france

Tabaco
www.cnct.fr/
www.alliancecontreletabac.org/

Derechos de los no fumadores
dnf.asso.fr/
www.tabacstop.be/
www.fares.be

Bibliografía (lista no exhaustiva)

Alimentación, nutrición

APFELBAUM, M.; PERLEMUTER, L.; NILLUS, P.; FORRAT, C. y BEGON, M.: *Dictionnaire pratique de diététique et de nutrition*, Ed. Masson.

APFELBAUM, M.; ROMON, M. y DUBUS, M.: *Diététique et nutrition*, Ed. Masson.

BIELER, H. G.: *Les aliments sont vos meilleurs remèdes*, Ed. S.I.P.

BOURGOIN, C.: *Protéines végétales*, Ed. Dangles.

BURCKEL, A.: *Régime crétois et vitamines*, Ed. Laurens.

CHARLES, Y. J. y DARRIGOL, J. L.: *Guide pratique de diététique familiale*, Ed. Dangles.

DARGUERE, J. M.: *Lexique des compléments alimentaires,* Ed. Dangles.

DE LORGERIL, M.: *Le nouveau régime méditerranéen*, Ed. Terre vivante.

DESBROSSES, J.: *Mangez bio*, Ed. du Rocher.

DUKAN, P.: *Dictionnaire de diététique et nutrition*, Ed. Le Cherche Midi.

GUIERRE, G.: *Alimentation et diététique dans la vie moderne*, Ed. Courrier du Livre.

JOYEUX, H.: *Changez d'alimentation*, Ed. F.X. Guibert.

KAPLAN, N.: *L'alimentation sans gluten ni produits laitiers*, Ed. Jouvence.

KOUSMINE, C.: *Soyez bien dans votre assiette*, Ed. Tchou.

LAGACE, J.: *Comment j'ai vaincu la douleur et l'inflammation chronique par l'alimentation,* Ed. Thierry Souccar.

LALLEMENT, M. (Dr): *Les clés de l'alimentation*, Ed. Mosaïque Santé.

LE GOFF, L.: *Nourrir la vie*, Ed. R. Jollois.

RENAUD, S.: *Le Régime sante*, Ed. 0. Jacob.

SEIGNALET, J. (Dr): *L'alimentation, la troisième médecine*, Ed. F.X. Guibert.

Psicoterapia, estrés

Comby, B.: *Stress-control*, Ed. Dangles.
Cottraux, J.: *Les Thérapies comportementales et cognitives*, Ed. Masson.
—: *Les Thérapies cognitives: comment agir sur nos pensées*. Ed. Retz.
Haynal, A. y Pasini, W.: *Médecine psychosomatique*, Ed. Masson.
Houel, A.: *Comment faire face aux gens difficiles*, Ed. Dangles.
Jacobson, E.: *Savoir relaxer pour combattre le stress*, Ed. De L'Homme.
Levey, M.: *Relaxation, concentration et méditation*, Ed. Dangles.
Loo, P.; Loo, H. y Galinowski, A.: *Le Stress permanent*, Ed. Masson.
Loussouarn, T.: *Transformez votre vie par la sophrologie*, Ed.Dangles.
Low, A.: *La Pratique du Zen*, Ed. Dangles.
Passebecq, A.: *Psychothérapies par les méthodes naturelles*, Ed. Dangles.
Rollot, F.: *Le Grand Méchant Stress*, Ed. de l'Homme.
Rouet, M.: *Relaxation psychosomatique*, Ed. Dangles.
Schwob, M.: *Le Stress*, «Domino», Ed. Flammarion.
Selye, H.: *Le Stress de la vie*, Ed. Gallimard.
—: *Stress sans détresse*, Ed. La Presse.
Stora, J. B.: *Le Stress*, «Que sais-je?», Ed. PUF.
Thurin, J. M. y Baumann N.: *Stress, pathologies et immunité*, Ed. Flammarion Médecine-Sciences.
Wagner, H.: *La Maîtrise du Lâcher-prise*, Ed. Dangles.

Plantas, fitoaromaterapia

Balz, R.: *Les Huiles essentielles*, Ed. Baiz, 1986.
Boullard, B.: *La Nature des arômes et parfums*, Ed. Estem.
Bruneton, J.: *Pharmacognosie*, Ed. Tee et Doc.
Cazin, F. J.: *Traité pratique et raisonne des plantes médicinales*, Ed. P. Asselin, 1876.
Fleurentin, J. (Dr): *Du bon usage de l'aromathérapie*, Ed. Ouest-France.
Franchomme, P. y Penoel D.: *L'aromathérapie exactement*, Ed. R. Jollois.
Jarvis, H.: *Nature Cure*, 1970.
Leclerc, H.: *Les Épices*, Ed. Masson.
Matos, A.: *Farmacia vivas*, EUFC Fortaleza.
Pillivuyt, G.: *Histoire du parfum*, Ed. Denoel.
Raynal-Roques, A.: *La Botanique redécouverte*, Ed. INRA.

Sévelinges: *Thèse de pharmacie* (Lyon,1929). *Symposium international: Essential Oils and Aromatics.*

Teuscher, B.; Anton, R. y Lobstein, A.: *Plantes aromatiques*, Ed. Lavoisier.

Valnet, J.: *Aromathérapie: Traitement des maladies par les légumes, les fruits et les céréales; Phytothérapie*, Ed. Maloine.

Vidal, F.: *Les épices, une médecine douce*, Ed. Garamont-Archimbaud.

Wichtl, M. y Anton, R.: *Plantes thérapeutiques*, Ed. Tee et Doc.

Osteopatía, posturología

Bricot, B.: *La reprogrammation posturale globale*, Ed. Sauramps Medical.

Busquet, L.: *Les Chaînes musculaires*, Ed. Frison-Roche, tomos 1 a 4.

Clauzade, M.: Daraillans B., *L'homme et le Crâne*, SEEOO.

Gagey, P. M.: *La Posturologie*, Ed. Masson.

Kapandji, A.: *Physiologie articulaire*, Ed. Maloine.

Korr, I.: *Bases physiologiques de l'ostéopathie*, Ed. Frison-Roche.

Roulier, G.: *L'ostéopathie, deux mains pour vous guérir*, Ed. Dangles.

de Sambucy, A.: *Défendez vos vertèbres,* Ed. Dangles.

—: *Nouvelle médecine vertébrale*, Ed. Dangles.

—: *Gymnastique correctrice vertébrale*, Ed. Dangles.

de Sambucy, A. y M.: *L'espalier suédois* Ed. Dangles.

Gimnasia, masajes

Chrali, I. Z.: *Thérapie par les ventouses,* Ed. Maloine.

Esnault, M. y Viel, E.: *Stretching. Auto-entretien musculaire et articulaire*, Ed. Masson.

Henry, D.: *La Médecine des ventouses*, Ed. Guy Tredaniel.

Le Bivic, J.: *Le Stretching postural*, Ed. Desiris.

Moreau, J. P.: *Le Stretching ou gymnastique de l'instinct*, Ed. Sand.

Perret, D.: *Les effets subtils de la musique*, Ed. Le Souffle d'or.

Requena, Y.: *Moxas chinois*, Ed. Grasset.

Roulier, G.: *Le livre du dos*, Ed. Dangles.

Townsend, I.: *Yoga anti-stress*, Ed. Marabout.

Ecología, entorno

ARTHUS-BERTRAND, Y.: *l'Avenir de la Terre. Le développement durable raconté aux enfants*, Ed. La Martinière.

OMME, D. (Pr): *Ces maladies créées par l'homme*, Ed. Albin Michel.

CICOLELLA, A.: BENOTT-BROWAEYS D., *Alerte santé*, Ed. Fayard.

DELORT, R. y WALTER, F.: *Histoire de l'environnement européen*, Ed. PUF.

FISCHESSER, B. y DUPUIS-TATE, M.-F.: *Le Guide illustre de l'écologie*, Ed. La Martinière.

GRIFFON, M. y MONCHICOURT, M.-O.: *Développement durable*, Ed. Platypus Press.

HULOT, N.: *Le Syndrome du Titanic*, Ed. Calmann-Levy.

LOVELOCK, J.: *Gaia*, Ed. Sang de la Terre.

PACCALET, Y. y CHAST, M.: *Soignez l'Homme, soignez la Terre*, Ed. J.-C. Lattes.

REEVES, H.: *Chronique du ciel et de la vie*, Ed. du Seuil/Culture.

—: *Mal de Terre*, Ed. du Seuil.

RIMSKY-KORSAKOFF, J.-P.: *Au-delà du bio, la consom'action,* Ed. Y. Michel.

Varios

BARNÉOUD, L.: *Immunisés ? Un nouveau regard sur les vaccins*, Ed. Premier Parallèle.

BEAR, M. F.; CONNORS, B. W. y PARADISO, M. A.: *Neurosciences. À la découverte du cerveau,* Ed. Pradel.

BLETRY, O.: *L'Immunopathologie*, Ed. Elsevier Masson.

CAVAILLON, J.-M.: *La Flamme salvatrice. Il était une fois l'inflammation*, Ed. Docis.

CUNY, G. (coordination): *Précis de gériatrie*, Ed. Ellipses.

DIEUZAIDE, G. (Dr) y BORDES, C.: *Les Maladies des ondes. Comment s'en préserver*, Ed. Dangles.

LANNOYE, P. y DENIL, M.: *Guide des additifs alimentaires les précautions a prendre*, Ed. Frison-Roche

TORTORA, G. J. y GRABOWSKI, S. R.: *Principes d'anatomie et de physiologie*, Ed. De Boeck Universite.

VEROLI, P. (Dr): *Arthrose, Les solutions naturelles pour vos articulations*, Ed. Thierry Souccar.

Acerca del autor

Nacido en París el año 1945, Guy Roulier debutó en la praxis sanitaria como terapeuta kinestésico en 1967.

La brutal muerte de su padre, víctima de un cáncer hepático detectado en estado terminal, le hizo cuestionarse el valor de la medicina en la que se había formado y a la que se estaba dedicando, retomando sus estudios. A partir de entonces, consagró su vida a la defensa de la salud natural, orientándose hacia métodos naturales de curación.

En 1970 inició estudios de osteopatía y naturopatía (primero en Reino Unido y después en Francia), iniciándose al mismo tiempo en naturopatía y acupuntura tradicional, en plantas medicinales y en aromaterapia. Un primer viaje a China y a Japón le descubrió la medicina tradicional oriental, con su estrecha relación entre el cuerpo y el alma, la ósmosis y la interdependencia entre el ser humano y su entorno.

En 1980 se instaló en Angers como terapeuta pluridisciplinar (osteópata, acupuntor, naturópata) y en 1984 leyó su tesis sobre «La osteopatía y el costo de la salud» para obtener su diploma como osteópata (D.O.). Dicha investigación sirvió de reflexión a la Comisión para la Evaluación de las Medicinas Manuales, creada por el ministro de Salud. Coordinó y redactó el «Informe Nacional sobre la función socioeconómica de los osteópatas en Francia».

En 1989 participó en la fundación del primer sindicato de osteópatas y kinestésicos, en S.O.K., y en 2004 fundó la Cámara Nacional de Osteópatas, de la cual fue secretario general hasta 2012.

Siguió con su formación continua intensiva desde 1980 hasta 2001, y obtuvo diplomas y títulos de acupuntura tradicional (D.N.A.), *Heilpraktiker* (H.P. RFA), *Naturopathy, Osteopathy & Physiotherapy* (GB), posturología y un diploma en Fitoaromaterapia (FR, París, 13).

Fue orientándose progresivamente hacia la medicina holística y participa en la investigación aplicada en estrecha colaboración con especialistas, e imparte clases y cursos en diversas estructuras académicas y asociativas, donde enseña su concepto de «salud sostenible».

En 2003 creó su web *Nature et Santé* (www.naturemania.com).

En 2005 se comprometió definitivamente en la promoción del nuevo concepto de «salud sostenible», parte esencial e indisociable del desarrollo sostenible.

En 2010 sufrió un cáncer orofaríngeo del que se deshizo en nueve meses, reincorporándose a sus actividades con más energía si cabe.

En 2013 participó en la fundación de la Cámara Nacional de Practicantes de la Salud Sostenible, con el objetivo de reagrupar a los profesionales de la salud que comparten los valores de la salud sostenible y que priorizan la prevención sobre cualquier otra forma de tratamiento.

En 2017 participó en la promoción del proyecto de prevención para la salud sostenible.

Compagina su actividad como médico de salud sostenible con la docencia y la redacción de libros. Interviene en los medios de comunicación, escribe artículos, da conferencias y realiza cursos de formación para profesionales de la salud, así como cursos divulgativos para el gran público en el marco asociativo aplicado al ámbito de la prevención para la salud sostenible.

Otras obras del mismo autor

- *L'Ostéophatie et le Cout de la Santé,* Institut français d'ostéophatie, 1984.
- *Rapport d'enquette sur le rôle socio-économique des ostéophates dans le système de santé français,* Fédération des Ostéophates de France y Association des ostéophates de France, enero, 1987.
- *L'Ostéophatie: deux mains pour vous guérir. Origine, principes et techniques. Indications thérapeutiques,* Dangles, 1987.
- *Les huiles essentielles pour votre santé : traité pratique d'aromathérapie : propriétés et indications thérapeutiques des essences de plantes,* Dangles, 1990.
- *La santé au masculin: hygiène, prévention et traitements naturels des troubles sexuels, MST et affections uro-génitales de l'homme,* Dangles, 1992, AGOTADO.
- *Introduction à la Phytothérapie Amazonienne,* C.E.R.F.A.T. - Forêt Vivante, 1993, AGOTADO.
- *La práctica de la osteopatía: principios, técnicas e indicaciones terapéuticas,* Roulier, G., Edaf, 1995.
- *El gran libro de la espalda: cómo proteger y cuidar su columna vertebral,* Roulier, G., Edaf, 1996.
- *La salud en la mujer: higiene, prevención y tratamientos naturales de las enfermedades de la mujer,* Roulier, G., Paidotribo, 1995.
- *La méthode naturelle anti-âge. Comment ralentir les effects du veillissement et améliorer votre qualité de vie,* (A&G Roulier), 2002.
- *La Méthode Naturelle Anti-Stress. Comment rechercher et éliminer les causes et les effects du stress par les médecines douces,* (A&G Roulier), 2003.
- *Fabuleuse Amazonie: ses plantes et huiles essentielles,* (A&G Roulier) Dangles, 2005.

Libros digitales:
- *Les 12 Clefs de la santé durable* (2009). No accesible.
- *Manuel de la santé durable* (2016).
- *Mon guide anti-âge. Les secrets anti-âge d'une centenaire* (2009).
- *La Méthode naturelle anti-stress. Comment rechercher et éliminer les causes et les effets du stress par les médecines douces* (A. & G. Roulier; 2007).
- *Mon guide d'aromathérapie anti-stress* (2011).
- *Stop arthrose* (2010).
- *Mon guide anti-mal de dos* (2009).
- *Mon guide de la santé au féminin* (2017).

Webs de información sobre salud sostenible, vídeos gratuitos (en francés)
- YouTube: www.youtube.com/user/GuyRoulier
- Página web: www.naturemania.com

Índice

Agradecimientos 7
Advertencia 9
Introducción 11

Primera parte
La inflamación puede ser tu amiga o tu enemiga 17
¿Qué es exactamente la inflamación? 17
Cuando la inflamación se vuelve nefasta 18
Cómo la inflamación aguda evoluciona a su forma crónica 20
Cuando la inflamación crónica localizada es responsable
  de problemas degenerativos 22
La inflamación crónica generalizada es la fuente de muchas
  enfermedades evitables 23
Las múltiples causas de la inflamación 24
Las causas escondidas de la inflamación crónica 26
El proceso inflamatorio: de la alerta a la movilización general ... 28
Las cuatro etapas de la reacción inflamatoria 29
  Etapa 1: Reacción circulatoria localizada 29
  Etapa 2: La reacción a nivel celular 32
  Etapa 3: Fase de limpieza en profundidad
    de la lesión (detersión) 34
  Etapa 4: La reparación y la cicatrización 35

El problema de la fibrosis o esclerosis, anarquía tisular 36
  ¿Qué es exactamente la fibrosis? 36
  ¿Por qué se instala la fibrosis? 37
Inflamación crónica y enfermedades degenerativas 38
  La inflamación en las enfermedades autoinmunes 38
  Marcadores biológicos de inflamación crónica 39
  Cómo distinguir la infección de la inflamación 41
El dolor, un signo de alerta del organismo 43
  Diferenciar el dolor mecánico del dolor inflamatorio 46
  El dolor visto de cerca 47
  Cómo evaluar el dolor 48
Es más fácil prevenir que curar 49
  Por qué es preferible la prevención 50
  Cómo practicar una verdadera prevención sanitaria 50
  Por qué es importante hacerse revisiones completas
    periódicamente 53
Algunas cifras indispensables 54
El equilibrio óptimo del organismo: la homeostasis 55
El cuerpo tiene memoria para recordar las heridas físicas
  y psicológicas 57
Potencia la maravillosa capacidad de autocuración de tu cuerpo 58
  La epigenética nos anima a actuar 59
  La microcirculación capilar, clave de la salud celular 59
Del corazón a las células 60
  Las arteriolas 61
  Los capilares sanguíneos 61
El papel esencial de drenaje del sistema linfático 62
  Las múltiples funciones del sistema linfático 63
El sistema nervioso: supervisor de las funciones internas 64
  El cerebro: su función en la inflamación y el dolor 66
  La función del campo neurovegetativo
    en la inflamación crónica 66
Todo lo que hay que saber sobre el sistema nervioso vegetativo 69
  Los múltiples roles del sistema parasimpático
    (orto- y parasimpático) 69

Cómo evaluar el nivel neurovegetativo 71
   La tensión arterial: un revelador esencial 71
   Para evaluar el ritmo cardíaco, tómate el pulso 72
   El iris, pantalla visible del equilibrio nervioso 73
Ecología del intestino: la preciosa flora intestinal 73
   El microbioma intestinal 74
   Los microbios «buenos» 74
   Los microbios «malos» 75
   Inflamación del tubo digestivo y cocción de la comida 75
Agresores externos proinflamatorios 76
   Los elementos invisibles de la contaminación atmosférica 78
   Metales pesados que intoxican nuestras células 79
Los tóxicos: adicciones y dependencias 82
   El alcohol, con moderación 82
   El tabaco: un billón de radicales libres con cada calada 83
   Los medicamentos, nada de automedicarse 84
   Las drogas ilícitas: estupefacientes y alucinógenos 84
   Los tónicos/excitantes naturales 85
   Las adicciones alimentarias 85
   La adicción al juego y la sobrecarga 86
   Los campos electromagnéticos (CEM) 86
El sol: ¡cuidado con pasarse! 87
   La radiación solar exactamente 87
   Los efectos del sol en la salud 88
   Los efectos negativos del sol: ¡lo importante es la dosis! 88

Segunda parte
Las doce principales fuentes antinflamatorias 93
Del descubrimiento de los síntomas a su cura 93
   Interroga la memoria de tu cuerpo 94
   Chequeo general y osteopostural 95
¿Qué métodos son los más fiables? 97
   Principios de tratamiento de enfermedades inflamatorias
   mediante cuidados sinérgicos naturales 98
   Los tratamientos naturales ¿son realmente eficaces? 100

El espíritu de la salud sostenible 101
   La eficiencia, mejor aún que la eficacia 102
   El efecto placebo forma parte integrante del tratamiento 103
Resumen del programa de lucha contra la inflamación crónica 104

Primera llave
La alimentación antinflamatoria 105

La alimentación y las enfermedades inflamatorias
están estrechamente ligadas 106
   La hiperacidez es el caldo de cultivo de las enfermedades
   metabólicas 109
   Cómo restablecer un buen equilibrio ácido/básico tisular 110
   Los perjuicios de la hiperacidez orgánica 110
   Recuerdo fisiológico 112
Cómo recuperar el equilibrio ácido-básico 114
   El índice PRAL 115
   Conclusión: ¿hay que comer ácido o alcalino? 115
El agua: primer elemento vital para el cuerpo humano 115
   Qué agua escoger 117
   El agua mineral rica en calcio: contra la osteoporosis
   y la acidificación 118
El azúcar: enemigo que avanza enmascarado 119
La fibra: una función esencial de prebiótico y de balastro 120
   ¿Para qué sirve exactamente la fibra? 120
   Las dos categorías de fibra 121
   Dónde encontrar fibra alimentaria 121
Mucho ojo con los aditivos alimentarios 122
   Los aditivos alimentarios de los productos industrializados 123
Adopta una alimentación antinflamatoria 123
   Las múltiples ventajas de una alimentación «ecológica» 124
   La dieta sana: aprender a conciliar placer y salud 125
   La dieta hipotóxica o ancestral 126
   El gluten: cuándo da problemas 129
   Los productos lácteos 130
   La dieta mediterránea (o cretense) 131

La dieta Kousmine 132
La dieta paleo 133
La dieta de Okinawa 134
La dieta cetogénica y paleo-cetogénica 134
   ZOOM sobre el ayuno corto: drenaje simple y natural,
   reposo de los órganos 135

Segunda llave
Nutrientes y micronutrientes antinflamatorios 137
La alimentación antioxidante 137
Los micronutrientes antioxidantes y antirradicales 138
   Consejos prácticos 139
Bases que deben conocerse sobre los ácidos grasos y los lípidos ... 140
   Los ácidos grasos esenciales o A.G.E. 140
ZOOM sobre el omega-3: nutrientes antinflamatorios esenciales ... 141
   Pescados grasos ricos en omega-3 141
   Los ácidos grasos del pescado azul 142
   Los aceites vegetales ricos en omega-3 (ácido alfa-linoleico) ... 143
Las vitaminas antinflamatorias 144
   La vitamina A retinol o axeroftol 144
   La vitamina C = Ácido Ascórbico 146
   La vitamina D (calciferol) 149
   La vitamina E (Alfa-tocoferol) 150
   La vitamina K 151
Los polifenoles y los bioflavonoides 151
   Las virtudes de los polifenoles 152
   Las mejores fuentes de polifenoles 153
   El exceso de polifenoles 153
   Enriquece tu alimentación con polifenoles 155
Elementos naturales inorgánicos antinflamatorios 157
   El Zinc 157
   El Selenio 158
   El Cobre 158
   El Azufre 159
   El Germanio 159

Tercera llave
La fitoaromaterapia antinflamatoria 161
70 plantas antinflamatorias y/o analgésicas 161
- Abedul lento, Abedul amarillo 162
- Abeto de Siberia 163
- Abeto negro 163
- Ajo 164
- Alcachofa 164
- Aquilea milhojas 165
- Bálsamo de copaiba 165
- Bálsamo del Perú 165
- Bálsamo de Tolú 166
- Benzoína 166
- Calófilo 166
- Canela 167
- Cardo mariano 167
- Cassis 168
- Cebolla 168
- Citronelas, las 169
- Clavo 170
- Col y las crucíferas, ZOOM sobre la 170
- Crisantemo enano, ZOOM sobre el 172
- Cúrcuma, ZOOM sobre la 174
- Desmodium 175
- Elemí 176
- Epilobio de hoja pequeña 176
- Estragón 177
- Eucaliptos, los 177
- Gaulteria 178
- Geranio de olor 179
- Harpagófito o Garra del Diablo 179
- Helicriso 180
- Hierba Limón 181
- Hipérico 181
- Incienso/Olíbano 181

Jengibre	182
Junípero	182
Katafray	183
Kuzdu	183
Laurel	183
Lavandas, las	184
Limón, el	185
Litsea	186
Manzanilla alemana	186
Manzanilla romana	187
Melisa	187
Mentas, las	188
Mirra	189
Niaouli	189
Pachuli = P. de Cayena	190
Palmarosa	190
Palo de rosa	191
Pimienta	191
Pino marítimo	192
Pino silvestre	192
Romero, ZOOM sobre el	193
Rosa	193
Sauce blanco	194
Tomillo	194
Ulmaria	195
Verbenas, ZOOM sobre las	196
Vetiver	198
Viña	198
Violeta	199
Las plantas adaptógenas	200
Las algas marinas y de agua dulce	202
La algaterapia: algas para la salud	203
El litotamnio: remineralizante y alcalinizante	203
La espirulina: el oro azul	204
La clorela, el arma contra los metales pesados	207

ZOOM sobre la yemoterapia, estimulante tisular 207
   Diferencias entre la fitoterapia y la yemoterapia 207
   Las yemoterapias básicas y sus indicaciones 208

Cuarta llave
Productos que refuerzan la inmunidad natural 211
   Productos de colmena 211
      La Miel 212
      El Polen 212
      El propóleo 213
      La Jalea Real 213
   La homeopatía 214

Quinta llave
Detección y cuidados de las causas físicas
de la inflamación 217
   ZOOM sobre los campos o focos perturbadores,
   espinas irritativas 219
      Pero ¿qué es exactamente un campo perturbador? 219
      El gran problema de campo perturbador:
      su carácter insidioso 219
      El estrés, un factor agravante 221
      Síntomas evocadores de un campo perturbador 222
   ZOOM sobre la inflamación crónica postraumática 223
      Las «traumatopatías» funcionales con exactitud 224
      Consejos prácticos 225
   ZOOM sobre la posturología: control técnico y reajuste
   del cuerpo 227
      Qué más aporta la posturología 229
      Problemas funcionales de origen postural 232
      ¿Qué terapeutas incorporan la posturología a su praxis? 233
      ¿Cuánto tiempo dura un tratamiento osteopostural? 233
      ¿Con quién trabaja el osteópata-posturólogo? 235

SEXTA LLAVE
Las terapias manuales: osteopatía y quiropraxia 237
La osteopatía: búsqueda y eliminación de bloqueos 237
¿Qué es un osteópata? 238
Las herramientas del osteópata 238
El osteópata y los problemas «funcionales» 239
La práctica de la osteopatía 239
La osteopatía, respuesta adaptada tras traumatismos y a la inflamación crónica de origen mecánico 242
Problemas funcionales con componente inflamatorio tratados en osteopatía 242
La quiropraxia 244

SÉPTIMA LLAVE
La actividad física: antinflamatorio natural 247
Por qué es indispensable el ejercicio físico para la salud 247
Qué ejercicios se pueden practicar sin riesgo cuando no se es un deportista 249
El método de estiramiento axial o *stretching* postural 250
El interés de los estiramientos (*stretching*) 250
Los grandes principios del autoestiramiento 252
Descomprime tus discos para ralentizar su envejecimiento (pinzamientos) 253
¡Cuélgate para aliviar los nervios articulares! 254
La respiración ventral, un ejercicio antiestrés esencial 255
¿Para qué sirve el diafragma? 255
Respiración invertida, fuente de muchos problemas 256
La ergonomía, base de la lucha contra los PME 256
¿Por qué la ergonomía contribuye a la lucha contra los PME y los PPS? 258

Octava llave

Masajes y reflexoterapia ... 259

Efectos beneficiosos del masaje ... 260
Las técnicas del masaje (lista no exhaustiva) ... 260
- El masaje espinal ... 260
- El masaje de los puntos energéticos ... 262
- El masaje de los plexos ... 264
- El masaje de puntos clave ... 264
- El masaje shiatsu ... 267
- El masaje de puntos en la oreja: auriculoterapia ... 267
- El masaje en la planta del pie: reflexología podal ... 268
- El masaje de los puntos de activación o *trigger points* ... 269
- Masaje de los puntos de Knap ... 270
- La reflexología endonasal o simpaticoterapia ... 270
- El masaje linfático manual ... 272

Novena llave

Los cuidados «energéticos» ... 273

Las técnicas chinas ... 273
- Acupuntura y técnicas derivadas ... 273
- Las múltiples técnicas derivadas de la acupuntura ... 274
- La moxibustión, las moxas ... 276

ZOOM sobre los imanes, campos magnéticos fijos ... 277
- La polaridad del imán ... 277
- Usos de los imanes para la salud ... 278

ZOOM sobre las ventosas ... 279
- La balneoterapia aromática ... 281

Décima llave

Técnicas mentales antiestrés ... 285

El entrenamiento autógeno de Schultz ... 285
La relajación progresiva de Jacobson ... 286
La sofrología caycediana ... 287
El método Vittoz ... 287
El método Coué ... 288

La hipnosis 288
Meditación con plena consciencia 290
Beneficios de la tacto y caricioterapia 290
La risa (risoterapia): antídoto del estrés ambiental 291
Otras terapias (lista no exhaustiva) 292

Undécima llave

Técnicas médicas locales 293
La mesoterapia y la terapia neural 293
La mesoterapia 293
La terapia neural 294

Duodécima llave

Los medicamentos antinflamatorios 295
1. Los analgésicos o antálgicos (algia = dolor) 296
   A) Los antipiréticos 296
   B) Los no antipiréticos 297
2. Los medicamentos miorrelajantes o descontracturantes 297
3. Los medicamentos antinflamatorios 298
   A) Los antinflamatorios esteroideos: la cortisona
      y los corticoides 298
   B) Los antinflamatorios no esteroideos 300
4. Los medicamentos antiartrósicos 302
5. Los medicamentos contra la osteoporosis 302
   Las infiltraciones 302
   La inmunoterapia 303

Tercera parte

La práctica de los cuidados naturales
sinérgicos antinflamatorios 307
Para una máxima eficacia, opta por sinergias de salud sostenible 308

Curas naturales para los problemas músculoesqueléticos
(PME) relacionados o no con el trabajo 311
Principios generales 311
Consejos para todos (sedentarios y deportistas) 311

Cuidados naturales de las articulaciones 312
    Artrosis: tratamiento general de la artrosis, prevención
    y curación 312
La artritis y la poliartritis 317
    La poliartritis reumatoide (PR) 318
    Las espondiloartritis 319
    La espondiloartritis anquilosante 320
    La gota 320
Cuidados naturales de la artrosis, según localización 321
    Artrosis vertebral 321
    Artrosis en los miembros 322
Bursitis rotuliana 324
Bursitis subacromial 324
Capsulitis del hombro 324
Discopatías crónicas 325
Esguinces 327
Derrame sinovial (hidratrosis) 327
Epicondilitis (inflamación de la zona externa del codo)
y epitrocleitis 328
Cuidados naturales de los músculos y los tendones.
    La contractura muscular 328
Contusiones, equimosis 329
Agujetas 331
Calambres musculares 332
Dolores secundarios a un golpe indirecto 333
Dolores vertebrales 333
Elongación muscular 334
Fibrosis y adherencias 334
Inflamaciones musculares (miositis), «reumatismo muscular» 335
ZOOM sobre los microdesgarros 336
Torceduras 337
Miositis, mialgia, fibromialgia 337
Neuralgias ciáticas y otras neuralgias 338
Periartritis escapulohumeral (PEH) 338
Tendinitis y tenosinovitis 339

Tensiones musculares: primer estadio de las lesiones
      musculares crónicas 340
   Cuidados naturales para los huesos 341
**Cuidados naturales para la deficiencia inmunitaria
y las infecciones** 343
   La deficiencia inmunitaria 343
      Cómo se manifiesta la deficiencia inmunitaria 343
      Cómo detectar estas deficiencias 344
      Cuidados naturales 344
   Las infecciones crónicas 344
   Cómo resistir mejor las agresiones del entorno 345
   La intoxicación y las infecciones 346
   La intolerancia alimentaria: dieta de evitación estricta 347
   Los campos perturbadores 348
Cuidados naturales del estrés y del sistema nervioso 349
   Estrés y fatiga, fuentes de todos los males 349
   Los desequilibrios simpático y parasimpático: la distonía 352
   El *burn out* y la depresión menor 353
   Bloqueo de los plexos, espasmos e inflamación 355
   Problemas de sueño 356
   Dolores y neuralgias 357
      Dolores y neuralgias dentales 357
      Dolor de cabeza (cefaleas), migrañas, neuralgias faciales 358
      Neuralgias ciáticas, braquiales e intercostales, lumbagos
         y tortícolis 358
      Neuralgia pudendal 359
      Neuritis 359
   Esclerosis múltiple (EM) 360
   Espasmofilia, dolores psicosomáticos 361
   Herpes zóster 363
**Curas naturales para las enfermedades inflamatorias
relacionadas con la edad** 365
   El oxígeno y los radicales libres 365
   Cómo ralentizar la inflamación relacionada
      con el envejecimiento 366

Oligoelementos antienvejecimiento (*véase* Segunda parte) 367
Las vitaminas antienvejecimiento 367
Los aceites esenciales antioxidantes y antinflamatorios 367

Cuidados naturales del sistema endocrino y del metabolismo 369

Obesidad, inflamación y enfermedades graves 369
Las glándulas endocrinas: su función vital 370
   A) El hipotálamo 371
   B) La hipófisis 371
   C) Páncreas: diabetes tipo 2 372
   D) El hígado 373
   E) Las glándulas suprarrenales 373
   F) La tiroides 375

Cuidados naturales de las afecciones respiratorias 377

Las alergias: asma, fiebre del heno, rinitis 377
ZOOM sobre el asma 380
   Las múltiples causas del asma y su tratamiento 380
Las inflamaciones respiratorias (nariz, garganta, bronquios, pulmones) 381
Congestión bronquial 382
Dilatación bronquial 382
Enfisema 383
Laringitis 383
Rinofaringitis 384
Rinitis, catarro 384
Sinusitis crónica 384
Traqueítis con tos 385
ZOOM Aprende a controlar la respiración diafragmática 386
   Antes de empezar 386
   Práctica de la técnica 386

Cuidados naturales del corazón y las arterias 389

El corazón y los vasos sanguíneos 389
Cuidados preventivos de los accidentes cardiovasculares 389
Las arterias 391
   Arteriosclerosis, arteritis 391

    Fragilidad vascular 392

    Hipertensión arterial 392

    Raynaud (síndrome y enfermedad) 393

Las venas 393

Vasos linfáticos: el edema 396

    Adenitis 396

Cuidados naturales de las afecciones del cráneo. Boca, dientes, ORL, ojos 399

Boca y dientes 399

    Aftas 400

    Ortodoncias y prótesis 401

    El mal aliento 401

    Empastes, amalgamas y coronas 402

    Herpes bucal y labial 402

    La lengua 402

Los ojos 404

Oídos 405

Nariz 405

    Rinitis y sinusitis 405

    Anosmia 406

Cuidados naturales del sistema digestivo 407

Estómago, hígado, vesícula biliar, páncreas, intestinos 407

Recordatorio sobre el bienestar intestinal 408

Digestiones difíciles o dispepsias 410

Estómago 411

    Acidez de estómago (pirosis, hiperclorhidria posterior
    a un desequilibrio neurovegetativo) 411

    Aerofagia 411

    Gastritis, acidez y ardor de estómago 412

    Hernia de hiato 412

    Ulceraciones 413

Hígado y vesícula biliar 413

    Insuficiencia hepática 413

    Hepatitis 414

    Vesícula biliar 415

    Pereza biliar 416

    Espasmo del esfínter de Oddi 416

Páncreas 417

Intestino 417

    Aerocolia 417

    Apendicitis crónica 417

    Colitis 418

    Espasmos del intestino 419

    Rectocolitis hemorrágica (o enfermedad de Crohn) 420

    Diarreas 421

    Estreñimiento e inflamación 421

    Parásitos intestinales, fuente de inflamaciones 424

    Prurito anal 424

Cuidados naturales de las afecciones inflamatorias genitourinarias ... 425

Infecciones urinarias 425

Afecciones de los riñones 426

Cuidados naturales de las inflamaciones de la esfera femenina 427

    Cistitis 427

    Dolores durante el coito (dispareunia) 428

    Infecciones ginecológicas crónicas 428

    Leucorreas o pérdidas blancas 429

    Malposiciones uterinas: no se deben descuidar 430

    Ptosis orgánicas 432

    Afecciones de las mamas 432

    Congestión e inflamación del útero 433

    Vaginitis 433

    Vulvitis y prurito vulvar (picores) 433

Cuidados naturales para los problemas inflamatorios masculinos 434

    Próstata 434

    Enfermedad de Lapeyronie 435

Cuidados naturales para las inflamaciones de la piel ... 437

Acné 437

Alergias 438

Ampollas 438

    Cicatrices 438
    Duricias y callos 439
    Insolaciones 439
    Dermatitis 440
    Eczema 441
    Escaras 442
    Infecciones de la piel (microbianas y virales) 442
    Inflamación benigna de la piel 442
    Micosis (pitiriasis, pie de atleta, candidiasis ungueal) 443
    Picaduras de insectos 443
    Psoriasis 444
    Quemaduras 444
    Verrugas 444
Prevención y cuidados naturales complementarios
    para tumores y cánceres 447
    La alimentación antinflamatoria, anticancerígena
        y antienvejecimiento 449
    Causas de la aparición del cáncer 450
    El 40 % de los tumores son evitables 451
    Programa de lucha anticáncer 451
    Las reglas de la alimentación saludable antinflamatoria
        y anticancerígena (síntesis) 452

Conclusión 455

Anexos
    Palabras clave y definiciones 459
    Sitios web de interés 465
    Bibliografía (lista no exhaustiva) 467
    Acerca del autor 471
    Otras obras del mismo autor 473